W0259294

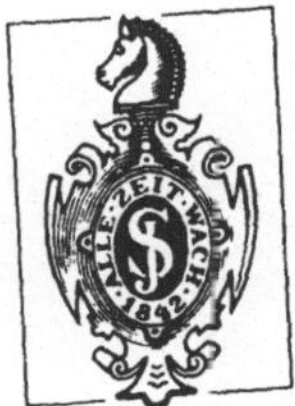
ALLE ZEIT WACH
1842

H. Just (Hrsg.)

Therapie mit Sympathikomimetika

Unter Mitarbeit von
W. Delius, R. Gattiker, M. Irmer, H. Just, F. Kersting, R. Krebs, H. Löllgen, T. Meinertz, G. H. Meuret, E. R. Schmid, H. Scholz, T. R. Weihrauch, K. Wiemers

Springer-Verlag
Berlin Heidelberg New York
London Paris Tokyo

Prof. Dr. med. Hanjörg Just
Klinikum der Albert-Ludwigs-Universität
Abt. Innere Medizin III – Kardiologie
Hugstetter Straße 55
7800 Freiburg

ISBN-13:978-3-540-11618-9 e-ISBN-13:978-3-642-81851-6
DOI: 10.1007/978-3-642-81851-6

2119/3140/54321

Inhaltsverzeichnis

Mitarbeiterverzeichnis

Delius, Wolfram, Prof. Dr. med.
Medizinische Abteilung des Krankenhauses Kempfenhausen der Stadt München,
Milchberg 21, 8137 Berg 1

Gattiker, Ruth, Prof. Dr. med.
Institut für Anästhesiologie, Universitätsspital Zürich,
Rämistraße 100, CH-8091 Zürich
Am Guggenberg 18, CH-8053 Zürich

Irmer, Manfred, Priv.-Doz. Dr. med.
Kaiser-Joseph-Straße 179, 7800 Freiburg

Kersting, Friedrich, Priv.-Doz. Dr. med.
Innere Abteilung, Evangelisches Stift St. Martin,
Johannes-Müller-Straße 7, 5400 Koblenz

Krebs, Rolf, Prof. Dr. med.
Firma Bayer AG, Bayerwerk, 5090 Leverkusen

Löllgen, Herbert, Prof. Dr. med.
Medizinische Klinik, Städtische Krankenanstalten, 5630 Remscheid

Meinertz, Thomas, Prof. Dr. med.
Innere Medizin III, Medizinische Universitätsklinik,
Hugstetter Straße 55, 7800 Freiburg

Meuret, Hans, Prof. Dr. med.
Institut für Anästhesiologie, Universitätsklinikum,
Hugstetter Straße 55, 7800 Freiburg

Schmid, Edith R., Priv.-Doz. Dr. med.
Institut für Anästhesiologie, Universitätsspital Zürich,
Rämistraße 100, CH-8091 Zürich

Scholz, Hasso, Prof. Dr. med.
Abt. Allgemeine Pharmakologie, Universitäts-Krankenhaus Eppendorf,
Martinistraße 52, 2000 Hamburg 20

Weihrauch, Thomas, Prof. Dr. med.
Bayer AG, Pharmaforschungszentrum, Aprather Weg 1, 5600 Wuppertal

Wiemers, Kurt, Prof. Dr. med.
Institut für Anästhesiologie, Universitätsklinikum,
Hugstetter Straße 55, 7800 Freiburg

Einleitung

H. Just

Sympathikomimetika werden heute in fast allen Bereichen der Medizin angewandt. In der lokalen Anwendung, etwa zur örtlichen Blutstillung bei oberflächlichen chirurgischen Eingriffen oder zur Abschwellung der Schleimhäute bei entzündlichen Erkrankungen, werden Sympathikomimetika weithin und in vielen verschiedenen Präparationen angewandt. Auch bei Erkrankungen des zentralen Nervensystems werden Sympathikomimetika bzw. ihre metabolischen Vorläufer in großem und zunehmendem Umfang verwendet.

Vor allem im Bereich der Intensiv- und der Notfallmedizin sind die Sympathikomimetika von größter Bedeutung. Beim Herzstillstand und im Schock, beim akuten Myokardinfarkt, bei der Herzinsuffizienz, beim Asthma bronchiale, bei der Hypotonie und bei bradykarden Herzrhythmusstörungen, wie auch in der Gynäkologie und Geburtshilfe, etwa zur Wehenhemmung, sind Sympathikomimetika heute unentbehrliche Bestandteile der Therapie geworden.

Die außerordentliche Wirksamkeit dieser Substanzen und die Möglichkeit, direkt in physiologische Regulationsmechanismen einzugreifen, haben diesem therapeutischen Prinzip seine besondere Bedeutung verliehen.

Schon seit Jahrtausenden werden Sympathikomimetika in der Medizin verwandt: Die alte chinesische Medizin kannte vor mehr als 3000 Jahren die zentralnervös stimulierende Wirkung von Ephedra vulgaris (Ephedrin). Konkrete Hinweise auf neurohumorale Wirkungen des Nervensystems wurden von Lewandowsky 1898 und von Langley 1901 mitgeteilt. Sie fanden, daß Nebennierenrindenextrakt ähnliche Wirkungen erzeugte wie eine Stimulation sympathischer Nerven. Elliot postulierte 1905, daß eine chemisch definierte Substanz Überträger des sympathischen Nervenreizes sei. Ebenfalls 1905 beschrieb Langley die von ihm als „receptive substances" beschriebenen Strukturen, an denen der Überträgerstoff wirksam werden sollte: die erste Formulierung des Rezeptorkonzepts. 1913 formulierte Paul Ehrlich seinen im Hinblick auf die rezeptorvermittelten Wirkungen der Sympathikomimetika bedeutsamen Satz: „Corpora non agunt, nisi fixata."

1921 gelang es Loewi in genialen Experimenten, die chemische Übertragung parasympathischer Impulse zu beweisen. Er beschrieb den „Vagusstoff", den er wenig später als Azetylcholin identifizieren konnte. Ebenfalls 1921 beschrieb Cannon das „Sympathin", welches dann 1946 von von Euler als Noradrenalin identifiziert wurde.

Das von Ahlquist 1948 entwickelte Konzept der α- und β-Rezeptoren erwies sich als äußerst fruchtbar. Dieser Gedanke erfuhr eine rasche Weiterentwicklung. Heute können die Rezeptoren als spezifische, membranständige Proteine identifiziert werden und den Rezeptor stimulierende oder ihn blockierende Substanzen mit unterschiedlicher Affinität zum Rezeptor bzw. den verschiedenen Rezeptortypen gezielt synthetisiert werden.

Das sympathische Nervensystem ist von seiner anatomischen Struktur und von seiner funktionellen Organisation her auf systemische und auf organbezogene Wirkungen eingerichtet. Die medullären vegetativen Zentren erreichen *alle* Organe und Strukturen des Körpers über die 22 Ganglien des paarig angelegten Grenzstrangs mit Ausnahme des Auges, welches über den N. oculomotorius direkt mit sympathischer Innervation versorgt wird. Typischerweise wird im sympathischen System ein erstes, präganglionäres Neuron in der Peripherie auf das zweite, postganglionäre Neuron umgeschaltet. Diese Umschaltung erfolgt entweder im Grenzstrang oder weiter peripher in der Nähe des Erfolgsorgans. So ergeben sich sekundäre Plexus, wie etwa der Auerbach- oder Meißner-Plexus im Gastrointestinalbereich. Die ganglionäre Umschaltung vom ersten auf das zweite Neuron erfolgt bemerkenswerter Weise cholinerg. Erst die Impulsübertragung am Endorgan geschieht adrenerg. Dabei sind einer Nervenfaser jeweils zahlreiche Varikositäten am Endorgan zugeordnet. Das bedeutet, daß ein Nervenimpuls den Überträgerstoff Noradrenalin an vielen Orten, entsprechend der Verzweigung des Nervenfasernetzes, freisetzt. So wird eine strukturierte, organbezogene Innervation ermöglicht.

Dieses neuronale sympathische System wird durch das grundsätzlich systemisch wirkende, humorale System der Freisetzung von Adrenalin aus dem Nebennierenmark und anderen chromaffinen Geweben ergänzt.

Das parasympathische System wirkt entweder antagonistisch oder synergistisch, je nach Zielorgan, zum Sympathikus. So z. B. erfolgt die Steuerung der Herzfrequenz und der AV-Überleitung am Herzen antagonistisch aus vagaler *und* sympathischer Innervation. Dahingegen wird die Kontraktionsleistung des Herzmuskels allein sympathisch gesteuert (β_1-Rezeptoren). Es kommen jedoch auch durchwegs synergistische Funktionen vor, so z. B. der Mechanismus der Harnblasenentleerung. Nicht alle Funktionen werden sympathisch *und* vagal gesteuert: z. B. erfolgt die Kontrolle des Blutdrucks fast ausschließlich über den Sympathikus.

Therapeutische Eingriffe in das System gelingen entweder mit den natürlichen Katecholaminen Adrenalin, Noradrenalin und Dopamin oder durch verwandte Substanzen (Tabelle 1), die in ihrer Wirkung auf die sympathischen Rezeptoren durchaus unterschiedliche Wirkungen aufweisen. Es ist daher ein differentialtherapeutischer Einsatz je nach der vorliegenden Funktionsstörung oder Erkrankung möglich.

Noradrenalin wird am sympathischen Endorgan (Varikosität) in den synaptischen Spalt abgegeben und erreicht den postsynaptischen Rezeptor am Erfolgsorgan durch Diffusion. Etwa 90% der abgegebenen Noradrenalinmenge werden über den Wiederaufnahmemechanismus rückgespeichert. Dieser Wiederaufnahmemechanismus ist bedeutsam, da er therapeutisch beeinflußt werden kann. Neben der direkten Applikation von rezeptorstimulierenden Substanzen kann auch die Konzentration der endogenen Transmitter am Rezeptor durch Eingriffe in den Freisetzungs- bzw. Wiederaufnahmemechanismus variiert werden.

Sympathikomimetika sind außerordentlich stark wirksam. Schon sehr geringe Mengen können toxische Wirkungen hervorrufen. Bei zahlreichen Krankheitszuständen besteht zudem eine besondere Empfindlichkeit gegenüber den Wirkungen der Sympathikomimetika, so z. B. bei der Hyperthyreose, die wegen der synergistischen

Tabelle 1. Sympathomimetika und ihre Wirkungen

Substanz	Rezeptor	dir./indir.	„Wirkung“
Katecholamine:			
Noradrenalin	a, β1	dir.	VK, I
Adrenalin	a, β1	dir.	VK, I, Ch, BD
Dopamin	a, β1, D	D a, β1	VDren, VK, I
Etilefrin	a, β1	dir.	VK, I
Norfenephrin	a, β1	dir./indir.	VK, (I)
Phenylephrin	a, β1	dir./indir.	VK, (I)
Synephrin	(a, β1)	indir.	VK
Ephedrin		indir.	ZNS
Amphetamin		indir.	ZNS
Metamphetamin		indir.	ZNS
Isoprenalin	β1, β2	dir.	VD, I, Ch, BD
Orciprenalin	β1, β2	dir.	VD, I, Ch, BD
Dobutamin	β1, (β2)	dir.	I, VD, (Ch)
Pirbuterol	β1, β2	dir./indir.	I, VD, Ch
Fenoterol	(β1), β2	dir.	VD, I, Ch, BD, UR
Salbutamol	(β1), β2	indir.	VD, I, Ch, BD
Terbutalin	(β1), β2	indir.	VD, I, Ch, BD

BD = Bronchodilatation; Ch = Chronotropie; I = Inotropie; VD = Vasodilatation (ren: renal); VK = Vasokonstriktion; UR = Uterusrelaxation; ZNS = zentralnervöse Weckwirkung; dir. = direkte Wirkung am Rezeptor; indir. = indirekte Wirkung, z. B. durch NA-Freisetzung; „Wirkung“ = therapeutisch nutzbare Wirkung

Wirkung zur sympathischen Stimulation als Kontraindikation zur Anwendung von Sympathikomimetika angesehen wird. Auch bei der Koronarinsuffizienz müssen Sympathikomimetika mit großer Vorsicht eingesetzt werden.

Die Katecholamine sind nur kurzfristig wirksam. Sie unterliegen einem raschen Abbau durch die Katecholamin-O-methyltransferase und die Monoaminoxidase. Durch Methylierung der Hydroxylgruppe entstehen Metanephrin bzw. Normetanephrin. Diese bereits unwirksamen Substanzen werden durch die Monoaminoxidase in Mandelsäurederivate überführt.

Die kurze Wirkdauer erlaubt eine „Titrierung“ der Wirkung. Andererseits erfordert sie eine ununterbrochene Zufuhr der Wirksubstanz, wenn eine dauerhafte Wirkung erreicht werden soll. Es hat daher nicht an Versuchen gefehlt, dauerhaft wirksame, d. h. dem enzymatischen Abbau widerstehende Substanzen zu entwickeln (z. B. Fenoterol, Terbutalin, Salbutamol). Bei der Daueranwendung von Sympathikomimetika tritt jedoch ein bedeutsamer Nachteil in Erscheinung, nämlich die Anpassung der Rezeptorendichte und damit der Sensibilität des Erfolgsorgans. Unter anhaltend erhöhter Sympathikomimetikadosis wird die Anzahl der Rezeptoren der Zellmembran zurückgehen, so daß die Empfindlichkeit bzw. „Stimulierbarkeit“ zurückgeht. Dementsprechend verlieren Sympathikomimetika bei Daueranwendung mehr oder weniger rasch an Wirkung.

Sympathikomimetika sind daher für die akute Anwendung hervorragend, für die Langzeitapplikation aber nicht gut geeignet.

Die Anwendung von Sympathikomimetika führt somit nicht nur akut, sondern auch längerfristig zu weitreichenden, oft nur schwer durchschaubaren Rückwirkungen auf die Regulationssysteme des Organismus. Die außerordentliche Wirkungsintensität macht auch die Akutanwendung schwierig.

Eine richtige Anwendung gelingt nur dann, wenn die Grundlagen der Wirkung und die pharmakodynamischen und pharmakokinetischen Besonderheiten dieses Wirkprinzips und der verschiedenen Substanzen bekannt sind.

Wir besprechen daher zunächst ausführlich die Grundlagen der Wirkung sympathikomimetischer Stoffe und betrachten sodann deren klinische Pharmakologie.

Im zweiten Abschnitt wird die therapeutische Anwendung in der Reanimation, im Schock und beim akuten Myokardinfarkt, bei der Herzinsuffizienz und bei bradykarden Herzrhythmusstörungen und bei Hypotonie besprochen. Es folgt sodann das sehr wichtige Gebiet der Anwendung von Sympathikomimetika in der Anästhesie und in der postoperativen Intensivbehandlung. Abschließend werden die therapeutischen Möglichkeiten der Sympathikomimetika bei bronchopulmonalen Erkrankungen und in der Geburtshilfe erläutert.

Ich danke den Autoren der einzelnen Kapitel für ihre Bereitschaft zur Mitwirkung und ihre Geduld. Auch danke ich dem Springer-Verlag für Unterstützung und Verständnis.

H. Just

I. Grundlagen

Grundlagen der Wirkung sympathikomimetischer Stoffe

T. Meinertz, H. Scholz

Im nachfolgenden Kapitel werden zunächst einige für die klinische Praxis relevante Wirkungen sympathikomimetischer Stoffe an Organsystemen beschrieben und entsprechend ihren Angriffsorten eingeteilt und charakterisiert. Anschließend werden im 2. Teil des Kapitels die Mechanismen der wichtigsten Wirkungen dieser Substanzen auf zellulärer Ebene besprochen.

a) Wirkung von Sympathikomimetika an den einzelnen Organen und Charakterisierung der diese Wirkungen vermittelnden Rezeptoren

In diesem Kapitel sollen einige für die klinische Praxis relevante Wirkungen sympathikomimetischer Stoffe an Organsystemen beschrieben werden. Für eine „Therapie mit Sympathikomimetika" haben folgende Organsysteme bzw. Angriffspunkte besonderes Interesse: kardiovaskuläres System einschließlich der Organzirkulation von Herz, Gehirn, Niere sowie Gastrointestinaltrakt, Haut und Muskel, Metabolismus, Respirationstrakt, neuromuskuläres System und autonomes Nervensystem selbst. Die Darstellung dieser Wirkungen erfolgt exemplarisch an den bekannten und am besten untersuchten Überträgerstoffen des Sympathikus, nämlich Adrenalin und Noradrenalin, und, wo erforderlich, an anderen Sympathikometika wie Dopamin, Isoprenalin und Dobutamin.

Charakterisierung der die sympathikomimetischen Wirkungen vermittelnden Rezeptoren

Rezeptoren sind spezifische Strukturen an der Zellmembran, mit denen Hormone und Pharmaka zuerst in Kontakt treten [46]. Schon vor über 30 Jahren schlug Ahlquist eine Einteilung der Rezeptoren im Bereich des sympathischen Nervensystems in α- und β-Rezeptoren vor [3, 4]. Grundlage dieser Einteilung war die unterschiedliche Empfindlichkeit verschiedener Gewebe gegenüber verschiedenen adrenergen Agonisten. Ein Typ adrenerger Antworten (Vasokonstriktion im Bereich des Gastrointestinaltrakts, Stimulation der Muskulatur von Uterus und Ureteren, Kontraktion der Nickhaut, Dilatation der Pupillen und Hemmung der Darmtätigkeit) erwies sich als sehr empfindlich gegenüber Adrenalin und Noradrenalin, nicht dagegen gegenüber Isoproterenol. Ein zweiter Typ von Antworten (Vasodilatation, Hemmung der Uteruskontraktilität und Stimulation der Herzfrequenz und Kontraktionskraft) war dagegen gegenüber Isoproterenol empfindlicher und weniger empfindlich gegenüber Adrenalin und Noradrenalin. Der erstgenannte Typ von Antworten wird durch α-Rezeptoren, der zweitgenannte Typ dagegen durch β-Rezeptoren vermittelt (heute vielfach auch α- und β-Adrenozeptoren genannt). Über α-Rezeptoren erfolgt also überwiegend eine Stimulation der glatten Muskulatur, über β-Rezeptoren dagegen überwiegend eine Hemmung. In den letzten Jahren wurde ein dritter Typ von adrenergen Rezeptoren entdeckt und nach dem postulierten Überträgerstoff als dopaminerge Rezeptoren bezeichnet [32, 36]. Diese Rezeptoren kommen in bestimmten Regionen des Gehirns und in der Muskulatur der Nierengefäße vor und werden am wirksamsten durch den biologischen Vorläufer des Noradrenalins, Dopamin, stimuliert. Noradrenalin und Isoprenalin sind an diesen Rezeptoren dagegen weniger stark wirksam.

Subklassifikation von β-Adrenozeptoren

1967 schlugen Lands et al. [44] eine Unterteilung der β-Adrenozeptoren in β_1- und β_2-Adrenozeptoren vor. Nach diesem Konzept sollen über β_1-Rezeptoren vor allem die Lipolyse und die kardiostimulatorischen Wirkungen von Katecholaminen, über β_2-Rezeptoren dagegen die Bronchodilatation und Vasodilatation vermittelt werden. Trotz zahlreicher kritischer Einwände [74] erlangte diese Unterteilung der β-Rezeptoren allgemeine Anerkennung. Die nach heutiger Vorstellung über β_1- und β_2-Rezeptoren vermittelten adrenergen Wirkungen sind in Tabelle 1 zusammengefaßt.

Subklassifikation von α-Adrenozeptoren

α-adrenerge Agonisten in der klassischen Definition von Ahlquist [3, 4] rufen eine Vasokonstriktion der glatten Gefäßmuskulatur und eine Kontraktion der glatten Muskulatur der Milz, der Samenblase, des Uterus und der Nickhaut hervor. Weiterhin bewirken sie eine Mydriasis, eine Glykogenolyse in der Leber und eine Erschlaffung der glatten Muskulatur des Darms. Chemisch gehören sie 2 unterschiedlichen Klassen an:

1. zu den Phenyläthanolaminen, wie z. B. Phenylephrin, Methoxamin und α-Methylnoradrenalin,
2. zu den Imidazolinen, wie Naphtazolin, Oxymetazolin und Clonidin.

Durch zahlreiche Untersuchungen über den Wirkungsmechanismus der Antihypertensiva Clonidin und α-Methyldopa wurde die Bedeutung von α-Rezeptoren im zentralen Nervensystem deutlich. Diese und andere Untersuchungen haben schließlich in neuerer Zeit auch zu einer Subklassifikation der α-Rezeptoren geführt [9, 11, 12, 33, 45, 68, 71]. Nach dieser Unterteilung sind α-Rezeptoren an der glatten Gefäßmuskulatur der Prototyp der exzitatorischen α-Rezeptoren und werden als α_1-Rezeptoren bezeichnet. Demgegenüber sind α-Rezeptoren, über die es zu einer Hemmung der Noradrenalinfreisetzung im postganglionären sympathischen Neuron kommt, der Prototyp eines inhibitorischen α-Rezeptors und werden als α_2-Rezeptoren bezeichnet. In den von Berthelsen u. Pettinger [11, 12] angegebenen Einteilungssystemen finden sich inhibitorische α-Rezeptoren an folgenden Strukturen: z. B. intra-

Tabelle 1. Unterteilung der durch β-Rezeptorenstimulation hervorgerufenen Effekte nach Rezeptortyp, Erfolgsorgan und biologischer Antwort

β_1-Rezeptor		β_2-Rezeptor	
Erfolgsorgan	*Biologische Antwort*	*Erfolgsorgan*	*Biologische Antwort*
Herz	Gesteigerte – Schrittmacheraktivität – Kontraktionskraft – Erschlaffungsfähigkeit – Glykogenolyse	*Harnblase*	Erschlaffung
	Gesteigerter O_2-Verbrauch	*Uterus*	Erschlaffung
Muskulatur der Haut-, Schleimhaut Nieren- und Koronargefäße	Erschlaffung	*Muskulatur der Skelettmuskelgefäße*	Erschlaffung
Glatte Muskulatur des Darms	Erschlaffung	*Glatte Muskulatur von Trachea und Bronchien*	Erschlaffung und Hemmung der Freisetzung von Mediatoren anaphylaktischer Reaktionen
Speicheldrüse	Sekretion	*Pankreas*	Insulinfreisetzung
Niere	Reninfreisetzung	*Gallenblase*	Erschlaffung
Fettgewebe	Lipolyse Lipogenese	*Intestinale sphinkterische Muskulatur*	Erschlaffung
		Skelettmuskel	Kontraktion Glykogenolyse

renale α-Rezeptoren, über die es zu einer Hemmung der Reninfreisetzung kommt, α-Rezeptoren im Bereich des zentralen Nervensystems mit hemmender Wirkung auf die Noradrenalinfreisetzung, α-Rezeptoren im Bereich parasympathischer Neuronen des Darms mit hemmender Wirkung auf die Azetylcholinfreisetzung sowie α-Rezeptoren im Bereich des Nebennierenmarks mit hemmender Wirkung auf die Freisetzung von Katecholaminen.

Charakterisierung der Wirkung sympathikomimetischer Stoffe an den einzelnen Organsystemen

Kardiovaskuläres System

Elektrische Aktivität des Herzens

Eine Stimulation von β_1-Rezeptoren am Herzen führt zu einer Zunahme der Erregungsbildung in sämtlichen normalen (Sinusknoten, AV-Knoten, His-Purkinje-System) und latenten (ektopischen) Schrittmacherzellen. Die Steigerung der Sinusfrequenz beruht auf einer Beschleunigung der langsamen diastolischen Depolarisation von Sinusknotenzellen. Gleichzeitig nehmen auch die Amplitude und die maximale Depolarisationsgeschwindigkeit des Aktionspotentials dieser Zellen zu. Insbesondere bei höheren Konzentrationen von β_1-Sympathikomimetika kommt es zudem zu einer Verschiebung des führenden Schrittmacherzentrums zugunsten von latenten, normalerweise inaktiven Schrittmacherzellen der Sinusknotenregion, des AV-Knotens und des His-Purkinje-Systems. Das Ruhepotential des Arbeitsmyokards von Vorhöfen und Kammern wird dagegen nicht beeinflußt. Der Einfluß einer β_1-Stimulation auf die Refraktärzeiten und Leitungseigenschaften kardialer Strukturen ist variabel und abhängig von der jeweiligen Herzfrequenz und der untersuchten Spezies. Generell nimmt mit steigender Herzfrequenz unter β_1-Stimulation die Aktionspotentialdauer und Refraktärzeit ab und die Leitungsgeschwindigkeit besonders im Bereich des AV-Knotens zu. Als Ausdruck der gesteigerten Überleitungskapazität im Bereich des AV-Knotens findet sich im His-Bündel-Elektrokardiogramm eine Verkürzung der atriohisären Übergangszeit (AH-Zeit). Ebenso wie eine β_1-Stimulation führen die Infusion von Adrenalin oder Noradrenalin und die Stimulation des linken Ganglion stellatum zu einer Abnahme der Flimmerschwelle von Vorhöfen und Kammern, d.h. zu einer gesteigerten Erregbarkeit des Herzens. Dies läßt sich durch eine zeitliche Inhomogenität der Refraktärperioden verschiedener Myokardareale unter diesen Bedingungen erklären. Zusätzlich könnte die geringe und inkonstante Abnahme der Refraktärzeit unter Katecholaminen hierfür von Bedeutung sein. In hohen Dosen und unter bestimmten Umständen (z.B. beim akuten Myokardinfarkt und nach Verabreichung bestimmter Anästhetika) ruft eine β_1-Stimulation (z.B. durch Adrenalin) supraventrikuläre und auch ventrikuläre Rhythmusstörungen hervor. Für das Zustandekommen dieser Rhythmusstörungen dürfte in erster Linie die oben erwähnte gesteigerte Erregungsbildung in allen Strukturen des Reizleitungssystems verantwortlich sein. Als anderer kausaler Faktor spielen die durch β_1-Sympathikomimetika veränderte Leitungsgeschwindigkeit und Refraktärzeit sowie die genannte Herabsetzung der Flimmerschwelle des Myokards eine Rolle. Durch β_1-Rezeptorenblocker lassen sich derartige Rhythmusstörungen effektiv unterdrücken. Dies weist auf die Bedeutung der β_1-Stimulation für die Genese solcher Arrhythmien hin. Durch β_2- oder α-Rezeptoren vermittelte sympathikomimetische Wirkungen sind für die elektrische Aktivität des Herzens und für Rhythmusstörungen – zumindest beim Menschen – nach heutiger Kenntnis nicht von nennenswerter Bedeutung.

Mechanische Aktivität des Herzens

Die mechanischen Effekte von Katecholaminen am Herzen kommen hauptsächlich durch Stimulation von β_1-Rezeptoren zustande. Die so hervorgerufenen Effekte lassen sich an den charakteristischen Veränderungen der isometrischen Kontraktion des Herzmuskels verdeutlichen: Durch Stimulation von β_1-Rezeptoren kommt es zu einer Zunahme der Kontraktionskraft (positiv inotroper Effekt), zu einer Zunahme der Geschwindigkeit der Kontraktionsentwicklung (positiv klinotroper Effekt) und zu einer Abnahme der Dauer der Kontraktion (sog. erschlaffender Effekt). Der β-adrenerge positiv inotrope und der erschlaffende Effekt scheinen unabhängig voneinander zustande zu kommen „Hypothese der von der Kontraktionskraft unabhängigen Steigerung der Erschlaffungsfähigkeit des Herzmuskels“ [57].

Während man bisher annahm, daß die mechanischen Effekte der Katecholamine auf das Myokard ausschließlich durch β-Rezeptoren vermittelt werden, mehren sich in letzter Zeit Befunde, nach denen auch eine Stimulation von α-Adrenozeptoren (vermutlich vom α_1-Typ) am Herzen zu einer Steigerung der Kontraktionskraft führt. Ein positiv inotroper Effekt des α-Sympathikomimetikums Phenylephrin konnte bei zahlreichen Spezies nachgewiesen werden (Lit. s. [69]). Dieser positiv inotrope Effekt unterscheidet sich jedoch im zeitlichen Verlauf, im Fehlen einer speziell relaxierenden Komponente und im Mechanismus seines Zustandekommens (nicht durch cAMP vermittelt) von dem durch β-Rezeptorenstimulation hervorgerufenen (Einzelheiten s. S. 31).

Myokardmetabolismus

Nach an Ratten erhobenen Befunden steigert eine β_1-Stimulation die Glykogenolyse im Herzmuskelgewebe. Weiterhin spielen freie Fettsäuren eine wichtige Rolle als Energiequelle für den Herzmuskel. Durch β_1-Sympathikomimetika kann nach experimentellen Befunden die Lipolyse ebenso gesteigert werden wie die Glykogenolyse (Lit. s. [82]).

Koronarkreislauf

Der koronare Blutfluß wird bei Mensch und Tier durch Stimulation des kardialen Sympathikus sowie durch Noradrenalin und Adrenalin gesteigert (Lit. s. [59]). Dieser Anstieg des koronaren Blutflusses geht normalerweise mit einer Zunahme des systemischen arteriellen Drucks, der Herzfrequenz und der myokardialen Kontraktilität einher. Adrenalin und Noradrenalin zeigen jedoch in einigen Punkten unterschiedliche Wirkungen. Nach Adrenalin kommt es zu einem deutlichen Anstieg des diastolischen und systolischen koronaren Blutflusses und zu einer ebenfalls deutlichen Abnahme des koronaren Gefäßwiderstandes, während sich der systemische arterielle Mitteldruck nicht wesentlich ändert. Nach Noradrenalin dagegen kommt es zu keiner wesentlichen Änderung des systolischen koronaren Blutflusses und zu einer Zunahme des Koronargefäßwiderstands. Ursache für diese Unterschiede in der Wirkung zwischen Adrenalin und Noradrenalin dürfte der zusätzliche direkte vasokonstriktorische Effekt von Noradrenalin sein [78]. Am Zustandekommen aller oben genannten Effekte von Adrenalin und Noradrenalin auf den Koronarkreislauf sind im wesentlichen vier unterschiedliche Faktoren beteiligt:

1. Durch eine gesteigerte mechanische Kompression der Koronargefäße (Zunahme der Kontraktionskraft) wird der koronare Blutfluß reduziert.
2. Durch direkte Stimulation von β- und α-Rezeptoren der Koronargefäße kommt es zu einer koronaren Vasodilatation bzw. Vasokonstriktion.
3. Durch metabolische Regulationsvorgänge – als Folge der β_1-Stimulation des Myokards – (z. B. Produktion und Freisetzung von Adenosin) im Bereich der Mikrozirkulation kommt es zu einer koronaren Vasodilatation.
4. Durch Erhöhung des Aortenmitteldrucks und durch Verlängerung der Diastolendauer wird der koronare Blutfluß direkt gesteigert.

Die Vermittlung dieser Effekte auf Rezeptorebene ist bis heute nicht vollständig geklärt. Die großen Koronargefäße haben eine relativ dichte noradrenerge Innervation [21, 39]. Die überwiegende Anzahl der Befunde spricht außerdem für eine ebenfalls adrenerge Innervation koronarer Arteriolen und Venolen (z. B. [18]). Entsprechend führt die Stimulation des kardialen Sympathikus zu einer im Koronarsinus meßbaren Freisetzung von Noradrenalin. Zahlreiche Studien haben in Übereinstimmung mit diesen Befunden gezeigt, daß sich am Koronargefäßbett – insbesondere nach Blockade von β-Rezeptoren – eine durch Noradrenalin ausgelöste, über α-Rezeptoren vermittelte Vasokonstriktion hervorrufen läßt. Verglichen mit anderen Stromgebieten ist das Ausmaß dieser Vasokonstriktion jedoch relativ gering [49]. Tierexperimentelle Befunde weisen darauf hin, daß eine derartige Vasokonstriktion weniger wahrscheinlich nach „kardioselektiver" Blockade der β-Adrenozeptoren auftritt als nach Anwendung von Substanzen, die sowohl β_1- als auch β_2-Rezeptoren blockieren [1].

Nicht umstritten ist, daß Adrenalin, Noradrenalin und Isoprenalin unter Vermittlung von β-Rezeptoren relaxierende Effekte auf die glatte Muskulatur der Koronargefäße ausüben. Die Natur dieser Rezeptoren ist jedoch umstritten. Nach Befunden an isolierten großen Koronargefäßen kommen diese Effekte durch Vermittlung von β_1-Rezeptoren zustande. So relaxiert der „selektive" β_2-Agonist Salbutamol dieses Präparat erst in vielfach höheren Konzentrationen als Isoprenalin [20]. Untersuchungen mit Isoprenalin am intakten Koronarkreislauf führten zu dem Ergebnis, daß diese Substanz – wie auch andere β-Rezeptorenstimulantien – auch über eine Stimulation von β_2-Rezeptoren den koronaren Gefäßwiderstand herabsetzt [55]. Der derzeitige Stand der Kenntnis zu dieser Fragestellung läßt sich so zusammenfassen: β-Sympathikomimetika bewirken durch einen direkten Angriff am Koronarkreislauf, also unabhängig von ihrer stimulatorischen Wirkung auf Herzfrequenz, Kontraktionskraft und Myokardmetabolismus, eine Steigerung des koronaren Blutflusses. Vermutlich kommt der wesentliche Anteil dieses Effekts unter Vermittlung von β_2-Rezeptoren zustande.

Dopamin steigert die myokardiale Kontraktilität durch eine direkte β_1-rezeptorenstimulierende Aktivität und auf indirektem Wege über eine Freisetzung von Noradrenalin aus dem sympathischen Nervensystem [28, 29]. Seine Wirkung auf den Koronarkreislauf ist durch folgende Angriffspunkte gekennzeichnet:

1. Herabsetzung des koronaren Gefäßwiderstands auf indirektem, metabolischem Wege als Folge einer Stimulation myokardialer β_1-Rezeptoren;
2. Steigerung des koronaren Gefäßwiderstands über eine Stimulation von α-Rezeptoren;
3. Herabsetzung des koronaren Gefäßwiderstands – nach Blockade von α- und β-Rezeptoren – auf bisher nicht bekanntem Wege (dopaminerge Rezeptoren an den Koronargefäßen?, Freisetzung von Prostaglandinen?, Hemmung der Phosphodiesterase für zyklische Nukleotide?).

Dobutamin, das mit im Vergleich zu Dopamin höherer Selektivität β_1-Rezeptoren stimuliert und in seiner Wirkung unabhängig von einer Freisetzung von Noradrenalin ist, führt zu einer deutlichen Steigerung des koronaren Blutflusses bei Tier und Mensch. Ursache hierfür sind die auf β_1-Rezeptorenstimulation beruhenden mechanischen und metabolischen Veränderungen des Herzens. Nach Untersuchungen von Vatner et al. [79] spielt zusätzlich eine über β_2-Rezeptoren vermittelte direkte Vasodilatation der Koronargefäße eine Rolle. Auch an Menschen mit normalem Koronargefäßbett konnte eine derartige Zunahme des koronaren Blutflusses und eine größere Homogenität des Koronarflusses nach Dobutamin nachgewiesen werden [56].

Zentraler und peripherer Kreislauf

Hauptangriffspunkt der Katecholamine am Gefäßbett sind Arteriolen und präkapillare Sphinkteren, während große Arterien und Venen weniger beeinflußt werden. Je nach Ausstattung mit Rezeptoren und in Abhängigkeit vom Vorhandensein oder Fehlen einer Autoregulation reagieren einzelne Gefäßgebiete unterschiedlich: So werden Gefäße von Haut, Schleimhäuten und Nieren mittels Stimulation von α_1-Rezeptoren zur Konstriktion gebracht, die der Skelettmuskulatur dagegen durch Stimulation von β_2-Rezeptoren erweitert. Nach Noradrenalin und rascher Injektion von Adrenalin kommt es zum Anstieg von Blutdruck und peripherem Gefäßwiderstand. Nach Abklingen der über α-Rezeptoren vermittelten Vasokonstriktion überwiegt dagegen die über β_2-Stimulation vermittelte Vasodilatation bzw. Blutdrucksenkung. Nach Infusion von Noradrenalin (10 µg/min) findet man eine Steigerung von systolischem und diastolischem Blutdruck sowie des peripheren Gesamtgefäßwiderstands. Durch entsprechende vagale Reflexmechanismen wird die Herzfrequenz verlangsamt. Unter Noradrenalin steigt der Gefäßwiderstand in zahlreichen Gefäßgebieten, z. B. von Niere, Gehirn und Leber, an. Hierzu trägt außerdem die venenkonstriktorische Wirkung von Noradrenalin bei. Im Gegensatz zu Adrenalin führt Noradrenalin auch in niedrigen Dosen nicht zum Blutdruckabfall. Unter Noradrenalin wird das zirkulierende Blutvolumen durch Filtration von proteinfreiem vasalem Volumen in den extravasalen Extrazellulärraum vermindert. Ursache hierfür dürfte die durch Noradrenalin hervorgerufene Venenkonstriktion sein.

Zerebrale Zirkulation

Wirkung und Wirkungsmechanismus von Sympathikomimetika auf die zerebrale Zirkulation sind in einer Übersicht von Edvinsson u. McKenzie [23] ausführlich dargestellt. Hiernach übt das adrenerge Nervensystem eine überwiegend konstriktorische Wirkung auf die zerebrale Zirkulation aus. So konnte z. B. gezeigt werden, daß sowohl Adrenalin als auch Noradrenalin die zerebralen Gefäße von verschiedenen Tierspezies und vom Menschen direkt zur Konstriktion bringen (Lit. s. [23]). Nach den meisten Studien kommt es dementsprechend auch zu einer Abnahme des zerebralen Blutflusses. Interessant ist, daß zwischen der Reaktion der zerebralen Gefäße einerseits und der von Retina und Nasenschleimhaut andererseits gegenüber zahlreichen Sympathikomimetika eine ausgesprochene Ähnlichkeit besteht. Insgesamt gesehen reagiert die zerebrale Zirkulation im Vergleich zu anderen Gefäßgebieten jedoch nur relativ wenig auf Katecholamine. Hierfür sind verschiedene Ursachen verantwortlich: geringe Erregbarkeit der entsprechenden Rezeptoren [76], relativ geringe Zahl von Rezeptoren, extraneuronale und neuronale Aufnahme der Sympathikomimetika [50, 66], kompensatorische Änderungen der Gefäßweite in anderen zerebralen Gefäßen, Wirksamkeit der Blut-Hirn-Schranke für Katecholamine [50] und die Autoregulation zerebraler Gefäße nach Vasokonstriktion extrazerebraler Arterien [35].

Renale Zirkulation

Charakteristisch für die renale Zirkulation ist der sehr hohe Blutfluß mit etwa 25% Anteil am Herzminutenvolumen [61]. Diese Tatsache mag erklären, daß renale Gefäße zwar konstriktorischen, nicht aber dilatierenden Einflüssen gegenüber empfindlich sind. Adrenalin und Noradrenalin (intravenös oder intraarteriell verabreicht) führen zur Abnahme des renalen Blutflusses bei verschiedenen Tierspezies und beim Menschen (Lit. s. [77]). Dieser Effekt ist unabhängig von der Beeinflussung des Blutdrucks durch diese Substanzen. Nach Adrenalin reagieren alle Gefäßabschnitte der Nieren in ähnlicher Weise mit einer Vasokonstriktion, nach Noradrenalin soll der Effekt auf das kortikale Gefäßbett der Niere überwiegen [13]. Durch Katecholamine kommt es außerdem über eine Stimulation von β_1-Rezeptoren in der Niere zu einer Freisetzung von Renin [15, 16]. Die glomeruläre Filtration wird durch Katecholamine praktisch nicht beeinflußt, entsprechend die Filtrationsfraktion erhöht und die Ausscheidung von Natrium, Kalium und Chlorid herabgesetzt.

Hepatische und gastrointestinale Zirkulation

Adrenalin (0,1 μg/kgKG/min i. v.) steigert im Gegensatz zu Noradrenalin beim Menschen den hepatischen Blutfluß und setzt den Gefäßwiderstand im Splanchnikusgebiet herab. Andererseits führen Adrenalin und Noradrenalin bei lokaler intraarterieller Gabe sowohl im Splanchnikusgebiet als auch im Stromgebiet der A. hepatica zu einer deutlichen Vasokonstriktion. Diese Vasokonstriktion betrifft nicht nur die Arteriolen, sondern auch das venöse Stromgebiet (Lit. s. [77]).

Zirkulation von Haut und Skelettmuskel

Adrenalin konstringiert die Hautgefäße und dilatiert die Muskelgefäße in Abhängigkeit von Dosis und Applikationsart [26]. Noradrenalin induziert eine lokale Konstriktion in den Extremitäten von Tier und Mensch [26]. Barcroft u. Konzett [8] beschrieben, daß Noradrenalin nach intraarterieller Injektion Haut und Muskelgefäße des Menschen zur Konstriktion bringt, Adrenalin dagegen zu einer passageren Vasodilatation führt. Die gefäßkonstringierenden Wirkungen beider Substanzen kommen über eine Stimulation von α-Rezeptoren zustande, der dilatierende Effekt von Adrenalin durch eine Stimulation von β_2-Rezeptoren [27]. Nach Blockade der α-Rezeptoren läßt sich die deutliche Vasodilatation von Muskelgefäßen durch Adrenalin besonders gut nachweisen.

Dopamin

Exogenes Dopamin führt zu einer indirekten (via Noradrenalinfreisetzung) und direkten Aktivierung adrenerger Rezeptoren sowie zu einer Stimulation spezieller dopaminerger Rezeptoren in der Gefäßmuskulatur bestimmter Gefäßgebiete und anderer Organe [28, 30, 32, 60]. Durch Interaktion mit allen oben genannten Rezeptortypen ruft Dopamin deutliche kardiovaskuläre Effekte hervor [31].

In niedriger, α-Rezeptoren nicht stimulierender Dosis führt Dopamin beim Menschen und bei verschiedenen Tierspezies zu einer Abnahme des renalen Gefäßwiderstands und zu einer Zunahme des renalen Blutflusses, zu einer Zunahme der glomerulären Filtration und zu einer Zunahme der Natriumausscheidung und Diurese [19, 52, 65]. Diese renalen Effekte von Dopamin lassen sich im Gegensatz zu den α- und β-adrenergen Effekten nicht durch α- oder β-Adrenozeptorenblocker, Antihistaminika oder Anticholinergika hemmen [51, 54]. Die spezifischen Dopaminrezeptoren der Gefäßmuskulatur von Niere und ZNS scheinen unterschiedlicher Natur zu sein. Phenothiazine und Haloperidol inhibieren die renalen Dopaminrezeptoren nur schwach und passager, haben dagegen ausgeprägte Hemmwirkung auf die Dopaminrezeptoren im zentralen Nervensystem. Auch die Vasodilatation im Bereich des Splanchnikus durch Dopamin wird über dopaminerge Rezeptoren vermittelt und läßt sich demnach nicht durch β-Rezeptoren-blockierende Substanzen hemmen. Die Wirkung von Dopamin auf andere periphere Gefäße und die Gefäße der Lungenstrombahn läßt sich sowohl in ihrer vasodilatierenden als auch in ihrer vasokonstriktorischen Wirkung durch β- bzw. α-Rezeptorenblocker hemmen [51, 53].

Dobutamin

Dobutamin ist ein direkt wirkendes Sympathikomimetikum mit starker β_1-Aktivität, geringerer β_2-Rezeptoren-stimulierender Aktivität, schwacher α-Rezeptoren-stimulierender Aktivität und ohne Wirkung auf dopaminerge Rezeptoren (Lit. s. [5, 10, 31, 37, 63, 64, 70, 75, 79]). Im therapeutischen Dosisbereich (1–10 μg/kgKg · min) nimmt der periphere Gefäßwiderstand nach Dobutamin dosisabhängig ab, nach β-Rezeptorenblockade steigt er infolge eines überwiegenden α-Rezeptoren-stimulierenden Effekts der Substanz an. Dobutamin hat jedoch eine deutlich geringere vasokonstriktorische Wirkung als Noradrenalin [63].

Wahrscheinlich als Folge des nach Dobutamin gesteigerten Schlagvolumens kann der systolische Blutdruck nach Dobutamin ansteigen. Dobutamin zeigt keine dopaminergen, gefäßerweiternden Wirkungen auf Nieren und Splanchnikusgefäße.

Metabolismus

Im folgenden werden nur einige der beim Menschen gewonnenen Befunde dargestellt. Die Aktivierung von β-Adrenozeptoren mit z.B. Isoprenalin führt zu einer Erhöhung der Plasmakonzentration von Laktat, freien Fettsäuren, Insulin, Glukagon und bei höherer Dosis auch Glukose. Diese Antworten lassen sich durch den nichtselektiven β-Blocker Propranolol und den β_2-selektiven Blocker Butoxamin hemmen [24, 25]. Eine selektive β_1-Blockade oder eine Blockade von α-Rezeptoren führen dagegen zu keiner Beeinflussung des oben genannten Stoffwechseleffekts von Isoprenalin. Demnach kommt die Mobilisation des Kohlenhydrat- und Fettstoffwechsels durch Katecholamine durch Vermittlung von β_2-Rezeptoren zustande.

Eine Infusion von Adrenalin (0,1 μg/kg KG/min) bis zu 60 min Dauer führt zu einem deutlichen Anstieg der Blutglukose [25]. Dieser Anstieg der Blutglukose läßt sich nicht durch β- oder α-Rezeptorenblocker allein, sondern nur durch die kombinierte Anwendung beider Rezeptorenblocker unterdrücken. Diese metabolischen Wirkungen von Adrenalin mit dessen simultaner Wirkung auf β_1-, β_2- und α-Rezeptoren sind entsprechend unvergleichlich komplexer als die einer alleinigen Stimulation von β-Rezeptoren durch Isoprenalin. Zum einen ruft Adrenalin die durch β-Rezeptorenstimulation provozierbaren oben genannten Effekte mit Aktivierung von Kohlenhydrat- und Fettstoffwechsel hervor. Hyperlaktatämie und Anstieg der freien Fettsäuren lassen sich entsprechend durch β_2-Rezeptorenblocker unterdrücken. Der durch Adrenalin hervorgerufene Anstieg der Blutglukose [25] läßt sich dagegen nur durch kombinierte Gabe von β- und α-Rezeptorenblockern beeinflussen. Befunde am Menschen – und an verschiedenen Tierspezies – zeigen zum anderen, daß ein Teil des durch Adrenalin hervorgerufenen Anstiegs der Blutglukose durch Freisetzung aus Glykogen zustande kommt, ein Vorgang, der sich auch durch β-Rezeptorenblockade, aber nicht durch Blockade von α-Rezeptoren beeinflussen läßt.

Respirationstrakt

Adrenalin aktiviert α-Rezeptoren sowie β- und β_2-Rezeptoren des Respirationstrakts (Tabelle 2). Diese Rezeptoren finden sich im oberen und unteren Respirationstrakt sowie im pulmonalen und bronchialen Gefäßbett.

Oberer Respirationstrakt

Die Folgen einer Sympathikusstimulation oder Gabe von Sympathikomimetika – systemisch oder topisch – sind Vasokonstriktion bzw. Vasodilatation in den dort lokalisierten Gefäßen. Die Vasokonstriktion wird durch α-Rezeptoren, die Vasodilatation durch β_2-Rezeptoren vermittelt. Eine Schwellung der Nasen- und Pharyngealschleimhaut viraler oder allergischer Genese wird durch eine Vasodilatation und vermehrte Drüsensekretion in dieser Region verursacht. Topisch appliziertes Adrenalin verursacht Vasokonstriktion und Rückgang der Schwellung. Nach einer anfänglichen Phase der Vasokonstriktion kommt es jedoch nach Adrenalin durch eine länger anhaltende überwiegende Stimulation von β-Rezeptoren zu einer Vasodilatation. Sowohl die adrenalininduzierte Vasokonstriktion als auch die später überwiegende Vasodilatation lassen sich durch α- bzw. β-Rezeptorenantagonisten hemmen. Anders als Adrenalin führen reine α-Rezeptorenagonisten – wie sie in der Therapie eingesetzt werden – wie z. B. Phenylephrin oder Xylometazolin zu einer Vasokonstriktion ohne nachfolgende Gefäßdilatation.

Tabelle 2. Unterteilung der durch α-Rezeptorenstimulation hervorgerufenen Effekte nach Rezeptortyp, Erfolgsorgan und biologischer Antwort

α_1-Rezeptor		α_2-Rezeptor	
Erfolgsorgan	*Biologische Antwort*	*Erfolgsorgan*	*Biologische Antwort*
Herz	Gesteigerte Kontraktionskraft		
Muskulatur von Haut-, Schleimhaut- und Nierengefäßen	Kontraktion	*Niere*	Hemmung der Reninfreisetzung
Uterus	Kontraktion	*Zentrales und autonomes Nervensystem*	Hemmung der durch Depolarisation induzierten Noradrenalinfreisetzung
Glatte Muskulatur der Milz	Kontraktion		
Samenblase	Kontraktion	*Nebennierenmark*	Hemmung der Freisetzung von Katecholaminen
Retractor penis (Hund)	Kontraktion		
Nickhaut (Katze)	Kontraktion	*Dünndarm (Meerschweinchen)*	Hemmung der Azetylcholinfreisetzung aus parasympathischen Neuronen
Intestinale nicht sphinkterische Muskulatur	Erschlaffung		
Auge	Mydriasis		
Leber	Glykogenolyse		

Unterer Respirationstrakt

Die Rezeptoren des sympathischen Nervensystems sind hier an folgenden Strukturen lokalisiert:

a) Blutgefäße der Bronchialschleimhaut mit α- und β-Rezeptoren,
b) glatter Muskel der Bronchien, ganz überwiegend mit β-Rezeptoren und nach neueren Befunden zusätzlich mit Bronchokonstriktion vermittelnden α-Rezeptoren,
c) Bronchialdrüsen mit α-Rezeptoren mit einer über diese Rezeptoren vermittelten Hemmung der Sekretion,
d) mukoziliäres Transportorgan, das über α-Rezeptoren gehemmt und über β-Rezeptoren stimuliert wird [7].

Adrenalin führt damit zu folgenden Wirkungen auf den unteren Respirationstrakt:

1. durch α-Rezeptoren vermittelte Vasokonstriktion und hierdurch bedingte Abnahme einer bronchialen Stauung,
2. durch β_2-Rezeptorenstimulation Bronchialerweiterung,
3. durch α-Rezeptorenstimulation Vasokonstriktion und Reduktion der Bronchialdrüsensekretion.
4. Durch β-Rezeptorenstimulation (β_2-Rezeptoren?) Steigerung des mukoziliären Transports.

Noradrenalin dagegen fehlen die unter Punkt 2. und 4. genannten Wirkungen. Das Problem einer durch α-Rezeptorenstimulation verursachten Bronchokonstriktion bedarf eines besonderen Kommentars. Kneussl u. Richardson [40] konnten nachweisen, daß an isolierter menschlicher Bronchialmuskulatur Noradrenalin zu einer durch α-Rezeptorenblocker hemmbaren Muskelkontraktion führt. Diese Befunde stützen die Hypothese, daß die Atemwege noradrenalinsensitive α-Rezeptoren enthalten, über deren Stimulation es zur Bronchialkonstriktion kommen kann.

Pulmonales Gefäßbett

Sympathische Innervation des unteren Respirationstrakts und des pulmonalen Gefäßbetts sind einander ähnlich. Ähnlich wie andere Gefäßregionen enthalten auch die pulmonalen Gefäße α-Rezeptoren, über die eine Vasokonstriktion, und β_2-Rezeptoren, über die eine Vasodilatation vermittelt wird. Nach tierexperimentellen Befunden sollen die postkapillären Venolen gegenüber Aktivatoren der α-Rezeptoren empfindlicher sein als die präkapillären Arteriolen. Ein derartiges Überwiegen einer postkapillären Venolenkonstriktion kann zu pulmonaler Stauung und zum Lungenödem führen [6, 60]. Wie sich die Druckverhältnisse im Lungenkreislauf nach Adrenalin und Noradrenalin bzw. anderen Sympathikomimetika verhalten, hängt nicht nur von deren Einfluß auf das pulmonale Gefäßbett, sondern auch auf das Herzzeitvolumen ab. Bei gleichzeitiger Stimulation von β-Rezeptoren des pulmonalen Gefäßbetts und des Herzens können sich beide Effekte gegenseitig kompensieren, so daß eine Drucksteigerung im Lungenkreislauf ausbleibt (z.B. nach Isoprenalin). Nach Noradrenalin kommt es dagegen zur Drucksteigerung im Lungenkreislauf als Folge der durch Noradrenalin hervorgerufenen Vasokonstriktion von Arteriolen und Venolen [6, 6a, 38].

Bronchiales Gefäßbett

Bronchialarterien enthalten ebenso wie die Arterien des übrigen Respirationstrakts α- und β-Rezeptoren, um auf vasokonstriktorische und vasodilatatorische Wirkungen von Katecholaminen zu reagieren. Die venöse Drainage dieser Arterien erfolgt hauptsächlich in Bronchialvenen, aber auch über entsprechende Anastomosen in pulmonale Venen. Nach tierexperimentellen Befunden soll durch eine α-rezeptorenvermittelte Konstriktion von Bronchialvenen (z. B. durch Adrenalin) eine vermehrte venöse Drainage ins pulmonale Gefäßbett stattfinden [6, 6a]. Hierdurch kommt es zur Reduktion der Sauerstoffsättigung im Lungenvenenblut.

Ventilations-Perfusions-Verhältnis

Adrenalin steigert sowohl die Ventilation als auch die Perfusion der Lungen. Die Steigerung der Perfusion übertrifft die der Ventilation, so daß es zu einer Abnahme des normalen Ventilations-Perfusions-Verhältnisses nach Adrenalin kommt. Folge ist eine geringere Sauerstoffsättigung des arteriellen Blutes.

Niere

Renale Hämodynamik und Nierenfunktion werden durch Katecholamine folgendermaßen beeinflußt:
1. Konstriktion der Nierengefäße nach Adrenalin und Noradrenalin (s. S. 13f.),
2. Freisetzung von Renin mittels Stimulation von β_1-Rezeptoren,
3. Steigerung der tubulären Elektrolyt- und Wasserabsorption,
4. Steigerung der renalen Glukoneogenese.

Nicht die unter 1. und 2. genannten Effekte, sondern auch die tubuläre Elektrolyt- und Wasserabsorption und die renale Glukoneogenese stellen direkte, voneinander unabhängige Effekte der Katecholamine an den Nieren dar. Auch am Menschen konnte beispielsweise nachgewiesen werden, daß die systemische Applikation von β-Rezeptorenstimulanzien zu einer Antidiurese führt [41, 47, 48, 58]. Ebenso konnte gezeigt werden, daß Katecholamine die renale Glukoneogenese über einen direkten Angriff am Tubulusepithel steigern. Kontroverse Ansichten bestehen jedoch darüber, ob dieser Effekt durch α- oder β-Rezeptoren vermittelt wird z. B. [34, 43]).

Gastrointestinaltrakt

Adrenalin und Noradrenalin führen im allgemeinen durch Stimulation von α- und β-Rezeptoren zu einer Hemmung von Tonus und Motilität der meisten nicht sphinkterischen Darmmuskeln (insbesondere nach tierexperimentellen Befunden sollen adrenerge Agonisten auch an diesen Strukturen gegenteilige – stimulierende – Wirkungen hervorrufen können). Eine Stimulation von α-Rezeptoren führt dagegen zur Tonussteigerung sphinkterischer Muskulatur, eine Stimulation von β-Rezeptoren zu deren Tonusminderung. Angriffspunkte von Adrenalin und Noradrenalin und anderen Sympathikomimetika sind die entsprechenden Rezeptoren der glatten Muskelzellen und Gefäße, α-Rezeptoren an cholinergen Nervenendigungen (Rückkopplungshem-

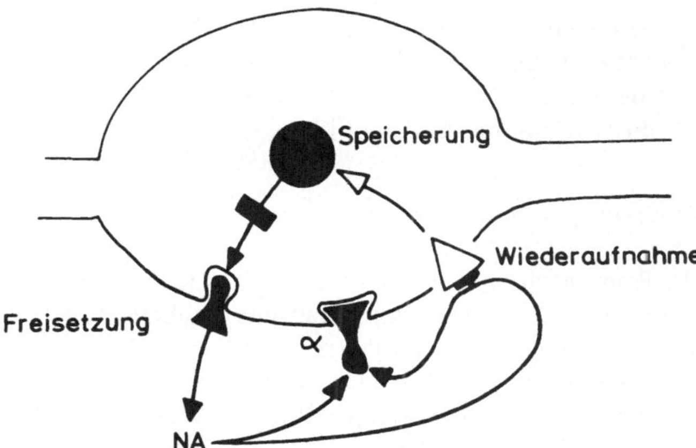

Abb. 1. Schematische Darstellung einer peripheren noradrenergen Übertragungsstelle. Die Freisetzung des Transmitters Noradrenalin (*NA*) erfolgt durch Exozytose. Über präjunktionale α-Rezeptoren bewirkt das freigesetzte NA eine Hemmung seiner weiteren exozytotischen Freisetzung.

Ein anderer Teil des freigesetzten NA wird wieder in die Nervenendigung aufgenommen, in Vesikeln gespeichert und für die erneute Freisetzung bereitgestellt. Eine Blockade dieses Wiederaufnahmemechanismus (z. B. pharmakologisch durch Kokain oder Desimipramin) führt zu einer Erhöhung der NA-Konzentration am α-Rezeptor und zur Verstärkung des negativen Rückkopplungseffekts

mung der Azetylcholinfreisetzung) und α-Rezeptoren am präganglionären Sympathikus (Rückkopplungshemmung der Noradrenalinfreisetzung) (Abb. 1). Noradrenalin und Adrenalin führen zu einer Hemmung der Magensäuresekretion: Durch Stimulation von α-Rezeptoren im Bereich der Arteriolen wird die Durchblutung der Mukosa vermindert, durch Stimulation präsynaptischer α-Rezeptoren die Azetylcholinfreisetzung eingeschränkt. Zusätzlich führt die Stimulation von β_1- und β_2-Rezeptoren direkt zur Sekretionshemmung (Änderung der Splanchnikusdurchblutung durch Katecholamine, s. S. 14).

Neuromuskuläres System

Die physiologische Bedeutung von Katecholaminen im Bereich des neuromuskulären Systems ist umstritten:

1. Adrenalin führt im Tierexperiment – bei physiologischen Konzentrationen – über eine Stimulation von β_2-Rezeptoren zu einer Steigerung von Kontraktionskraft und Erschlaffungsgeschwindigkeit langsam kontrahierender quergestreifter Muskeln (Übersicht s. [14]). Dieser Effekt und der Einfluß von Adrenalin auf die Muskelspindeln könnte den nach β_2-Rezeptorenstimulation beim Menschen beobachteten Tremor und die Besserung der Muskelspastik und Muskelhypertonie unter β_2-Mimetika erklären.

2. Adrenalin stimuliert die elektrogene Natrium-Kalium-Pumpe der Muskelzellmembran und führt damit zur Hyperpolarisation. Die günstige Wirkung von Salbutamol bei der periodischen Paralyse beruht wahrscheinlich auf einem derartigen Wirkungsmechanismus [80].

Autonomes Nervensystem

Die Konzentration von Transmitterstoffen (z. B. Noradrenalin) im postjunktionalen (postsynaptischen) Spalt wird einerseits durch die Anzahl der eintreffenden Nervenimpulse und andererseits durch die Summe aller den Transmitter entfernenden Prozesse bestimmt. Nach Untersuchungsergebnissen der letzten Jahre geht man heute davon aus, daß die Transmitterfreisetzung physiologisch durch endogene Substanzen, aber auch durch exogen zugeführte Katecholamine moduliert werden kann. Die Rezeptoren für diese Substanzen befinden sich an der Nervenendigung selbst oder an den präterminalen Axonen. An der peripheren noradrenergen Übertragungsstelle ist diese lokale Regulation der Transmitterfreisetzung besonders eingehend untersucht worden [71, 81]. Unter den hier wirksam werdenden Regulationsvorgängen scheint das präjunktionale α-Rezeptorsystem die größte physiologische Bedeutung zu besitzen (Abb. 1). Ein derartiges, durch α-Rezeptoren vermitteltes Rückkopplungssystem existiert in allen Geweben mit funktioneller adrenerger Innervation. Nach diesem Konzept hemmen α-Sympathikomimetika die weitere Freisetzung von Noradrenalin, während α-Rezeptorenblocker dessen Freisetzung fördern. Für das freigesetzte Noradrenalin handelt es sich also um ein negatives Rückkopplungssystem (Lit. s. [45, 62, 71, 73, 81].

Neben diesem negativen scheint an der noradrenergen Übertragungsstelle auch ein positives, durch β-Rezeptoren vermitteltes Rückkopplungssystem zu bestehen [2]. Hierfür spricht u. a., daß niedrige Konzentrationen von Adrenalin die Freisetzung von Transmitternoradrenalin fördern [73]. Vermittelt wird dieser Effekt wahrscheinlich über β_2-Rezeptoren.

Auch für Dopamin scheint zumindest an bestimmten Geweben ein präjunktionales Rezeptorsystem zu bestehen, über das eine Freisetzung von Noradrenalin modifiziert werden kann (negative Rückkopplung). Die physiologische und klinische Bedeutung eines solchen Systems ist jedoch fraglich. Als gesichert angesehen werden kann jedoch die Existenz von Katecholaminrezeptoren an cholinergen Nervenendigungen im Gastrointestinaltrakt. Aus sympathischen Nerven freigesetztes endogenes Noradrenalin sowie exogen zugeführtes Noradrenalin kann hier durch eine Stimulation von α-Rezeptoren des cholinergen Nervensystems die Freisetzung von Azetylcholin hemmen [17, 42].

Literatur

1. Adam KR, Boyles SM (1974) Haemodynamic and coronary vascular responses, after β-adrenoceptor blockade in the anaesthetised dog: A comparison of tolamolol with practolol and propranolol. Eur J Pharmacol 26:96–107
2. Adler-Grashinsky E, Langer SZ (1975) Possible role of a β-adrenoceptor in the regulation of noradrenaline release by nerve stimulation through a positive feedback mechanism. Br J Pharmacol 53:43–50

3. Ahlquist RP (1948) A study of the adrenotropic receptors. Am J Physiol 153:586–660
4. Ahlquist RP (1966) The adrenergic receptor. J Pharm Sci 55:359–367
5. Akhtar N, Mikulic E, Cohn Jn, Chaudhry MH (1975) Hemodynamic effect of dobutamine in patients with severe heart failure. Am J Cardiol 36:202–205
6. Aviado DM (1965) The lung circulation, vol 1, physiology an pharmacology. Pergamon, Oxford, pp 1–590
6a. Aviado DM (1965) The lung circulation, vol 2, pathological physiology and therapy disease. Pergamon, Oxford, pp 591–1405
7. Aviado DM (1970) Sympathomimetic drugs. Thomas, Springfield, pp 1–615
8. Barcroft H, Konzett H (1949) On the actions of noradrenaline, adrenaline and isopropyl noradrenaline on the arterial blood pressure, heart rate and muscle blood flow in man. J. Physiol (Lond) 110:194–204
9. Bentley SM, Drew GN, Whiting SB (1977) Evidence for two distinct types of postsynaptic α-adrenoceptors. Br J Pharmacol 61:116P–117P
10. Beregovich J, Bianchini C, D'Angelo R, Diaz R, Rubler S (1975) Haemodynamic effects of a new inotropic agent (dobutamine) in chronic cardiac failure. Br Heart J 37:629–634
11. Berthelsen S, Pettinger WA (1977) Are there two types of alpha adrenergic receptors? Clin Pharmacol Ther 21:98
12. Berthelsen S, Pettinger WA (1977) A functional basis for classification of α-adrenergic receptors. Life Sci 21:595–606
13. Bomzon L, Rosendorff C, Scriven DRL, Farr J (1975) The effect of noradrenaline, adrenergic blocking agents, and tyramine on the internal distribution of blood flow in the baboon. Cardiovasc Res 9:314–322
14. Bowman WC (1981) Effects of adrenergic activators and inhibitors on the skeletal muscles. In: Szekeres L (ed) Adrenergic activators and inhibitors. Springer Berlin Heidelberg New York (Handbook of experimental pharmacology, vol 54/II, pp 47–109)
15. Bühler FR, Laragh JH, Baer L, Vaughan ED jr, Brunner HR (1972) Propranolol inhibition of renin secretion. A specific approach to diagnosis and treatment of renin-dependent hypertensive diseases. N Engl J Med 287:1209–1214
16. Bühler FR, Laragh JH, Vaughan ED jr, Brunner HR, Gavras H, Baer L (1973) Antihypertensive action of propranolol. Specific antirenin responses in high and normal renin forms of essential, renal, renovascular and malignant hypertension. Am J Cardiol 32:511–522
17. Burnstock G, Costa M (1975) General organization and functions of adrenergic nerves. In: Burnstock G, Costa M (eds)/Adrenergic neurons. Chapmann & Hall, London, pp 4–17
18. Dahlström A, Fuxe K, Mya-Tu M, Zetterström BEM (1965) Observations in adrenergic innervation of dog heart. Am J Physiol 209:689–692
19. Davis BB, Walter MJ, Murdaugh HV (1968) The mechanism of the increase in sodium excretion following dopamine infusion. Proc Soc Exp Biol Med 129:210–213
20. De la Lande IS, Harvey JA, Holt S (1974) Response of the rabbit coronary arteries to autonomic agents. Blood Vessels 11:319–337
21. Denn MJ, Stone HL (1976) Autonomic innervation of dog coronary arteries. J Appl Physiol 41:30–35
22. Drew GM, Levy GP (1972) Characterization of the coronary vascular β-adrenoceptor in the pig. Br J Pharmacol 46:348–350
23. Edvinsson L, McKenzie ET (1976) Amine mechanisms in the cerebral circulation. Pharmacol Rev 28:275–348
24. Gerich JE, Karam JH, Forsham Ph (1972) Reciprocal adrenergic control of pancreatic alpha- and beta-cell function in man. Diabetes 21:332–333
25. Gerich JE, Lorenzi M, Tsalikian E, Karam JH (1976) Studies in the mechanism of epinephrine-induced hyperglycemia in man. Evidence for participation of pancreatic glucagon secretion. Diabetes 25:65–71
26. Ginsburg J, Cobbold AF (1960) Effects of adrenaline, noradrenaline and isopropylnoradrenaline in man. In: Vane JR, Wolstenholme GEW, O'Conner M (eds) Adrenergic mechanisms. Churchill, London, pp 173–189
27. Glick G, Epstein SE, Wechsler AS, Braunwald E (1967) Physiological differences between the effects of neuronally released and bloodborne norepinephrine on beta-adrenergic receptors in the arterial bed of the dog. Circ Res 21:217–227

28. Goldberg LI (1972) Cardiovascular and renal actions of dopamine: Potential clinical applications. Pharmacol Rev 24:1–29
29. Goldberg LI (1974) Dopamine – clinical uses of an endogenous catecholamine. N Engl J Med 291:707–710
30. Goldberg LI (1975) The dopamine vascular receptor. Biochem Pharmacol 24:651–653
31. Goldberg LI Hsieh YY, Resnekov L (1977) Newer catecholamines for treatment of heart failure and shock: An update on dopamine and a first look at dobutamine. Prog Cardiovasc Dis 19:327–340
32. Goldberg LI, Volkman PH, Kohli JD (1978) A comparison of the vascular dopamine receptor with other dopamine receptors. Ann Rev Pharmacol Toxicol 18:57–79
33. Greenberg DA, U'Richard DC, Snyder SH (1976) Alpha-noradrenergic receptor binding in mammalian brain: Differential labeling of agonist and antagonist states. Life Sci 19:69–76
34. Guder G, Rupprecht A (1975) Metabolism of isolated kidney tubules. Independent actions of catecholamines on renal cyclic adenosine 3′, 5′ monophosphate levels and gluconeogenesis. Eur J Biochem 52:283–290
35. Harper AM, Deshmuk VD, Rowan JO, Jennett WB (1972) The influence of sympathetic nervous activity on cerebral blood flow. Arch Neurol 27:1–6
36. Iverson LI (1975) Dopamine receptors in the brain. Science 188:1084–1089
37. Jewitt D, Mitchell A, Birkhead J, Dollery C (1974) Clinical cardiovascular pharmacology of dobutamine, a selective inotropic catecholamine. Lancet II:363–367
38. Joiner PD, Kadowitz PJ, Hughes JP, Hyman AL (1975) NE and ACh responses of intrapulmonary vessels from dog, swine, sheep, and man. Am J Physiol 228:1821–1827
39. King MP, Angelakos ET, Uzgiris I (1971) Innervation of the coronaries. Fed Proc 30:613
40. Kneussl MP, Richardson JB (1978) Alpha-adrenergic receptors in human and canine tracheal and bronchial smooth muscle. J Appl Physiol 45:307–311
41. Kords H, Scheitza E, Rodt CH (1976) Nierenfunktion und renaler Wasser- und Elektrolyttransport bei intravenöser Behandlung mit dem Tokolytikum Fenoterol (Partusisten). Geburtshilfe Perinatol 180:266–270
42. Kosterlitz HW, Lees GM (1972) Interrelationships between adrenergic and cholinergic mechanisms. In: Blaschko H, Muscholl E (Hrsg) Catecholamines. Springer, Berlin Heidelberg New York (Handbuch der experimentellen Pharmakologie, Bd 33, S 762–812)
43. Kurokawa K, Leuchner G, Massry SG (1977) Interaction between parathyroid hormone and catecholamines on renal cortical cyclic AMP. Nephron 18:60–67
44. Lands AM, Arnold A, McAuliff JP (1967) Differentiation of receptor systems activated by sympathomimetic amines. Nature 214:597–598
45. Langer SZ (1974) Presynaptic regulation of catecholamine release. Biochem Pharmacol 23: 1793–1800
46. Lefkowitz RJ (1976) β-Adrenergic receptors: Recognition and regulation. N Engl J Med 295:323–328
47. Levi J, Kleeman CR (1973) Effect of isoproterenol on water diuresis. Proc Eur Dial Transplant Assoc 10:422–426
48. Levi J, Coburn J, Kleeman CR (1976) Mechanism of the antidiuretic effect of β-adrenergic stimulation in man. Arch Intern Med 136:25–29
49. Mark AL, Abboud FM, Schmid PG, Heistad DD, Mayer HE (1972) Differences in direct effects of adrenergic stimuli on coronary, cutaneous and muscular vessels. J Clin Invest 51:279–287
50. McCalden TA, Eidelman BH (1976) Cerebrovascular response to infused noradrenalin and its modification by a catecholamine metabolism blocker. Neurology (Ny) 26:987–991
51. McDonald RH, Goldberg LI (1963) Analysis of the cardiovascular effects of dopamine in the dog. J Pharmacol Exp Ther 140:60–66
52. McDonald RH jr, Goldberg LI, McNay JL, Tuttle ER jr (1964) Effects of dopamine in man: Augmentation of sodium excretion, glomerular filtration rate, and renal plasma flow. J Clin Invest 43:1116–1124
53. McNay JL, Goldberg LI (1966) Comparison of the effects of dopamine, isoproterenol, norepinephrine and bradykinin on canine renal and femoral blood flow. J Pharmacol Exp Ther 151:23–31
54. McNay JL, McDonald RH jr, Goldberg LI (1965) Direct renal vasodilatation produced by dopamine in the dog. Circ Res 16:510–517

55. McRaven DR, Mark AL, Abboud FM, Mayer HE (1971) Responses of coronary vessels to adrenergic stimuli. J Clin Invest 50:773–778
56. Meyer SL, Curry GC, Donsky MS, Twieg DB, Parkey RW, Willerson JT (1976) Influence of dobutamine on hemodynamics and coronary blood flow in patients with and without coronary artery disease. Am J Cardiol 38:103–108
57. Morad M, Rolett EL (1972) Relaxing effects of catecholamines on mammalian heart. J Physiol (Lond) 224:537–558
58. Nadjmabadi MH, Purschke R, Tarbiat S, Lennartz H, Bircks W (1975) Vergleichende Untersuchungen über den Einfluß von Dopamin bzw. Orciprenalin auf Herz- und Nierenfunktion nach kardiochirurgischen Eingriffen. Thoraxchir Vask Chir 23:552–559
59. Parratt IR (1980 Effects of adrenergic activitors and inhibitors on the coronary circulation. In: Szekeres L (ed) Adrenergic activators and inhibitors. Springer, Berlin Heidelberg New York (Handbook of experimental pharmacology, vol 54/I, pp 735–822)
60. Pendleton RG, Setler PE (1977) Peripheral cardiovascular dopamine receptors. Gen Pharmacol 8:1–5
61. Pitts RF (1971). In: Pitts RF (ed) Physiology of the kidney and body fluids, 2nd edn. Year Book Medical Publishers, Chicago, p 144
62. Rand MJ, McGulloch MW, Story DF (1975c) Prejunctional modulation of noradrenergic transmission by noradrenaline, dopamine and acetylcholine. In: Davies DS, Reid JL (eds) Central actions of drugs in blood pressure regulation. Pitman, Tunbridge Wells, pp 94–132
63. Robie NW, Goldberg LI (1975) Comparative systemic and regional hemodynamic effects of dopamine and dobutamine. Am Heart J 90:340–345
64. Robie NW, Nutter DO, Moody C, McNay JL (1974) In vivo analysis of adrenergic receptor activity of dobutamine. Circ Res 34:663–671
65. Rosenblum R, Tai AR, Lawson D (1972) Dopamine in man: Cardiorenal hemodynamics in normotensive patients with heart disesase. J Pharmacol Exp Ther 183:256–263
66. Rosenblum WI (1973) Increased binding of norepinephrine by nerves to cerebral blood vessels. Evidence from the effects of reserpine on nerves to cerebral and extracerebral blood vessels. Stroke 4:42–45
67. Ruffolo RR jr, Turkowski BS, Patil PN (1976) Bindings of [^{3}H]dihydroazapetine to alpha-adrenoceptor-related proteins from rat vas deferens. Proc Natl Acad Sci USA 73:2730–2734
68. Ruffolo RR jr et al. (1977) Lack of cross-desensitization between structurally dissimilar α-adrenoceptor agonists. J Pharm. Pharmacol 29:378–380
69. Scholz H (1980) Effects of beta- and alpha-adrenoceptor activators and adrenergic transmitter releasing agents on the mechanical activity of the heart. In: Szekeres L (ed) Adrenergic activators and inhibitors. Springer, Berlin Heidelberg New York (Handbook of experimental pharmacology, vol 54/I, pp 651–733)
70. Sonnenblick EH, Frishman WH, Lejemtel TH (1979) Dobutamine: A new synthetic cardioactive sympathetic amine. N Engl J Med 300: 17–22
71. Starke K (1977) Regulation of noradrenaline release by presynaptic receptor systems. Rev Physiol Biochem Pharmacol 77:1–124
72. Stjärne L (1975) Basic mechanisms and local feedback control of secretion of adrenergic and cholinergic neurotransmitters. In: Iversen LL, Iversen SD, Synder SH (eds) Handbook of Psychopharmacology, vol 6. Plenum, New York, pp 179–233
73. Stjärne L, Brundin J (1975) Dual adrenoceptor-mediated control of noradrenaline secretion from human vasoconstrictor nerves: Facilitation by β-receptors and inhibition by α-receptors. Acta Physiol Scand 94:139–141
74. Triggle DJ, Triggle CR (1976) Chemical pharmacology of the synapse. Academic Press London New York San Francisco
75. Tuttle RR, Mills J (1975) Dobutamine. Development of a new catecholamine to selectively increase cardiac contractility. Circ Res 38:185–196
76. Uchida E, Bohr DF, Hoobler SW (1967) A method for studying isolated resistance vessels from rabbit mesentery and brain and their responses to drugs. Circ Res 21:525–536
77. Vapaatalo H, Säynävälammi P (1980) Effects on the general hemodynamics and peripheral circulation. In: Szekeres L (ed) Adrenergic activitors and inhibitors. Springer, Berlin Heidelberg New York (Handbook of experimental pharmacology, vol 54/I, pp 853–947)
78. Vatner SF, Higgins CB, Braunwald E (1974) Effects of norepinephrine on coronary circulation and left ventricular dynamics in the conscious dog. Circ Res 34:812–823

79. Vatner SF, McRitchie RJ, Braunwald E (1974) Effects of dobutamine on left ventricular performance, coronary, dynamics, and distribution of cardiac output in conscious dogs. J Clin Invest 53:1265–1273
80. Wang P, Clausen T (1976) Treatment of attacks of hyperkalaemic familial periodic paralysis by inhalation of salbutamol. Lancet I:221–223
81. Westfall TC (1977) Local regulation of adrenergic neurotransmission. Physiol Rev 57:659–728
82. Will-Sahab L, Krause EG (1980) Effects on myocardial metabolism. In: Szekeres Adrenergic activitors and inhibitors. Springer, Berlin Heidelberg New York (Handbook of experimental pharmacology, vol 54/I, pp 823–852)

b) Mechanismus der Wirkung sympathikomimetischer Stoffe

Im folgenden werden die Mechanismen der Wirkungen von sympathikomimetischen Stoffen auf zellulärer Ebene besprochen. Dabei werden β- und α-sympathikomimetische Effekte getrennt diskutiert; auf einzelne Substanzen wird nicht besonders eingegangen. Im Mittelpunkt der Diskussion stehen die Wirkungen der Sympathikomimetika auf das Herz und die glatte Muskulatur, wobei auf Veränderungen des zellulären Ca^{2+}-Stoffwechsels und auf die Beteiligung des cAMP-Systems besonders eingegangen wird. Den Abschluß bildet eine kurze Besprechung der metabolischen Wirkungen der Sympathikomimetika.

Herz

Die körpereigenen Sympathikomimetika Adrenalin und Noradrenalin führen am Warmblüterherzen (auf die Besonderheiten des Kaltblüterherzens soll nicht eingegangen werden) zu einer Steigerung der Kontraktionskraft (positiv inotrope Wirkung) und der Herzfrequenz (positiv chronotrope Wirkung) sowie zu einer Beschleunigung der atrioventrikulären Erregungsleitung (positiv dromotrope Wirkung). Hinzu kommt die Beschleunigung der Erschlaffung (relaxierende Wirkung), deren Bedeutung weniger lange bekannt ist und die darin besteht, angesichts der gesteigerten Frequenz eine ausreichende Füllung des Herzens während der Diastole zu ermöglichen. Sämtliche dieser Wirkungen werden durch β-Adrenozeptoren vermittelt. Seit einiger Zeit mehren sich jedoch die Befunde, daß es am Herzen auch α-Adrenozeptoren gibt, deren Reizung vor allem zu einer Steigerung der Kontraktionskraft führt. Deshalb werden im folgenden nicht nur die β-sympathikomimetischen, sondern getrennt davon auch die α-sympathikomimetischen Effekte auf die Kontraktionskraft, die Frequenz und die Erregungsleitung des Herzens erörtert.

Kontraktionskraft

Zum besseren Verständnis soll vor der Besprechung der sympathikomimetischen Wirkungen auf die Kontraktionskraft der Mechanismus der Kontraktionsauslösung und Erschlaffung am Warmblüterherzen erläutert werden.

Mechanismus der Kontraktionsauslösung und Erschlaffung am Herzen

Die Kontraktionsauslösung beginnt auch am Herzen mit dem Aktionspotential, das die Zellmembran depolarisiert, und wird durch die Reaktion von Ca^{2+} mit den kontraktilen Proteinen (genauer: mit Troponin C, der Ca^{2+}-bindenden Untereinheit des Troponinkomplexes) abgeschlossen (elektromechanische Kopplung). Zur Aktivierung der kontraktilen Proteine kommt es, wenn die Konzentrationen an freien Ca^{2+}-Ionen in der Zelle ($[Ca^{2+}]_i$) einen Wert von etwa 0,5 µmol/l überschreiten; zur Erschlaffung ist das Wiederabsinken der $[Ca^{2+}]_i$ unter diesen Wert erforderlich. Die dabei wahrscheinlich ablaufenden wichtigsten Schritte sind in Abb. 1 schematisch dargestellt. Auf Übersichtsarbeiten zur elektromechanischen Kopplung am Herzen sei hingewiesen [1, 16, 22, 32, 37, 48, 52, 54, 62, 74]).

Während des Aktionspotentials strömt Ca^{2+} aus dem Extrazellulärraum in die Zelle ein (langsamer Einwärtsstrom, I_{si}; Abb. 1, Schritt 1). Dieses Ca^{2+} reagiert nur zum kleineren Teil direkt mit den kontraktilen Proteinen; zur Auslösung der Kontraktion ist die während des Aktionspotentials einströmende Ca^{2+}-Menge zu klein. Der Hauptanteil des einströmenden Ca^{2+} dient zur Auffüllung von intrazellulären Ca^{2+}-Speichern (wahrscheinlich den subsarkolemmalen Zisternen des sarkoplasmatischen Retikulums (SR), "storage site" des SR), aus denen das mit Troponin C reagierende und damit die Kontraktion auslösende Ca^{2+} freigesetzt wird (Abb. 1, 2). Am Herzen wird auch diese Ca^{2+}-Freisetzung wahrscheinlich durch den langsamen

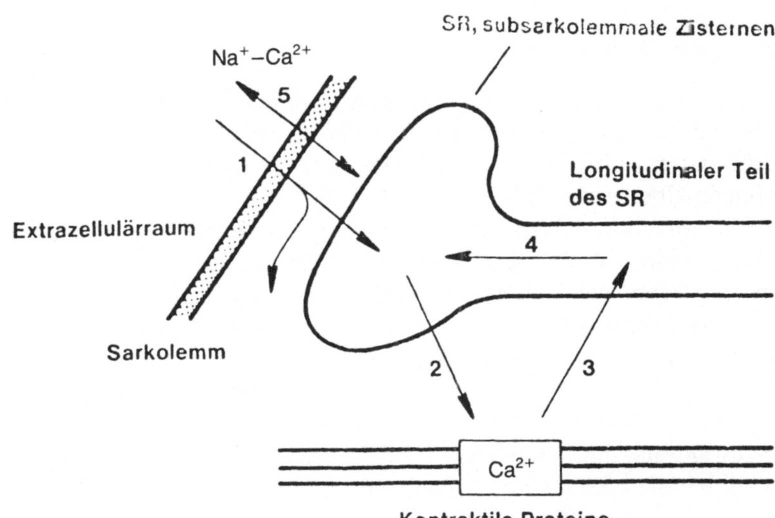

Abb. 1. Schematische Darstellung der Ca^{2+}-Bewegungen während der Kontraktionsauslösung und Erschlaffung am Warmblüterherzen. *1* Ca^{2+}-Einstrom aus dem Extrazellulärraum während der Plateauphase des Aktionspotentials (langsamer Einwärtsstrom, I_{si}), *2* Freisetzung von Ca^{2+} aus den subsarkolemmalen Zisternen ("storage site") des sarkoplasmatischen Retikulums (SR), Diffusion von Ca^{2+} zu den kontraktilen Proteinen und Kontraktion, *3* Aufnahme von Ca^{2+} in den longitudinalen Teil des SR ("uptake site") und Erschlaffung, *4* Diffusion von Ca^{2+} im SR von der "uptake site" zur "storage site", wodurch Ca^{2+} wieder für die nächste Kontraktion zur Verfügung gestellt wird, *5* Transport von Ca^{2+} in den Extrazellulärraum, z. T. im Austausch gegen Na^+. (Nach [1])

Ca^{2+}-Einwärtsstrom getriggert (sog. Ca^{2+}-abhängige Ca^{2+}-Freisetzung), während am Skelettmuskel die Depolarisation als solche bei der intrazellulären Ca^{2+}-Freisetzung die größte Rolle spielt (depolarisationsabhängige Ca^{2+}-Freisetzung, "electrically triggered calcium release"). Das mit Troponin C reagierende Ca^{2+} wird als „Aktivator-Ca^{2+}", das während des Aktionspotentials einströmende und die intrazelluläre Ca^{2+}-Freisetzung auslösende Ca^{2+} als „Trigger-Ca^{2+}" bezeichnet.

Die Verminderung der Ca^{2+}-Konzentration im Zytosol und damit die Erschlaffung erfolgt durch die Aufnahme („Sequestrierung") von Ca^{2+} in den longitudinalen Teil des SR ("uptake site" des SR; Abb. 1 und 3). Während der Diastole diffundiert Ca^{2+} wahrscheinlich im SR von der "uptake site" zur "storage site", wodurch Ca^{2+} wieder für die nächste Kontraktion zur Verfügung gestellt wird (Abb. 1 und 4.). Um angesichts des während eines jeden Aktionspotentials einströmenden Ca^{2+} eine Überladung mit Ca^{2+} zu vermeiden, wird Ca^{2+} schließlich wieder aus der Zelle in den Extrazellulärraum transportiert (Abb. 1 und 5). Dies geschieht z. T. mit Hilfe einer „Ca^{2+}-Pumpe" und zum (wahrscheinlich größeren) Teil im Austausch gegen Na^+.

Es ist allgemein akzeptiert, daß jede Steigerung der Kontraktionskraft des Herzens grundsätzlich 2 Ursachen haben kann:

1. Steigerung der zur Interaktion mit den kontraktilen Proteinen verfügbaren Ca^{2+}-Menge und
2. Änderung der Empfindlichkeit der kontraktilen Proteine für Ca^{2+}.

Im folgenden Abschnitt wird besprochen, ob und wie die positiv inotrope Wirkung der Sympathikomimetika mit diesen Vorgängen in Zusammenhang zu bringen ist.

β-Sympathikomimetika

Die Kontraktionskraft des Herzens wird durch β-Sympathikomimetika gesteigert. Detaillierte Beschreibungen der Charakteristika und der Vorstellungen zum Mechanismus der positiv inotropen Wirkung der β-Sympathikomimetika finden sich in einigen Übersichten [19, 33, 35, 42, 48, 59, 69, 75].

Die wichtigsten *Merkmale* der β-sympathikomimetischen positiv inotropen Wirkung sind in Abb. 2 gezeigt. Der Effekt beginnt innerhalb weniger Sekunden und ist nach 2–3 min maximal; er entwickelt sich also schnell (Abb. 2a). In Einklang damit steht, daß die β-Adrenozeptoren des Herzens wahrscheinlich an der Außenseite der Zellmembran lokalisiert sind [53]. Aus Abb. 2b geht hervor, daß die β-sympathikomimetische Steigerung der Kontraktionskraft mit einer Steigerung der Kontraktionsgeschwindigkeit (positiv klinotrope Wirkung; s. [51]) und mit einer Abnahme der Kontraktionsdauer einhergeht. Die letztgenannte wird als „relaxierende Wirkung" der β-Sympathikomimetika bezeichnet. Sie ist für die β-Sympathikomimetika besonders typisch und wird außer durch sie nur noch von solchen Substanzen ausgeübt, die den cAMP-Spiegel des Herzens steigern (z. B. von cAMP-Derivaten und Histamin, nicht aber von Herzglykosiden und Ca^{2+}). Es wurde bereits erwähnt, daß die relaxierende Wirkung der β-Sympathikomimetika von Bedeutung ist, weil sie auch bei gesteigerter Herzfrequenz eine ausreichende diastolische Füllung des Herzens ermöglicht. Für die β-sympathikomimetische positiv inotrope Wirkung ist weiterhin charakteristisch, daß sie – im Gegensatz zur Wirkung z. B. der Herzglykoside – unabhängig von der extrazellulären Na^+- und K^+-Konzentration ist. Von der äußeren

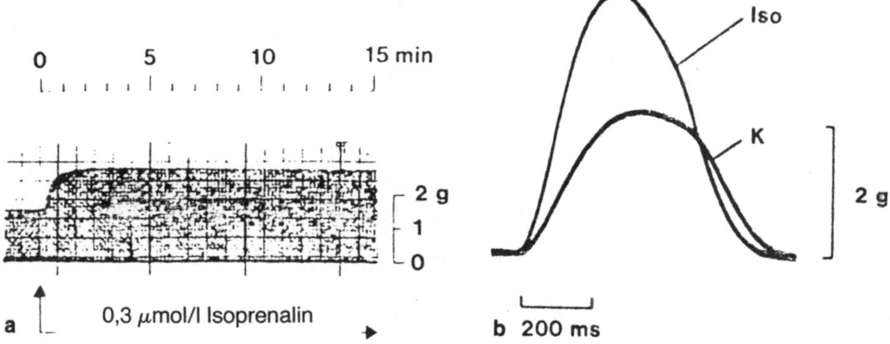

Abb. 2. a, b. Wirkung von Isoprenalin (0,3 μmol/l) auf die Kontraktionskraft isolierter, elektrisch gereizter Katzenpapillarmuskeln (Frequenz 0,2 Hz).
a Zeitverlauf der positiv inotropen Wirkung. *b* Isometrische Kontraktionskurve in Abwesenheit (*K* Kontrolle) und in Anwesenheit von Isoprenalin (*Iso*; Einwirkzeit 1 min). Die Kontraktionsdauer wird durch Isoprenalin verkürzt, was dadurch besonders deutlich wird, daß sich die absteigenden Schenkel der beiden Kontraktionen kreuzen. (Aus [8] (*a*) und [27] (*b*))

Ca^{2+}-Konzentration ist sie insofern abhängig, als sie im Ca^{2+}-freien Milieu nicht nachzuweisen ist. Schließlich sei erwähnt, daß das Ausmaß der positiv inotropen Wirkung der β-Sympathikomimetika auch relativ unabhängig von der Reizfrequenz ist, d. h. der Effekt ist – im Gegensatz zur später besprochenen α-sympathikomimetischen positiv inotropen Wirkung – im Bereich zwischen 6–10 und 180–240 Schlägen/min nicht sehr unterschiedlich.

Der *Mechanismus* der positiv inotropen Wirkung der β-Sympathikomimetika ist im einzelnen noch hypothetisch. Es besteht jedoch weitgehend Einigkeit darüber, daß β-Sympathikomimetika letztlich die Ca^{2+}-Konzentration an den kontraktilen Proteinen erhöhen, daß sie den cAMP-Spiegel des Herzens steigern und daß die Wirkungen auf beide Systeme, das Ca^{2+}- und das cAMP-System, ursächlich miteinander verknüpft sind. In der folgenden Übersicht sind die derzeitigen Vorstellungen zum Wirkungsmechanismus der β-Sympathikomimetika in einem einheitlichen Schema zusammengefaßt.

Aus Studien mit $^{45}Ca^{2+}$ sowie elektrophysiologischen Versuchen, in denen sog. Ca^{2+}-abhängige Aktionspotentiale oder der langsame Einwärtsstrom mit der Voltage-clamp-Methode direkt gemessen wurden, ist bekannt, daß β-Sympathikomimetika den langsamen Einwärtsstrom während des Aktionspotentials steigern (Schritt 1 in Abb. 1) und daß diese Steigerung mit der Steigerung der Kontraktionskraft eng verknüpft ist (Abb. 3). Die Steigerung des Ca^{2+}-Einwärtsstroms führt wahrscheinlich nur zum kleinen Teil *direkt* zu einer Erhöhung der Ca^{2+}-Konzentration an den kontraktilen Proteinen. Wichtiger ist vermutlich, daß dieser Effekt eine Zunahme der Ca^{2+}-Freisetzung aus intrazellulären Ca^{2+}-Speichern bewirkt, und zwar weil ein größerer Ca^{2+}-Einwärtsstrom entweder ein größerer Reiz für die Ca^{2+}-abhängige Ca^{2+}-Freisetzung aus diesen Speichern ist oder weil dies eine vermehrte Füllung der Speicher mit freisetzbarem Ca^{2+} bewirkt.

Zusammenfassende Darstellung der Reaktionsschritte, über die β-Sympathikomimetika am Warmblüterherzen zur Steigerung der Kontraktionskraft (positiv inotrope Wirkung) und zur Verkürzung der Kontraktionsdauer (relaxierende Wirkung) führen können.

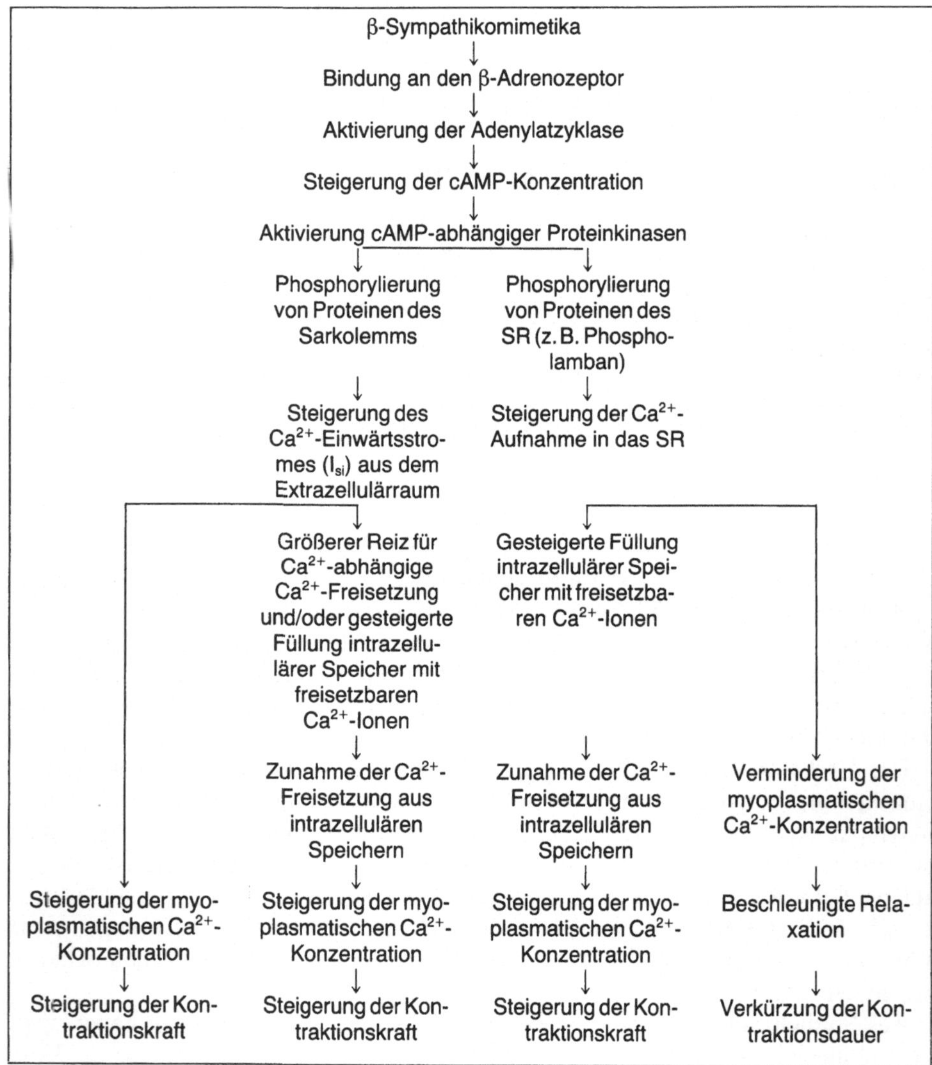

Außer der Steigerung des langsamen Ca^{2+}-Einwärtsstroms bewirken β-Sympathikomimetika auch eine Steigerung der Ca^{2+}-Aufnahme in das SR (Schritt 3 in Abb. 1). Auch diese Wirkung führt über eine gesteigerte Füllung dieses Ca^{2+}-Speichersystems zu einer Zunahme der intrazellulären Ca^{2+}-Freisetzung und damit zu einer Steigerung der Ca^{2+}-Konzentration an den kontraktilen Proteinen.

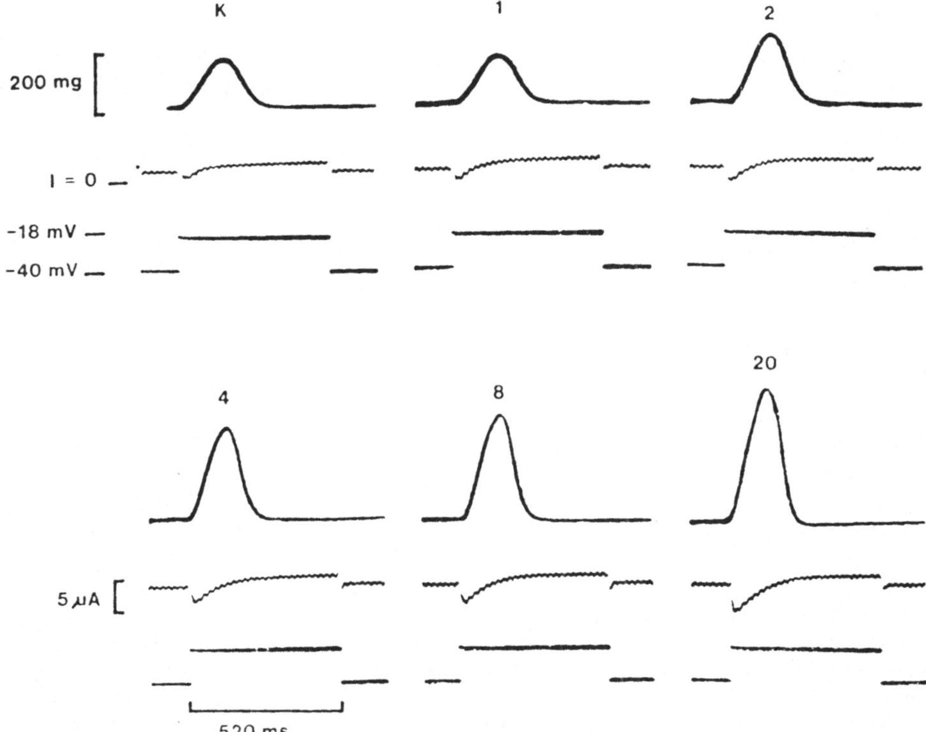

Abb. 3. Wirkung von Noradrenalin (10 µmol/l) auf die Kontraktionskraft (*oberer Strahl*) und den langsamen Einwärtstrom (I_{si}; *mittlerer Strahl*; Deflektion nach unten bedeutet Einwärtsstrom) in einem Voltage-clamp-Experiment bei einem Katzenpapillarmuskel. Das Membranpotential (*unterer Strahl*) wird mit einer Frequenz von 0,3 Hz von einem Haltepotential von −40 mV für jeweils 520 ms auf konstant −18 mV erniedrigt. Die Abbildung zeigt eine Depolarisation vor Noradrenalinzugabe (*K* Kontrolle) und die 1., 2., 4., 8. und 20. Depolarisation nach Zugabe von Noradrenalin. Man sieht schon bei der 1. Depolarisation nach Noradrenalinapplikation eine Zunahme des langsamen Einwärtsstroms, aber noch keine Zunahme der Kontraktionskraft. Die Wirkung von Noradrenalin auf den langsamen Einwärtsstrom geht der positiv inotropen Wirkung also voraus. (Aus [53])

Die Steigerung der Ca^{2+}-Aufnahme in das SR erklärt wahrscheinlich auch die relaxierende Wirkung der β-Sympathikomimetika. Allerdings scheint zu dieser Wirkung auch eine *Abnahme* der Ca^{2+}-Empfindlichkeit der kontraktilen Proteine beizutragen [33, 48].

Es erhebt sich nun die Frage, wie die soeben besprochenen β-sympathikomimetischen Wirkungen auf die Ca^{2+}-Bewegungen während des myokardialen Kontraktionszyklus zustande kommen.

Es ist allgemein anerkannt, daß β-Sympathikomimetika den cAMP-Gehalt des Herzens steigern und daß diese Wirkung dem positiv inotropen Effekt zeitlich vorangeht. Außerdem wird die Wirkung der β-Sympathikomimetika durch Phosphodiesterasehemmstoffe (wie z. B. Theophyllin) verstärkt und durch cAMP-Derivate nachgeahmt. All diese Befunde erfüllen die sog. Kriterien von Sutherland [63] und

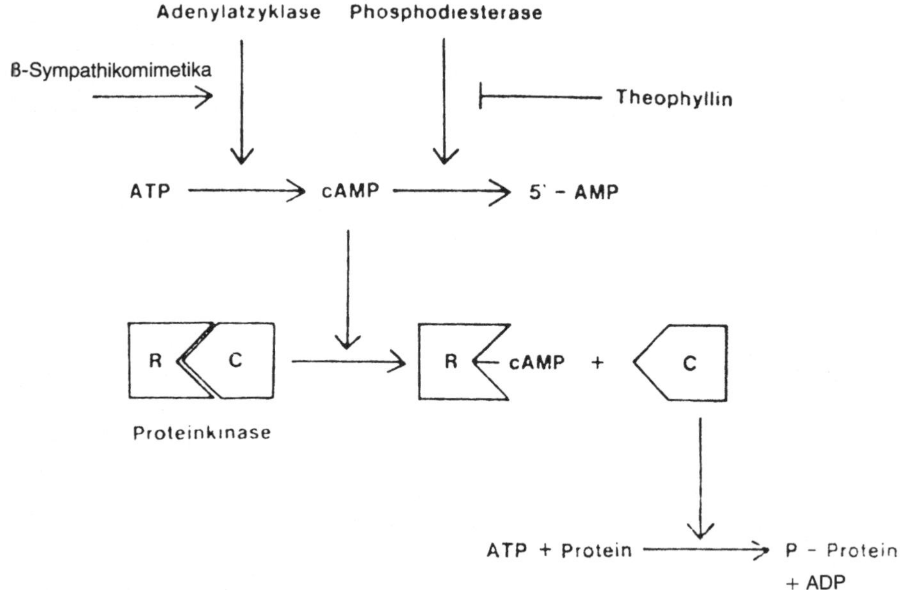

Abb. 4. Mechanismus der Aktivierung der cAMP-abhängigen Proteinkinase und der Proteinphosphorylierung. Unter Basalbedingungen wird die katalytische Untereinheit (*C*) der Proteinkinase durch die mit ihr verbundene regulatorische Untereinheit (*R*) gehemmt. Nach Bindung von cAMP an die regulatorische Komponente *R* wird die katalytische Komponente *C* frei und vermittelt die Übertragung des endständigen Phosphatrestes des ATP auf verschiedene Proteine (Proteinphosphorylierung). Die zelluläre Konzentration an cAMP kann erhöht werden durch Stimulierung der Adenylatzyklase und damit Steigerung der cAMP-Bildung (β-Sympathikomimetika) oder durch Hemmung der Phosphodiesterase und damit Verminderung des cAMP-Abbaus (Phosphodiesterasehemmstoffe wie z. B. Theophyllin)

sprechen für eine ursächliche Beziehung zwischen gesteigertem cAMP-Gehalt und positiv inotroper Wirkung der β-Sympathikomimetika. Das cAMP wiederum wirkt nun dadurch, daß es zu einer Aktivierung von Proteinkinasen und als Folge davon zu einer Phosphorylierung von Proteinen führt (Abb. 4). Dadurch ändern sich die funktionellen Eigenschaften der Proteine, z. B. ihre Fähigkeit, Ca^{2+}-Ionen zu binden. Daß diese Reaktionsschritte von Bedeutung für die Ca^{2+}-Bewegungen des Herzens sind, wurde zuerst an isoliertem SR erkannt. Die Steigerung der Ca^{2+}-Aufnahme in diese Strukturen ist nämlich keine direkte Wirkung der β-Sympathikomimetika. Sie ist vielmehr die Folge einer gesteigerten Phosphorylierung von Proteinen des SR (z. B. von Phospholamban), die wiederum durch cAMP-abhängige Proteinkinasen vermittelt wird. Auch die Wirkung der β-Sympathikomimetika auf den langsamen Einwärtsstrom ist möglicherweise die Folge einer cAMP-abhängigen Phosphorylierung von Proteinen des Sarkolemms. Es gibt Hinweise dafür, daß dies zu einer Zunahme der Anzahl funktioneller Ca^{2+}-Kanäle und damit zu einer Steigerung des langsamen Einwärtsstroms führt [55].

Zusammengefaßt ergibt sich also, daß die positiv inotrope Wirkung der β-Sympathikomimetika letztlich auf einer Steigerung der Ca^{2+}-Menge beruht, die mit den kontraktilen Proteinen reagiert. Dies beruht vor allem auf einer Steigerung des langsamen Einwärtsstroms und auf einer Steigerung der Ca^{2+}-Aufnahme in das SR. Diese Wirkungen wiederum scheinen die Folge von cAMP-abhängigen Proteinphosphorylierungen zu sein. Es ist also nicht unwahrscheinlich, daß die schon länger bekannten Wirkungen der β-Sympathikomimetika auf die myokardialen Ca^{2+}-Bewegungen einerseits und auf das cAMP-System andererseits bei der positiv inotropen Wirkung dieser Substanzen in einer gemeinsamen Reaktionskette verknüpft sind, in der das β-Sympathikomimetikum den 1. Boten ("first messenger"), das cAMP den 2. Boten (den bekannten "second messenger") und Ca^{2+} den 3. Boten ("third messenger") darstellt.

Abschließend muß jedoch betont werden, daß das geschilderte einheitliche Konzept in vielen Punkten bisher unbewiesen ist. Das gilt z. B. für den Nachweis, daß die positiv inotrope Wirkung der β-Sympathikomimetika mit einer cAMP-abhängigen Phosphorylierung von sarkolemmalen Proteinen am intakten Herzen einhergeht. Weiterhin ist bisher wenig zur quantitativen Beziehung zwischen dem Ca^{2+}- und dem cAMP-System des Herzens bekannt, d. h. man weiß nicht, wieviel cAMP für die mechanischen Wirkungen der β-Sympathikomimetika wirklich benötigt wird. Zum Beispiel ist bisher nicht eindeutig geklärt, warum immobilisiertes Isoprenalin, das nur auf begrenzte Teile eines Herzmuskelpräparats einwirkt, zwar zu einer positiv inotropen Wirkung, aber nicht zu einem meßbaren Anstieg des cAMP-Spiegels führt [40, 73]. Dieser Befund spricht dafür, daß für eine voll ausgeprägte mechanische Wirkung nur sehr geringe und lokalisierte Steigerungen des cAMP-Gehaltes ausreichend sind.

α-Sympathikomimetika

Zweifelsohne werden die mechanischen Wirkungen der Sympathikomimetika am Herzen vor allem durch β-Adrenozeptoren vermittelt. Seit einigen Jahren häufen sich jedoch Befunde, daß am Myokard auch α-Adrenozeptoren existieren und daß deren Reizung ebenfalls zu einer positiv inotropen Wirkung führt (Übersichten bei [2, 47, 59, 60]. Die meisten der nachfolgenden Befunde wurden mit Phenylephrin erhoben, häufig in Anwesenheit von β-Blockern, um eine β-sympathikomimetische Wirkung von Phenylephrin zu vermeiden.

Die positiv inotropen Wirkungen von α- und β-Sympathikomimetika sind qualitativ verschieden. Die α-sympathikomimetische Wirkung entwickelt sich relativ langsam und geht nicht mit einer Verkürzung, sondern eher mit einer Verlängerung der Kontraktionsdauer einher (Abb. 5). α-Sympathikomimetika wirken also im Gegensatz zu den β-Sympathikomimetika nicht relaxierend. Typisch ist weiterhin, daß die α-sympathikomimetische positiv inotrope Wirkung stark frequenzabhängig ist: sie ist im Experiment bei Frequenzen unter 0,1 Hz und über 4 Hz praktisch nicht nachweisbar und bei relativ niedrigen Frequenzen von etwa 1 Hz am deutlichsten ausgeprägt. Bei Hypothermie und bei Hypothyreose ist sie stärker ausgeprägt als unter Normalbedingungen. Erwähnenswert ist schließlich auch, daß die Stimulation myokardialer α-Adrenozeptoren nicht zur Steigerung der Herzfrequenz führt (Einzelheiten s. unten).

Der Mechanismus der α-sympathikomimetischen positiv inotropen Wirkung ist nicht bekannt. Bemerkenswert ist jedoch, daß sie nicht mit einer Steigerung des cAMP-Spiegels einhergeht, was in Einklang damit steht, daß auch die relaxierende

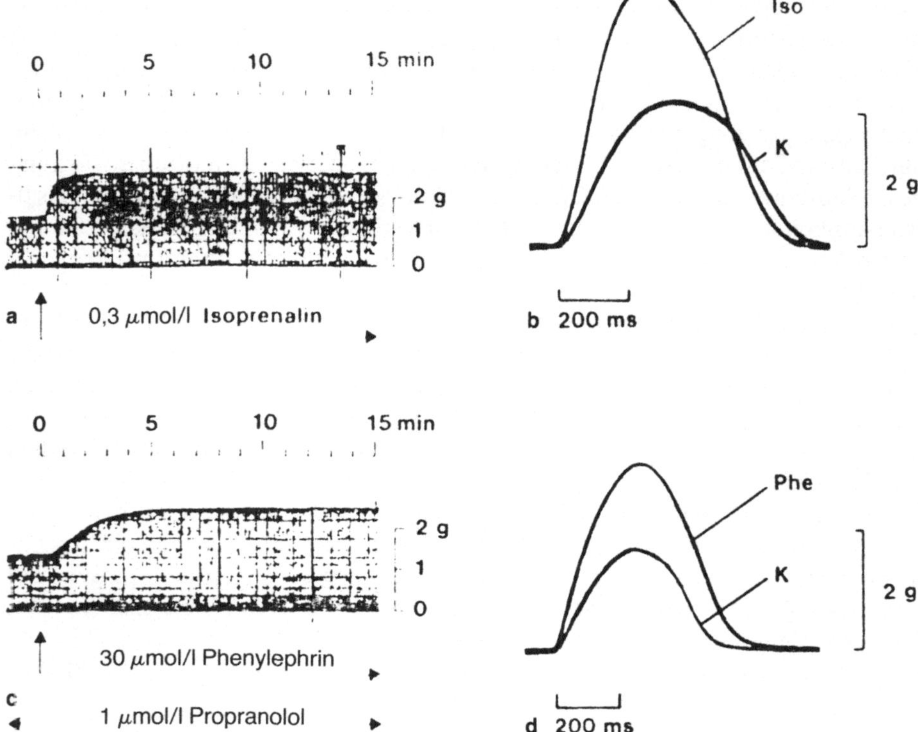

Abb. 5a–d. Wirkung von Isoprenalin (0,3 μmol/l) (*a, b*) und Phenylephrin (30 μmol/l) in Gegenwart von Propranolol (1 μmol/l) (*c, d*) auf die Kontraktionskraft isolierter, elektrisch gereizter Katzenpapillarmuskeln (Frequenz 0,2 Hz). *a, b* Zeitverlauf der positiv inotropen Wirkung. *b, d* Isometrische Kontraktionskurven in Abwesenheit (*K* Kontrolle) und in Anwesenheit von Isoprenalin (*b; Iso,* Einwirkzeit 1 min) oder Phenylephrin (*d; Phe,* Einwirkzeit 15 min). Die positiv inotrope Wirkung von Phenylephrin entwickelt sich langsamer als diejenige von Isoprenalin und ist nicht durch eine Verkürzung, sondern durch eine Verlängerung der Kontraktionsdauer gekennzeichnet. (Aus [8] (*a, c, d*) und [27] (*b*))

Wirkung fehlt. Auch der cGMP-Gehalt und die Aktivität der Na^+-K^+-ATPase bleiben unbeeinflußt. Einige Autoren finden eine im Vergleich zu den β-Sympathikomimetika mäßig ausgeprägte Steigerung des langsamen Einwärtsstroms, die allerdings nicht bei allen Spezies in gleicher Weise vorhanden zu sein scheint [8a, 41a].

Auch die Bedeutung der α-sympathikomimetischen positiv inotrpen Wirkung ist bisher nicht bekannt. Nicht alle α-Sympathikomimetika (z. B. Oxymetazolin) wirken positiv inotrop, was dafür spricht, daß die α-Adrenozeptoren an Herz und Gefäßen unterschiedlich sind. Möglicherweise lassen sich also Substanzen finden, die über eine Stimulation der myokardialen α-Adrenozeptoren positiv inotrop, aber nicht gleichzeitig auch positiv chronotrop und vasokonstriktorisch wirken. In bezug auf die physiologische Bedeutung läßt sich vielleicht sagen, daß die α-sympathikomimetische positiv inotrope Wirkung der Katecholamine dann eine Rolle spielen könnte, wenn die Stimulation der β-Adrenozeptoren wenig ausgeprägt ist, z. B. bei Hypothyreose, bei Hypothermie und bei niedrigen Herzfrequenzen. Die Fähigkeit der Katecholamine, über verschiedene Mechanismen positiv inotrop zu wirken, würde also dazu beitragen, daß das Herz seine Reaktionsfähigkeit unter verschiedenen, d.h. auch unter unphysiologischen Bedingungen behält.

Herzfrequenz und Schrittmacheraktivität

β-Sympathikomimetika

In Herzmuskelzellen mit der Fähigkeit zur spontanen Erregungsbildung (z.B. Sinusknoten, AN- und NH-Region des AV-Knotens, Purkinje-Fasern) ist das Ruhepotential (Phase 4 des Aktionspotentials) nach Abschluß der Repolarisationsphase des Aktionspotentials nicht konstant. Vielmehr kommt es (ausgehend von einem maximalen diastolischen Potential) zu einer spontanen Abnahme des Ruhepotentials (langsame diastolische Depolarisation), wodurch nach Erreichen des Schwellenpotentials eine Erregung ausgelöst wird. β-Sympathikomimetika bewirken eine Beschleunigung der diastolischen Depolarisation. Dadurch wird das Schwellenpotential jeweils früher erreicht und es kommt zur Zunahme der Herzfrequenz (positiv chronotrope Wirkung). Die β-sympathikomimetische Wirkung erstreckt sich jedoch auf sämtliche Schrittmacherzellen. Deshalb kann auch die Aktivität ektopischer latenter Schrittmacher gesteigert und die Entstehung tachykarder Rhythmusstörungen begünstigt werden (arrhythmogene Wirkung; Lit. (S. [64]).

Der Mechanismus der diastolischen Depolarisation und damit der Schrittmacheraktivität scheint in den einzelnen Geweben nicht gleich zu sein. Die meisten Untersuchungen hierzu sowie zum Mechanismus der Wirkung der β-Sympathikomimetika liegen für die experimentell relativ leicht zugängliche *Purkinje-Faser* vor ([28, 45, 67]; weitere Lit. bei [13, 25, 31, 43, 44, 64, 70–72]). Hier findet die spontane diastolische Depolarisation im Potentialbereich von etwa −90 bis −60 mV statt. Sie wird erklärt durch die zeitabhängige Deaktivierung (Abnahme) eines K^+-Auswärtsstromes, I_{K_2}, in Gegenwart eines depolarisierenden, konstanten Na^+-Einwärtsstroms ("steady background Na^+ inward current"). Der mit der Zeit abnehmende K^+-Auswärtsstrom ist der geschwindigkeitsbestimmende Faktor. β-Sympathikomimetika beeinflussen die Kinetik des K^+-Auswärtsstroms I_{K_2}, und zwar derart, daß es nach Ablauf eines Aktionspotentials zu einer vollständigeren und schnelleren Deaktivierung (Abnahme) von I_{K_2} kommt. Die depolarisierende Wirkung des konstanten Na^+-Einwärtsstroms wird also bei dieser vollständigeren und schnelleren Verminderung des hyperpolarisierend wirkenden K^+-Auswärtsstroms weniger stark antagonisiert, was eine schnellere diastolische Depolarisation zur Folge hat.

Es ist bisher nicht eindeutig geklärt, ob die Wirkung der β-Sympathikomimetika auf die diastolische Depolarisation bei Purkinje-Fasern ähnlich wie diejenige auf den langsamen Einwärtsstrom I_{si} durch cAMP vermittelt wird. Dafür spricht, daß ähnliche Effekte mit Phosphodiesterasehemmstoffen (Theophyllin, RO 7–2956) und mit intrazellulär injiziertem cAMP beobachtet wurden [66, 68]. Dagegen spricht, daß die Konzentrationsabhängigkeit beider Wirkungen offenbar unterschiedlich ist. Die für die β-sympathikomimetische Wirkung auf den langsamen Einwärtsstrom am Arbeitsmyokard erforderlichen Konzentrationen liegen um fast eine Größenordnung höher [13, 54, 68].

Am *Sinusknoten* findet die spontane diastolische Depolarisation bei einem Membranpotential von −60 bis −40 mV, also in einem im Vergleich zur Purkinje-Faser weniger negativen Potentialbereich statt. Sie verläuft weiterhin schneller als an der Purkinje-Faser und ist relativ unabhängig von der extrazellulären Na^+-Konzentration. Steigerung der extrazellulären Ca^{2+}-Konzentration dagegen bewirkt am Sinusknoten eine Beschleunigung der diastolischen Depolarisation. Diese beruht auch hier auf der Deaktivierung eines K^+-Auswärtsstroms. Der Einwärtsstrom positiv geladener Ionen, dessen depolarisierende Wirkung mit abnehmender K^+-Leitfähigkeit „demaskiert" wird, wird am Sinusknoten dagegen wahrscheinlich nicht durch Na^+-Ionen, sondern überwiegend durch Ca^{2+}-Ionen, d.h. durch den langsamen Einwärtsstrom I_{si}, getragen. Es wird angenommen, daß auch die beschleunigende Wirkung der β-Sympthikomimetika auf die diastolische Depolarisation der Sinusknotenzelle und damit der positiv chronotrope Effekt dieser Substanzen zum großen Teil auf der Zunahme dieses Ca^{2+}-Einwärtsstroms beruht [6, 7, 13, 25, 44, 70–72].

α-Sympathikomimetika

Die direkte Wirkung von α-Sympathikomimetika auf die Herzfrequenz ist nicht sehr ausgeprägt. Auf indirekt reflektorischem Weg führen α-Sympathikomimetika, z.B. Phenylephrin oder Methoxamin, infolge ihrer blutdrucksteigernden Wirkung jedoch zu einer durch Atropin aufhebbaren Bradykardie.

Phenylephrin. An isolierten Vorhöfen verursacht Phenylephrin eine Steigerung der Schlagfrequenz, die jedoch durch β-Rezeptorenblocker aufzuheben ist, also nicht durch α-, sondern durch β-Adrenozeptoren vermittelt wird. In Anwesenheit von β-Rezeptorenblockern hat Phenylephrin an Vorhöfen praktisch keine positiv chronotrope Wirkung. Eine phentolaminempfindliche, also α-sympathikomimetische Steigerung der Herzfrequenz mit Phenylephrin, findet man an Vorhöfen nur unter Bedingungen einer Hypothyreose, z.B. nach Thyreoidektomie oder nach Vorbehandlung mit Propylthiouracil, wobei die Ursache hierfür allerdings nicht bekannt ist (Lit. s. [2, 59]).

Etwas anders ist die Situation am spezifischen Reizleitungsgewebe. An isolierten Purkinje-Fasern von Hund und Schaf sowie an Reizleitungsgewebe aus menschlichen Vorhöfen wirkten Phenylephrin, Noradrenalin und Adrenalin in niedrigen Konzentrationen, die noch keine β-sympathikomimetischen Effekten zeigten, negativ chronotrop. Diese nicht sehr stark ausgeprägte Abnahme der Herzfrequenz, die durch Phentolamin antagonisiert wurde, beruhte auf einer Verlangsamung der spontanen distolischen Depolarisation [26, 38, 49, 57]. Der Mechanismus dieser Wirkung ist nicht bekannt; der diesen Vorgang wesentlich bestimmende K^+-Auswärtsstrom I_{K_2} scheint durch Phenylephrin jedenfalls nicht verändert zu werden [67].

Methoxamin. Auch Methoxamin hat keine nennenswerten direkten chronotropen Wirkungen (Lit. s. [59]) und an Purkinje-Fasern keinen Einfluß auf den Schrittmacherstrom I_{K_2} [29].

Erregungsleitung

β-Sympathikomimetika

β-Sympathikomimetika steigern die Erregungsleitungsgeschwindigkeit im AV-Knoten und beschleunigen dadurch die atrioventrikuläre Überleitung (positiv dromotrope Wirkung; Lit. bei [13, 17, 64, 71]). Im Vorhof- und Ventrikelarbeitsmyokard wird die Erregungsleitungsgeschwindigkeit durch β-Sympathikomimetika dagegen nicht wesentlich gesteigert. Der bevorzugte Einfluß der β-Sympathikomimetika auf die Erregungsleitung im AV-Knoten beruht darauf, daß das Aktionspotential der Zellen des AV-Knotens sich von dem des Arbeitsmyokards unterscheidet. Das Aktionspotential des AV-Knotens ist auch physiologischerweise ein sog. „langsames Aktionspotential" mit niedrigem Ruhepotential (−60 – −50 mV) und langsamer Depolarisationsgeschwindigkeit (nicht mehr als 5 V/s). Die Depolarisationsphase dieser Aktionspotentiale ist durch den langsamen Einwärtsstrom I_{si} bedingt, der durch β-Sympathikomimetika gesteigert wird. Da Anstiegssteilheit und Fortleitungsgeschwindigkeit des Aktionspotentials direkt miteinander korreliert sind, erklärt die Zunahme der Depolarisationsgeschwindigkeit die Steigerung der Erregungsleitung im AV-Knoten. Diese Wirkung ist klinisch für die medikamentöse Therapie des AV-Blocks von Bedeutung.

Die Erregungsleitung des schnellen Aktionspotentials des Arbeitsmyokards wird durch β-Sympathikomimetika nicht wesentlich beeinflußt, da die Depolarisationsphase schneller Aktionspotentiale durch den schnellen Na^+-Einstrom getragen wird, der durch diese Substanzen nicht nennenswert gesteigert wird.

α-Sympatikomimetika

Systematische Untersuchungen zur Frage einer durch α-Adrenozeptoren vermittelten Wirkung auf die Erregungsleitung liegen unseres Wissens bisher nicht vor. Nur Cranefield et al. [17] berichteten, daß Methoxamin in sehr hoher Konzentration (86–172 µmol/l) langsame Ca^{2+}-abhängige Aktionspotentiale an Purkinje-Fasern des Hundeherzens unterdrückt und daß diese Wirkung durch α-Sympathikomimetika teilweise hemmbar war. Bei schnellen Aktionspotentialen mit normalem Ruhepotential wurde die Erregungsleitung jedoch nicht blockiert.

Glatte Muskulatur

Die glatte Muskulatur kann durch Sympathikomimetika entweder erregt oder gehemmt werden, was zur Auslösung bzw. Verstärkung von Kontraktionen oder zur Erschlaffung führt. β-Sympathikomimetika bewirken immer eine Erschlaffung, α-Sympathikomimetika dagegen wirken überwiegend erregend, bei manchen Geweben (insbesondere an der glatten Muskulatur des Intestinaltrakts) aber auch hemmend.

Der Mechanismus dieser Wirkungen ist bisher nicht vollständig geklärt. Zum besseren Verständnis sollen die derzeit diskutierten Vorstellungen zur Kontraktionsauslösung und Erschlaffung auch für die glatte Muskulatur kurz besprochen werden (Lit. s. [3–5, 10, 14, 15, 36, 65]).

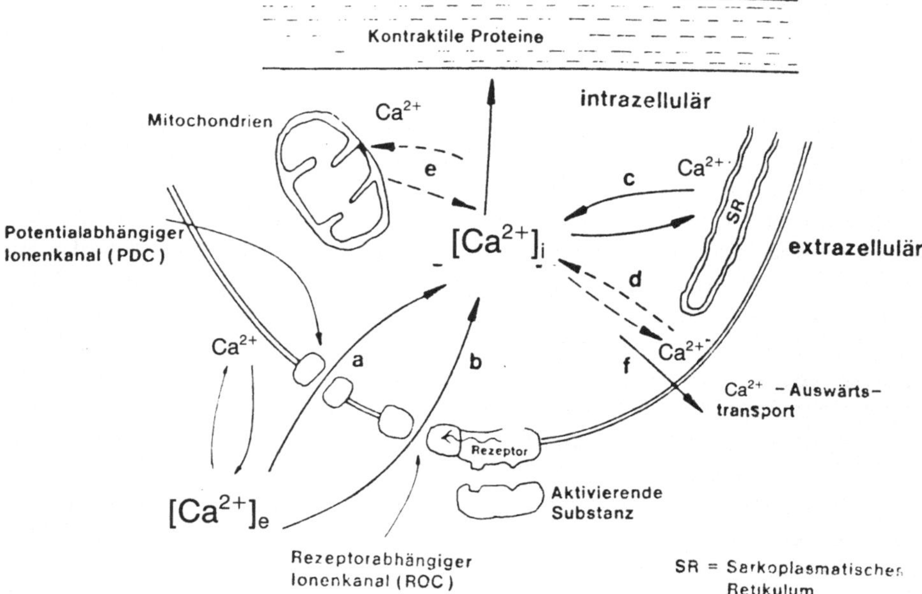

Abb. 6. Schematische Darstellung der Kontraktionsauslösung und Erschlaffung an der glatten Muskulatur. Bei der Auslösung der Kontraktion strömt Ca^{2+} bei Strukturen mit Aktionspotentialen durch potentialabhängige Ionenkanäle (*a;* "potential-dependent ion channel", PDC) aus dem Extrazellulärraum in die Zelle ein. Bei glatten Muskeln ohne Aktionspotentiale geschieht dies ohne Änderung des Membranpotentials durch rezeptorabhängige Ionenkanäle (*b;* "receptor-dependent ion channel", RDC). In der Zelle wird Ca^{2+} u. a. aus dem sarkoplasmatischen Retikulum (*SR*; *c)* sowie aus membrannahen Ca^{2+}-Speichern (*d*) freigesetzt. Die Freisetzung von Ca^{2+} aus den Mitochondrien (*e*) ist von untergeordneter Bedeutung. Bei der Relaxation wird Ca^{2+} wieder in intrazelluläre Speicher aufgenommen (v. a. in das SR; *c*) und in den Extrazellulärraum transportiert (*f*). (Nach [3] und [14])

Mechanismus der Kontraktionsauslösung und Erschlaffung an der glatten Muskulatur

Es ist allgemein akzeptiert, daß es auch am glatten Muskel zur Kontraktion kommt, wenn die Konzentration an freien Ca^{2+} ($[Ca^{2+}]_i$), die mit den kontraktilen Proteinen reagieren, im Zytoplasma einen Wert von etwa 0,5 µmol/l überschreitet. Für die Erhöhung der $[Ca^{2+}]_i$ kommen verschiedene Wege in Frage (Abb. 6):

1. Ca^{2+} strömt aus dem Extrazellulärraum durch in der Zellmembran gelegene „Ca^{2+}-Kanäle" in die Zelle ein. Hierbei werden potentialabhängige ("potential-dependent ion channels", PDC; Abb. 6a) von rezeptorabhängigen Kanälen ("receptor dependent ion channels", RDC; Abb. 6b) unterschieden. Die PDC öffnen sich bei der Depolarisation der Zellmembran und sind verantwortlich für die Depolarisationsphase des Aktionspotentials, der bei den meisten Strukturen überwiegend ein Ca^{2+}-Strom zugrunde liegt. Die RDC öffnen sich infolge Interaktion einer aktivierenden Substanz mit dem Rezeptor, ohne daß das Membranpotential verändert wird. Dieser Weg der Ca^{2+}-Aufnahme aus dem Extrazellulärraum soll bei Strukturen dominieren, bei denen normalerweise keine Aktionspotentiale vorkommen.

Die Vorgänge der Kontraktionsauslösung über potentialabhängige Ca^{2+}-Kanäle werden wie bei anderen Strukturen als „elektromechanische Kopplung" bezeichnet. Für die aktionspotentialunabhängige Kontraktionsauslösung über rezeptorabhängige Ca^{2+}-Kanäle wurde der Begriff „pharmakomechanische Kopplung" geprägt [61].

2. Ca^{2+} wird aus intrazellulären Speichern freigesetzt. Das intrazellulär freigesetzte Ca^{2+} scheint quantitativ bei der Auslösung der Kontraktion die größte Rolle zu spielen. An intrazellulären Speichern kommen v. a. wieder das SR (Abb. 6c) sowie an der Innenseite der Zellmembran gelegene Speicherstrukturen (Abb. 6d) in Frage. Die Mitochondrien (Abb. 6e) scheinen von untergeordneter Bedeutung zu sein, was im übrigen auch für das Herz gilt.

Zur Relaxation muß die $[Ca^{2+}]_i$ wieder auf Werte unter etwa 0,5 µmol/l vermindert werden. Dies wird auch am glatten Muskel durch intrazelluläre Ca^{2+}-Aufnahme (wieder überwiegend durch das SR) und durch transmembranären Transport von Ca^{2+} in den Extrazellulärraum erreicht (Abb. 6f). Hier scheint der ATP-abhängige Ca^{2+}-Transport eine größere Rolle zu spielen als der Austausch von Ca^{2+} gegen Na^{+}.

Es wurde bereits erwähnt, daß der Mechanismus der sympathikomimetischen Wirkungen an der glatten Muskulatur nicht vollständig geklärt ist. Man kann aber davon ausgehen, daß die Erregung bzw. Hemmung auch der glatten Muskulatur über eine Steigerung bzw. Senkung der $[Ca^{2+}]_i$ zustande kommt, deren Ursache in den folgenden Abschnitten diskutiert wird.

β-Sympathikomimetika

β-Sympathikomimetika führen an der glatten Muskulatur immer zu einer Relaxation. Zur Diskussion der Vorstellungen zum Wirkungsmechanismus sei auf die Übersichten von Bolton [3] und Bülbring [9] sowie Bülbring et al. [11] verwiesen. Die hemmende Wirkung der β-Sympathikomimetika tritt ohne wesentliche Änderung des Ruhepotentials oder von Aktionspotentialen ein, die durch elektrische Reizung ausgelöst werden. Wahrscheinlich kommt es zu einer Verstärkung der Ca^{2+}-Aufnahme („Sequestrierung") in intrazelluläre Speicher (v. a. in das SR) und dadurch zu einer Senkung der $[Ca^{2+}]_i$. Unklar ist bisher, ob diese Wirkung durch cAMP vermittelt wird. Auch an der glatten Muskulatur kommt es unter dem Einfluß von β-Sympathikomimetika zu einer Zunahme des intrazellulären cAMP-Gehalts. Auch hier werden ähnliche Effekte wie mit β-Sympathikomimetika auch mit Phosphodiesterasehemmstoffen und cAMP-Derivaten ausgelöst. Schließlich wurde auch eine cAMP-abhängige Phosphorylierung von mikrosomalen Proteinen mit nachfolgender Steigerung der Ca^{2+}-Bindung gezeigt. Insgesamt gesehen ist es deshalb nicht unwahrscheinlich, daß die relaxierende Wirkung der β-Sympathikomimetika an der glatten Muskulatur über einen ähnlichen Mechanismus wie am Herzen zustande kommt, wo sie sich wie besprochen v. a. in einer Verkürzung der Kontraktionsdauer äußert. Als Hauptargument gegen eine obligatorische Beteiligung von cAMP an der β-sympathikomimetischen Relaxation am glatten Muskel wird bisher angeführt, daß auch nicht relaxierend wirkende Substanzen den cAMP-Spiegel steigern können (z. B. Prostaglandine) und daß nicht jede Relaxation (z. B. mit Nitroprussidnatrium und D 600) mit einer Steigerung des cAMP-Gehalts einhergeht (s. [3]). Hingewiesen sei schließlich auch auf eine von Scheid et al. [58] diskutierte Hypothese. Danach soll es unter dem Einfluß von z. B. Isoprenalin zu einer cAMP-abhängigen Stimulation des Na^+/K^+-Transports mit nachfolgender Senkung der intrazellulären Na^+-Konzentration kommen. Die Senkung der $[Na^+]_i$ wiederum würde zu einer Stimulation des Na^+/Ca^{2+}-Austauschs führen, was eine Steigerung des Ca^{2+}-Efflux und damit ebenfalls eine Senkung der $[Ca^{2+}]_i$ zur Folge hätte.

α-Sympathikomimetika

Im Gegensatz zu den β-Sympathikomimetika, die am glatten Muskel immer zu einer Relaxation führen, können α-Sympathikomimetika die glatte Muskulatur sowohl erregen als auch hemmen. Eine Stimulation findet man z. B. an Blutgefäßen, Vas deferens und Uterus, eine Hemmung vor allem an der spontan aktiven glatten Muskulatur des Intestinaltrakts. Es gibt keine Hinweise dafür, daß diese qualitativ unterschiedlichen Wirkungen durch verschiedene α-Adrenozeptoren vermittelt werden. Unterschiedlich sind vielmehr die durch die Stimulation der α-Adrenozeptoren ausgelösten Reaktionen.

Auch bei den α-sympathikomimetischen Wirkungen am glatten Muskel sind die zugrunde liegenden Mechanismen im einzelnen weitgehend ungeklärt (Lit. s. [3, 9, 11]). Sicher scheint jedoch zu sein, daß diese Wirkungen im Gegensatz zu den durch β-Adrenozeptoren vermittelten Effekten mit Änderungen des Membranpotentials einhergehen. Außerdem führen α-Sympathikomimetika auch an der glatten Muskulatur nicht zu einem Anstieg des cAMP-Gehalts.

An den Strukturen, bei denen α-Sympathikomimetika *stimulierend* wirken, findet sich in der Regel eine Depolarisation der Zellmembran infolge bevorzugter Steigerung der Membranpermeabilität für Na^+ und Cl^-. Als Folge dieser Abnahme des Ruhepotentials steigt die Frequenz und Dauer der (Ca^{2+}-abhängigen) Aktionspotentiale. Damit nehmen die Ca^{2+}-Aufnahme und/oder die Ca^{2+}-Freisetzung zu, was wiederum zur Steigerung der Kontraktionsfähigkeit führt.

Zu einer Hyperpolarisation kommt es dort, wo α-Sympathikomimetika das mechanische Verhalten der glatten Muskulatur *hemmend* beeinflussen. Ursache ist auch hier die Zunahme der Membranpermeabilität, allerdings in diesem Fall überwiegend für K^+-Ionen. Eine Zunahme der K^+-Permeabilität bringt das Membranpotential näher an das K^+-Gleichgewichtspotential, d. h. in einen mehr negativen Bereich. Die Hyperpolarisation ihrerseits führt zur Abnahme der elektrischen Spontanaktivität und damit zur Erschlaffung.

Einige Autoren (s. insbesondere [9, 11]) weisen darauf hin, daß der Grundmechanismus der α-sympathikomimetischen Wirkungen, d. h. sowohl von Erregung als auch von Erschlaffung, möglicherweise ähnlich ist. Grundwirkung sei in beiden Fällen die Zunahme der Ca^{2+}-Aufnahme aus dem Extrazellulärraum und/oder die Ca^{2+}-Freisetzung in der Zelle. Im Falle einer hemmenden Wirkung würde Ca^{2+} dann überwiegend an der Membraninnenseite gebunden werden und dadurch die Zunahme der K^+-Permeabilität mit anschließender Hyperpolarisation verursachen. Bei der Stimulation würde Ca^{2+} teilweise mit den kontraktilen Proteinen reagieren, teilweise aber ebenfalls an die Zellmembran gebunden werden, um dort die Steigerung der Na^+-

und Cl^--Permeabilität und damit die Abnahme des Ruhepotentials zu bewirken. Die Art der α-sympathikomimetischen Wirkung hängt danach also nur von Art und Zahl der unter dem Einfluß von Ca^{2+} geöffneten zusätzlichen Ionenkanäle und damit von der Richtung der Membranpotentialänderung (Hyperpolarisation oder Depolarisation) ab. Für eine solche vereinheitlichende Hypothese spricht, daß nicht nur die erregenden, sondern auch die hemmenden Wirkungen der α-Sympathikomimetika in Ca^{2+}-freier Umgebung nicht mehr auslösbar sind.

Stoffwechsel

Die Stoffwechselwirkungen der Sympathikomimetika, die in bezug auf den sie vermittelnden Rezeptortyp von Spezies zu Spezies variieren, sind mit am besten untersucht, so daß sich eine ausführliche Darstellung erübrigt und weitgehend auf Übersichtsdarstellungen verwiesen werden kann (s. z.B. [20, 23, 30, 39, 56]).

β-Sympathikomimetika

β-Sympathikomimetika bewirken eine Zunahme der Plasmakonzentration von Glukose, Laktat, freien Fettsäuren, Insulin und Glukagon. Auch bei diesen β-sympathikomimetischen Wirkungen ist in allen Fällen wahrscheinlich eine Zunahme der intrazellulären cAMP-Konzentration ursächlich beteiligt.

Die durch β-Sympathikomimetika bewirkte *Hyperglykämie* beruht vor allem auf einer Steigerung der Glykogenolyse und Glukoneogenese in der Leber. Die Stimulierung der Glykogenolyse wiederum hat wenigstens 2 Ursachen, nämlich die Aktivierung der Glykogenphosphorylase und die Inaktivierung der Glykogensynthetase. Beide Reaktionen werden durch cAMP vermittelt. Dabei besteht die Wirkung des cAMP auch hier in einer Aktivierung von cAMP-abhängigen Proteinkinasen mit nachfolgender Phosphorylierung von Proteinen, d.h. in diesem Fall der Phosphorylierung der genannten Enzyme. In gleicher Weise cAMP-abhängig ist die Steigerung der Glukoneogenese aus Laktat und Aminosäuren. Die durch β-Sympathikomimetika verursachte Stimulierung der *Glukagonsekretion* aus dem Pankreas trägt ebenfalls zur hyperglykämischen Wirkung dieser Substanzen bei.

In der Muskulatur entsteht als Endprodukt der Glykogenolyse wegen des Fehlens der Glukose-6-phosphatase Laktat. Dies erklärt die durch die β-Sympathikomimetika hervorgerufene Zunahme der *Laktatkonzentration* im Blut. Die durch β-Sympathikomimetika bewirkte *Hyperlipämie* beruht auf einer Steigerung der Lipolyse, die ihrerseits durch eine ebenfalls cAMP-abhängige Lipasephosphorylierung und damit -aktivierung verursacht wird.

α-Sympathikomimetika

α-Sympathikomimetika können vor allem zu einer Hyperglykämie führen, die der durch β-Sympathikomimetika verursachten Steigerung der Glukosekonzentration im Blut qualitativ ähnlich ist, deren Mechanismus jedoch anders zu sein scheint [20, 21,

24, 39, 46]. Die Stimulation von α-Adrenozeptoren führt beispielsweise zu einer Hemmung der Insulinsekretion aus dem Pankreas. Außerdem können auch α-Sympathikomimetika zu einer Steigerung der Glykogenolyse und Glukoneogenese in der Leber führen. Diese Wirkung ist jedoch cAMP-unabhängig. Es wird angenommen, daß sie Folge einer gesteigerten intrazellulären Ca^{2+}-Konzentration ist. Gleichzeitig scheint es zu einem gesteigerten Phosphatidylinositolumsatz zu kommen (Lit. bei [24, 41, 50]). Die genaue Funktion dieser Reaktion bei den genannten α-sympathikomimetischen Stoffwechseleffekten sowie deren Bedeutung bei den einzelnen Spezies sind bisher jedoch ungeklärt.

Schlußbemerkungen zum Wirkungsmechanismus sympathikomimetischer Stoffe

Die vorangehenden Ausführungen haben gezeigt, daß β- und α-Sympathikomimetika nicht selten zu ähnlichen Effekten führen können. Das gilt z. B. für die Steigerung der Kontraktionskraft des Herzens, für die Erschlaffung der glatten Muskulatur und für die Steigerung der Glykogenolyse. Unterschiedlich scheinen jedoch in allen Fällen die zugrunde liegenden Wirkungsmechanismen zu sein, wobei die β-sympathikomimetischen Wirkungen in dieser Hinsicht sehr viel besser untersucht sind. Bemerkenswert ist insbesondere, daß die Wirkung der β-Sympathikomimetika in den meisten Systemen, wenn nicht in allen, mit einer Steigerung des cAMP-Gehalts der Gewebe einhergeht, während dieser Effekt bei den α-Sympathikomimetika in allen Fällen zu fehlen scheint. Wie die α-Sympathikomimetika und wie cAMP auf zellulärer Ebene wirken, ist Gegenstand intensiver Forschung.

Literatur

1. Bassingthwaighte JB, Reuter H (1972) Calcium movements and excitation-contraction coupling in cardiac cells. In: De Mello WC (ed) Electrical phenomena in the heart. Academic press, London New York, pp 353–395
2. Benfey BG (1980) Cardiac α adrenoceptors. Can J Physiol Pharmacol 58:1145–1157
3. Bolton TB (1979) Mechanisms of action of transmitters and other substances on smooth muscle. Physiol Rev 59:606–718
4. Breemen C van, Aaronson P, Loutzenhiser R (1979) Sodium-calcium interaction in mammalian smooth muscle. Pharmacol Rev 30:167–208
5. Breemen C van, Aaronson P, Loutzenhiser R, Meisheri K (1980) Ca^{2+} movements in smooth muscle. Chest [Suppl] 78:157–165
6. Brown HF, McNaughton PA, Noble D, Noble SJ (1975) Adrenergic control of cardiac pacemaker currents. Philos Trans R Soc Lond [Biol] 270:527–537
7. Brown HF, DiFrancesco D, Noble SJ (1979) How does adrenaline accelerate the heart? Nature 280:235–236
8. Brückner R, Hackbarth I, Meinertz T, Schmelzle B, Scholz H (1978) The positive inotropic effect of phenylephrine in the presence of propranolol. Increase in time to peak force and in relaxation time without increase in cAMP. Naunyn Schmiedebergs Arch Pharmacol 303:205–211
8a. Brückner R, Mügge A, Scholz H (1985) Existence and functional role of $alpha_1$-adrenoceptors in the mammalian heart. J Mol Cell Cardiol 17:639–645
9. Bülbring E (1979) Postjunctional adrenergic mechanisms. Br Med Bull 35:285–293
10. Bülbring E, Brading AF, Jones AW, Tomita T (eds) (1981) Smooth muscle: An assessment of current knowledge. Arnold, London

11. Bülbring E, Ohashi H, Tomita T (1981) Adrenergic mechanisms. In: Bülbring E, Brading AF, Jones AW, Tomita T (eds) Smooth muscle: An assessment of current knowledge. Arnold, London, pp 219–248
12. Carmeliet E, Vereecke, J (1969) Adrenalin and the plateau phase of the cardiac action potential. Importance of Ca^{++}, Na^{+} and K^{+} conductance. Pflügers Arch 313:300–315
13. Carmeliet E, Vereecke J (1979 Electrogenesis of the action potential and automaticity. In: Berne RM (ed) The heart. American Physiological Society, Bethesda (Handbook of physiology, sect 2, vol 1, pp 269–334)
14. Casteels R (1980) Electro- and pharmacomechanical coupling in vascular smooth muscle. Chest [Suppl] 78:150–156
15. Casteels R, Godfraind T, Rüegg JC (eds) (1977) Excitation-contraction coupling in smooth muscle. Elsevier/North Holland, Amsterdam New York Oxford
16. Chapman RA (1980) Excitation-contraction coupling in cardiac muscle. Prog Biophys Mol Biol 35:1–52
17. Cranefield PF (1975) The conduction of the cardiac impulse. The slow response and cardiac arrhythmias. Futura, Mt Kisco New York
18. Cranefield PF, Hoffman BF, Wit AL (1971) Block of conduction in partially depolarized cardiac Purkinje fibres induced by an α-adrenergic agent. Nature 234:159–160
19. Drummond GI, Severson DL (1979) Cyclic nucleotides and cardiac function. Circ Res 44:145–153
20. Ellis S (1980) Effects on the metabolism. In: Szekeres L (ed) Adrenergic activators and inhibitors. Springer, Berlin Heidelberg New York (Handbook of experimental pharmacology, vol 54/I, pp 319–349)
21. Exton JH (1979) Mechanisms involved in effects of catecholamines on liver carbohydrate metabolism. Biochem Pharmacol 28:2237–2240
22. Fabiato A., Fabiato F. (1977) Calcium release from the sarcoplasmic reticulum. Circ Res 40: 119–129
23. Fain JN (1973) Biochemical aspects of drug and hormone action on adipose tissue. Pharmacol Rev 25:67–118
24. Fain JN, García-Sáinz JA (1980) Role of phosphatidylinositol turnover in $alpha_1$ and of adenylate cyclase inhibition in $alpha_2$ effects of catecholamines. Life Sci 26:1183–1194
25. Giles W, Shibata E (1981) Autonomic transmitter actions on cardiac pacemaker tissue: A brief review. Fed Proc 40:2618–2624
26. Giotti A, Ledda F, Mannaioni PF (1968) Electrophysiological effects of alpha- and beta-receptor agonists and antagonists on Purkinje fibres of sheep heart. Br J Pharmacol 34:695P–696P
27. Hackbarth I, Schmitz W, Scholz H, Erdmann E, Krawietz W, Philipp G (1980) Stimulatory effect of vanadate on cyclic AMP levels in cat papillary muscle. Biochem Pharmacol 29: 1429–1432
28. Hauswirth O, Noble D, Tsien RW (1968) Adrenaline: Mechanism of action on the pacemaker potential in cardiac Purkinje fibers. Science 162:916–917
29. Hauswirth O, Wehner HD, Ziskoven R (1976) α-Adrenergic receptors and pacemaker current in cardiac Purkinje fibres. Nature 263:155–156
30. Himms-Hagen J (1972) Effects of catecholamines on metabolism. In: Blaschko H, Muscholl E (eds) Catecholamines. Springer, Berlin Heidelberg New York (Handbook of experimental pharmacology, vol 33, pp 363–462)
31. Irisawa H (1978) Comparative physiology of the cardiac pacemaker mechanism. Physiol Rev 58:461–498
32. Katz AM (1977) Physiology of the heart. Raven, New York
33. Katz AM (1979) Role of the contractile proteins and sarcoplasmic reticulum in the response of the heart to catecholamines: An historical review. Adv Cyclic Nucleotide Res 11:303–343
34. Katz AM (1980) Relaxing effects of catecholamines in the heart. Trends Pharmacol Sci 1:434–436
35. Krause EG, Wollenberger A (1977) Cyclic nucleotides and heart. In: Cramer H, Schultz J (eds) Cyclic 3′-, 5′-nucleotides: Mechanisms of action. Wiley, London, pp 229–250
36. Kuriyama H, Ito Y, Suzuki H, Kotamura K (1981) Excitation-contraction coupling mechanism in visceral smooth muscles. (8th Int Congr Pharmacol, Tokyo, Abstacts, p 170)
37. Lüttgau HC, Glitsch HG (1976) Membrane physiology of nerve and muscle fibers. Fortschr Zool 24:1–132
38. Mary-Rabine L, Hordof AJ, Bowman FO, Rosen MR (1978) Alpha and beta adrenergic effects on human atrial specialized conducting fibers. Circulation 57:84–90

39. Mayer SE (1980) Neurohumoral transmission and the autonomic nervous system. In: Gilman AG, Goodman LS, Gilman A (eds) pharmacological basis of therapeutics. Macmillan, London, pp 56–90
40. Mayer SE., Dobson JG, Ingebretsen WR, Becker E, Brown JH, Friedman WF, Ross J (1978) Ionic regulation of signal transfer from adrenergic receptors in cardiac muscle. Adv Cyclic Nucleotide Res 9:305–314
41. Mitchell RH, Kirk CJ (1981) Why is phosphatidylinositol degraded in response to stimulation of certain receptors? Trends Pharmacol Sci 2:86–89
41a. Mügge A (1985) Alpha-Adrenozeptoren am Myokard: Vorkommen und funktionelle Bedeutung. Klin Wochenschr 63:1087–1097
42. Nimmo HG, Cohen P (1977) Hormonal control of protein phosphorylation. Adv Cyclic Nucleotide Res 8:145–266
42. Noble D (1974) Cardiac action potentials and pacemaker activity. In: Linden RJ (ed) Recent advances in physiology, vol 9. Curchill Livingstone, Edingburgh London, pp 1–50
44. Noble D (1979) The initiation of the heartbeat. Clarendon, Oxford
45. Noble D, Tsien RW (1968) The kinetics and rectifier properties of the slow potassium current in cardiac Purkinje fibres. J Physiol (Lond) 195:185–214
46. Osborn D (1978) The alpha adrenergic receptor mediated increase in guinea-pig liver glycogenolysis. Biochem Pharmacol 27: 1315–1320
47. Osnes JB (1978) Cyclic AMP dependent and independent inotropic effects of adrenergic amines. Thesis, University of Oslo
48. Osnes JB, Skomedal T, Øye I. (1980) On the role of cyclic nucleotides in the heart muscle contraction and relaxation. Prog Pharmacol 4:47–62
49. Posner P, Farrar EL, Lambert CR (1976) Inhibitory effects of catecholamines in canine cardiac Purkinje fibers. Am J Physiol 231:1415–1420
50. Putney JW (1981) Recent hypotheses regarding the phosphatidylinositol effect. Life Sci 29:1183–1194
51. Reiter M (1972) Drugs and heart muscle. Annu Rev Pharmacol 12:111–124
52. Reuter H (1973) Divalent cations as charge carriers in excitable membranes. Prog Biophys Mol Biol 26:1–43
53. Reuter H (1974) Localization of beta adrenergic receptors, and effects of noradrenaline and cyclic nucleotides on action potentials, ionic currents and tension in mammalian cardiac muscle. J Physiol (Lond) 242:429–451
54. Reuter H (1974) Exchange of calcium ions in the mammalian myocardium. Mechanisms and physiological significance. Circ Res 34:599–605
55. Reuter H, Scholz H (1977) The regulation of the calcium conductance of cardiac muscle by adrenaline. J Physiol (Lond) 264:49–62
56. Robison GA, Butcher RW, Sutherland EW (1971) Cyclic AMP. Academic Press, New York London
57. Rosen MR, Hordof AJ, Ilvento JP, Danilo P (1977) Effects of adrenergic amines on elektrophysiological properties and automaticity of neonatal and adult canine Purkinje fibers. Evidence for α- and β-adrenergic actions. Circ Res 450:390–400
58. Scheid CR, Honeyman TW, Fay FS (1979) Mechanisms of β-adrenergic relaxation of smooth muscle. Nature 277:32–36
59. Scholz H (1980) Effects of beta- and alpha-adrenoceptor activators and adrenergic transmitter releasing agents on the mechanical activity of the heart. In: Szekeres L (ed) Adrenergic activators and inhibitors. Springer, Berlin Heidelberg New York (Handbook of experimental pharmacology, vol 54/I, pp 651–733)
60. Schüman HJ (1980) Are there α-adrenoceptors in the mammalian heart? Trends Pharmacol Sci 1:195–197
61. Somlyo AV, Somlyo AP (1968) Electromechanical and pharmacomechanical coupling in vascular smooth muscle. J Pharmacol Exp Ther 159:129–145
62. Sulakhe PV, St.Louis PJ (1980) Passive and active calcium fluxes across membranes. Prog Biophys Mol Biol 35:135–195
63. Sutherland EW, Robison GA, Butcher RW (1968) Some aspects of the biolocigal role of adrenosine 3′-, 5′-monophosphate (cyclic AMP). Circulation 37:379–306

64. Szekeres L, Papp JG (1980) Effect of adrenergic activators and inhibitors on the electrical activity of the heart. In: Szekeres L (ed) Adrenergic activators and inhibitors, Springer, Berlin Heidelberg New York (Handbook of experimental pharmacology, vol 54/I, pp 597–650)
65. Triggle DJ, Swamy VC (1980) Pharmacology of agents that affect calcium. Agonists and antagonists. Chest [Suppl] 78:174–179
66. Tsien RW (1973) Adrenaline-like effects of intracellular iontophoresis of cyclic AMP in cardiac Purkinje fibres. Nature 245:120–122
67. Tsien RW (1974) Effects of epinephrine on the pacemaker potassium current of cardiac Purkinje fibers. J Gen Physiol 64:293–319
68. Tsien RW (1974) Mode of action of chronotropic agents in cardiac Purkinje fibers. Does epinephrine act by directly modifying the external surface charge? J Gen Physiol 64:320–342
69. Tsien RW (1977) Cyclic AMP and contractile activity in heart. Adv Cyclic Nucleotide Res 8:363–420
70. Tsien RW, Carpenter DO (1978) Ionic mechanisms of pacemaker activity in cardiac Purkinje fibers. Fed Proc 37:2127–2131
71. Tsien RW, Siegelbaum S (1978) Excitable tissues: The heart. In: Andreoli TW, Hoffman JF, Fanestil DD (eds) Physiology of membrane disorders. Plenum, London New York
72. Vassalle M (1977) Cardiac automaticity and its control. Am J Physiol 233:H625–H634
73. Venter JC, Ross J, Kaplan NO (1975) Lack of detectable change in cyclic AMP during the cardiac inotropic response to isoproterenol immobilized on glass beads. Proc Natl Acad Sci USA 72:824–828
74. Winegrad S (1979) Electromechanical coupling in heart muscle. In: Berne RM (ed) The heart American Physiological Society Bethesda (Handbook of physiology, sect 2, vol 1, pp 393–428)
75. Wollenberger A, Will H (1978) Protein kinase-catalyzed membrane phosphorylation and its possible relationship to the role of calcium in the adrenergic regulation of cardiac contraction. Life Sci 22:1159–1178

Klinische Pharmakologie der Sympathikomimetika*

R. Krebs, T. R. Weihrauch

Grundlagen und Klassifizierung der Substanzen

Bei der üblichen Zuordnung von unterschiedlichen Sympathikomimetika zu den bekannten Typen von Rezeptoren im sympathischen Nervensystem (Tabelle 1) handelt es sich um die Beschreibung präferentieller Reaktionstypen. Die Reaktionen auf diese Substanzen sind im Organismus zum großen Teil komplexer als der Beschreibung der Substanz als α- oder β-Rezeptorenagonist entsprechen würde, weil die meisten Sympathikomimetika mehrere Rezeptorentypen, z.B. auch in Abhängigkeit ihrer Konzentration, erregen können oder den gleichen Rezeptortyp in unterschiedlichen Strukturen des Organismus mit variabler Stärke stimulieren. Das Reaktionsbild

* Das Manuskript wurde im November 1982 abgeschlossen.

Tabelle 1. Präferentielle Rezeptoren und Indikationen für einige Sympathikomimetika

Substanz	Indikation	Rezeptor
Etilephrin	Hypotonie	α, (β_1)
Phenylephrin	Vasokonstriktor, lokal	α
Isoprenalin	Asthma bronchiale, kardiogener Schock, AV-Leitungsstörungen, Herzstillstand	β_1, β_2
Orciprenalin	Asthma bronchiale, kardiogener Schock, AV-Leitungsstörungen, Herzstillstand	β_2, β_1
Salbutamol	Asthma bronchiale	β_2
Terbutalin	Asthma bronchiale	β_2
Fenoterol	Asthma bronchiale, Wehenhemmung	β_2
Noradrenalin	Hypotensionen Schock (neurogener)	α_1, β_1
Adrenalin	Allergischer Schock, Herzstillstand	α, β_1, β_2
Dopamin	Schock, Herzinsuffizienz, akut	α, β_1
Dobutamin	Schock, Herzinsuffizienz, akut	α, β_1, β_2

der Sympathikomimetika wird zusätzlich noch dadurch bestimmt, daß sie über ihre klassischen postsynaptischen Zielrezeptoren hinaus die Freisetzung des sympathischen Transmitters Noradrenalin aus den postganglionären Nerven modulieren können [140]. Durch eine Erhöhung der Noradrenalinfreisetzung kommen z. B. die β-mimetischen Effekte des α-Agonisten Metaraminol zustande [81]. Die gleiche Reaktion ist auch bei der Wirkung von Dopamin beteiligt [92] und wahrscheinlich teilweise verantwortlich für die Variabilität in den auf Dopamin beobachteten Effekten [75, 91].

Darüber hinaus wird das qualitative Erscheinungsbild und die Stärke der Wirkung sympathikomimetischer Substanzen durch die Ausgangslage der Organaktivität sowie durch reflektorisch erfolgende Gegenregulationen bestimmt. Dies ist z. B. der Grund dafür, daß die β_1-mimetische Wirkung von Noradrenalin am Herzen nicht in eine Steigerung des Herzminutenvolumens umgesetzt wird. Dieses kann sogar abfallen, wenn die durch Erhöhung des peripheren Widerstandes über die Barorezeptoren induzierte Frequenzverlangsamung des Herzens die direkten positiv inotropen Wirkungen der Substanz überlagert.

Schließlich sind in neuerer Zeit zunehmend mehr Hinweise dafür gesammelt worden, daß adrenerge Rezeptoren durch physiologische und pathophysiologische Einflüsse Sensitivitätsänderungen zeigen können (Übers. [98]) und die lokale Kontrolle der Gefäßansprechbarkeit auf sympathische Aktivierung durch das Prostaglandinsystem beeinflußt wird [101]. Eine verminderte Reaktion auf Isoprenalin wurde auf Verminderung der β-Rezeptoren in Abhängigkeit vom Alter geschlossen [19, 135]. Wahrscheinlich ist die resultierende Verschiebung in der Ansprechbarkeit von α- und β-Rezeptoren die Ursache für die Verstärkung der Gefäßwirksamkeit von Adrenalin im Alter [63], da an Gesunden die α-mimetische Blutdruckantwort auf Noradrenalin keine Altersabhängigkeit zeigt [88]. Dagegen wird die pressorische Wirkung von Noradrenalin bei Patienten mit Hypertonie vermindert gefunden [88, 99]. Das verminderte Ansprechen insuffizienter Herzen auf Katecholamine konnte inzwischen auf eine Reduktion der β-Rezeptorendichte im Herzen zurückgeführt werden [15]. Dies sind nur einige Beispiele aus der Fülle der Befunde, die inzwischen für physiologische Bedingungen, pharmakologische Interventionen und pathophysiologische Einflüsse auf die Empfindlichkeit oder Anzahl der vorhandenen Rezeptoren bestehen [98]. Modernere Methoden der Untersuchung von Rezeptoren werden hier in den nächsten Jahren weitere Aufklärung bringen und damit die Grundlage für ein besseres Verständnis der Wirkungsweise und Anwendungsbereiche von Sympathikomimetika eröffnen.

Pharmakodynamik

Unterschiede in der Wirkung der einzelnen Sympathikomimetika ergeben sich im wesentlichen durch ihre unterschiedliche Affinität für einzelne Rezeptoren des sympathischen Nervensystems. Die Wirkungen und unerwünschten Wirkungen der jeweiligen Substanz resultieren aus der Rezeptorenverteilung der einzelnen Organe oder Organsysteme (Tabellen 2 und 3).

Tabelle 2. Wirkung adrenerger Aktivierung auf verschiedene Organe. (Mod. nach Mayer [86])

Erfolgsorgan	Rezeptortyp	Effekt adrenerger Aktivierung	
Herz	β_1	Frequenz Schlagvolumen HMV	+++
Gefäße			
Koronargefäße	α, β_2	Konstriktion +	Dilatation ++
Haut und Schleimhäute	α	Konstriktion +++	
Skelettmuskel	α, β_2	Konstriktion ++	Dilatation ++
Gehirn	α	Konstriktion	
Lunge	α, β_2	Konstriktion +	Dilatation ++
Abdomen, Niere	α, β_2	Konstriktion +++	Dilatation +
Venen	α, β_2	Konstriktion ++	Dilatation ++
Bronchialmuskulatur	β_2	Relaxation +	
Gastrointestinaltrakt			
Motilität und Tonus	α_2, β_2	Meist Abnahme +	
Harnblase			
Detrusor	β	Meist Relaxation +	
Trigonum und Sphinkter	α	Kontraktion ++	
Uterus	α, β_2	Gravide: Kontraktion (α); nichtgravide: Relaxation (β)	
Metabolismus			
Leber	α, β_2	Glykogenolyse, Glukoneogenese +++	
Pankreas			
Azini	α	Verminderte Sekretion +	
Inseln (β-Zellen)	α	Verminderte Sekretion +++	
	β_2	Erhöhte Sekretion +	
Fettzellen	α, β_1	Lipolyse +++	

Herz-Kreislauf-System

Noradrenalin stimuliert α- und β_1-Rezeptoren. In niedriger Dosierung können die Effekte der Stimulation von β-Rezeptoren am Herz hinsichtlich eines Anstiegs der Herzfrequenz, des Schlagvolumens und des Herzminutenvolumens [41] beobachtet werden.

Bei geringgradig höherer Dosierung steigen systolischer und diastolischer Blutdruck an. Die Erhöhung des peripheren Widerstandes führt über die Zunahme des

Tabelle 3. Hämodynamische Wirkung verschiedener Sympathikomimetika

Parameter	Adrenalin	Noradrenalin	Isoproterenol	Dopamin	Dobutamin
Herz					
Frequenz	+	–	++	+	(+)
Schlagvolumen	++	++	++	+(–)	+
HMV	+++	0, –	+++	+	+
Arrhythmien	++++	++++	++	++	+
Blutdruck					
Systolisch	+++	+++	0, +	+	+, 0, –
Mittel	+	++	–	+	+, 0, –
Diastolisch	+, 0, –	+++	–	0, +	+, 0, –
Pulmonaldruck	++	++	0	0, +	–
Gefäße, Zirkulation					
Gesamtwiderstand	–	++	––	0	–
Koronardurchblutung	++	++	++	+	+
Gehirndurchblutung	+	0, –	0, +	?	?
Muskeldurchblutung	+++	0, –	+++	++	?
Hautdurchblutung	––	––	0, +	0, +	?
Nierendurchblutung	–	–	–	++	++
Splanchnikus-durchblutung	+++	0, +	+++	+++	?

Barorezeptorentonus reflektorisch zu einem kompensatorischen Anstieg der Vagusaktivität, wodurch die Herzfrequenz vermindert wird. Dadurch ist das Herzminutenvolumen gegenüber der Vorbehandlung entweder unverändert oder sogar vermindert. Die Zunahme des peripheren Gefäßwiderstands reduziert die Blutversorgung von Niere, Leber und Skelettmuskel. Allerdings sinkt erst bei sehr starker Reduktion des renalen Blutflusses die glomeruläre Filtration ab. Der koronare Blutfluß wird in der Regel erhöht, was hauptsächlich auf den Anstieg des Perfusionsdruckes sowie auf eine Steigerung des Sauerstoffverbrauchs des Herzens aufgrund der positiv inotropen Wirkung zurückgeführt wird. Noradrenalin führt aufgrund der starken α-Erregung bereits in sehr niedrigen Konzentrationen zum Anstieg des venösen Gefäßtonus. Dadurch wird der Widerstand weiter erhöht und das zirkulierende Blutvolumen vermindert. Der starke Anstieg der Nachlast führt zur weiteren Belastung des Herzens, weshalb Noradrenalin nicht bei gestörter Herzfunktion verabreicht werden sollte.

Adrenalin stimuliert alle sympathischen Rezeptoren. Am Herzen tritt dadurch ein starker positiv inotroper Effekt auf, der mit einem Anstieg des Schlagvolumens und Herzminutenvolumens verbunden ist. Die Herzfrequenz wird regelmäßig gesteigert, wobei insbesondere eine Verkürzung der Systole prominent ist. Die positiv bathmotrope und dromotrope Wirkung kann zu schweren Arrhythmien Anlaß geben. Die kardialen Wirkungen sind die Ursache für den Anstieg des systolischen Blutdrucks. Der diastolische Blutdruck fällt aufgrund der peripheren β_2-Rezeptorenstimulation ab. Bei Erhöhung der Dosis werden die α-mimetischen Effekte von Adrenalin stärker ausgeprägt, d. h. der präkapillare Widerstand steigt in den meisten Strombahngebieten an. Betroffen sind insbesondere die Durchblutung der Haut und Schleimhäute sowie der Nieren. Noch höhere Konzentrationen von Adrenalin können wie unter Noradrenalin zur reflektorischen Aktivierung des Vagus mit konsekutiver Senkung der Herzfrequenz führen. In therapeutischen Dosierungen ist die Durchblutung der Skelettmuskulatur beim Menschen erhöht. Die Gehirndurchblutung und der zerebrale Sauerstoffverbrauch werden beim Menschen unter kontinuierlicher Adrenalininfusion in einem Dosisbereich zwischen 20 und 70 µg/min ohne Änderung des zerebralen Gefäßwiderstandes erhöht [58]. In gleicher Dosierung steigt die Leberdurchblutung an. Die Nierendurchblutung wird bereits in einem Dosierungsbereich vermindert, in dem der mittlere arterielle Blutdruck praktisch noch nicht beeinflußt ist [43, 125]. Die direkte Stimulation der β-Rezeptoren des juxtaglomerulären Apparates führt zur Erhöhung der Reninsekretion. Der beträchtliche Anstieg des pulmonalen Drucks, der zu Pulmonalödem Anlaß geben kann, ist nur zum Teil auf die direkte α-mimetische Wirkung von Adrenalin zurückzuführen. Wesentlicher dürfte die durch Kontraktion der Venen erfolgende Verschiebung des Blutvolumens aus der systemischen in die pulmonale Zirkulation sein [140]. Die koronare Durchblutung wird normalerweise durch Adrenalin erhöht. Allerdings kann der α-mimetische Effekt bei prädisponierten Patienten mit vasospastischer Angina pectoris zu einer koronaren Vasokonstriktion Anlaß geben.

Isoprenalin weist eine sehr starke Wirkung auf alle β-Rezeptoren auf, hat jedoch praktisch keine Wirkung auf die α-Rezeptoren. Seine Hauptwirkung entfaltet Isoprenalin daher am Herzen, den Bronchien, dem Magen-Darm-Kanal und der Skelettmuskeldurchblutung. Der periphere Gefäßwiderstand wird, insbesondere in der Skelettmuskulatur, den Nieren und den Mesenterialgefäßen, gesenkt, wodurch der diastolische Blutdruck und damit die Nachlast des Herzens abfällt. Der Anstieg des Herzminutenvolumens ist durch die starke positive inotrope und chronotrope Wirkung der Substanz bedingt und wird durch einen gesteigerten venösen Rückfluß zum Herzen unterhalten. Durch die Zunahme des Herzminutenvolumens kann der systolische Blutdruck erhalten bleiben oder sogar leicht steigen. Der mittlere Blutdruck sinkt in der Regel unter Isoprenalin ab. Nach oraler Gabe dissoziieren die Zeitverläufe für den Anstieg der Herzfrequenz und dem Konzentrationsverlauf der Substanz im Blut [26].

Dopamin (Übers. [42, 92]) wirkt nicht nur auf α- [59, 87] und β-Rezeptoren [42], sondern besitzt zusätzlich spezifische Rezeptoren in einer ganzen Reihe von Gefäßgebieten [39, 40, 120, 142]. Bei Applikation niedrigerer Dosierungen (unter 8–10 µg/kg KG/min) steht die Stimulation der spezifischen Dopaminrezeptoren mit der durch sie ausgelösten Vasodilatation und dem Abfall des systemischen Gefäßwiderstandes im Vordergrund. Dagegen ist bei höheren Konzentrationen der durch die α-Rezeptoren vermittelte vasokonstriktorische Effekt prädominant [6, 27, 42, 51, 75, 91]. Im Gegensatz zu Adrenalin, Noradrenalin und Isoprenalin wird daher unter intravenöser Infusion von 4 bzw. 8 µg/kg KG/min neben einer Verbesserung des Herzindex und der Leberdurchblutung eine Zunahme der Nierendurchblutung beobachtet [2, 82, 107]. Der Befund, daß unter Dopamin trotz Anstiegs des Herzminutenvolumens der Füllungsdruck des Herzens nicht einheitlich absinkt, wurde auf das Überwiegen der α-Rezeptorenstimulation im venösen System, in dem offenbar keine Dopaminrezeptoren existieren, zurückgeführt [92]. Zur Sicherstellung der Verminderung der Füllungsdrucke des Herzens unter therapeutischen Bedingungen wurde daher die Kombination von Dopamin mit Nitroprussidnatrium vorgeschlagen [92]. Unter diesen Bedingungen wird bei Patienten mit Herzinsuffizienz das Herzminutenvolumen weiter erhöht, während die Verminderung des systemischen Gefäßwiderstandes durch Dopamin erhalten bleibt [92]. Der Abfall des Herzminutenvolumens bei Beatmung mit positiven endexpiratorischen Drucken kann ebenfalls durch Dopamin verhindert werden [10].

Dobutamin (Übers. [42, 57, 92, 126] wirkt wie Adrenalin auf alle Rezeptoren des sympathischen Nervensystems. Es wirkt jedoch nicht auf die Dopaminrezeptoren und besitzt auch keine eigenen spezifischen Bindungsstellen [92]. Der Effekt auf die α-Rezeptoren ist jedoch im Unterschied zu Dopamin wesentlich schwächer ausgeprägt und kann praktisch nur nach β-Rezeptorenblockade festgestellt werden [126]. Bemerkenswert für die Wirkung von Dobutamin ist, daß die Stimulation der β_1-Rezeptoren am Herzen im Ventrikel stärker als im Reizleitungsgewebe ausgebildet ist [126]. Dadurch ist im Vergleich zu Isoprenalin bei gleicher inotroper Wirksamkeit eine geringere chronotrope Wirkung von Dobutamin festzustellen [130, 131]. Darüber hinaus wurde erst kürzlich bei herzgesunden Probanden festgestellt, daß die anhand der Messung der systolischen Zeitintervalle bestimmte positiv inotrope Wirkung länger anhält als die Wirkung von Dobutamin auf die Herzfrequenz und den Anstieg des systolischen Blutdrucks [5]. Bezogen auf vergleichbare positiv inotrope Effekte wird die Sinusknotenautomatizität durch Dobutamin im Vergleich zu Isoprenalin geringer erhöht, während die atrioventrikuläre und intraventrikuläre Leitungsgeschwindigkeit in gleicher Weise gesteigert werden [75, 130, 131]. Dadurch werden Tachykardien erst im höheren Dosierungsbereich manifest [126] (Tabelle 3). Offenbar ist auch die Wirkung von Dobutamin auf die peripheren β_2-Rezeptoren schwächer ausgeprägt, so daß bei geringerem Abfall des peripheren Widerstandes und schwächerem Anstieg der Herzfrequenz im Vergleich zu Isoprenalin bei vergleichbarem Herzminutenvolumen der Blutdruck normalerweise unverändert bleibt [48, 114, 134]. Die Substanz erzeugt also einen starken positiv inotropen Effekt ohne wesentliche Änderungen der Vor- und Nachbelastung des Herzens. Die fehlende Zunahme der Nachbelastung läßt eine Transformation des positiv inotropen Effektes in äußere Herzarbeit zu. So steigt das Schlagvolumen und das Herzminutenvolumen in praktisch allen Untersuchungen an [1, 6, 54, 71, 72, 77, 78, 79, 118, 128]. Einheitlich wird der pulmonale Kapillardruck unter Dobutamin vermindert gefunden, während er sich unter Dopamin nicht verändert oder eher ansteigt [79]. Widersprechende Befunde liegen zu der Frage vor, ob die Effekte von Dobutamin bei längerer Infusionsdauer erhalten bleiben [79, 132].

Bronchialmuskulatur

Entsprechend der Ausstattung der Bronchialmuskulatur mit β_2-Rezeptoren wird die stärkste Bronchodilatation durch die β-adrenergen Agonisten Isoproterenol (Aludrin) und Orciprenalin (Alupent) und durch die neueren Substanzen mit bevorzugter β_2-Stimulation, wie z. B. Fenoterol (Berotec), Salbutamol (Sultanol), Terbutalin (Bricanyl) und andere, erreicht. Die Wirkung ist besonders ausgeprägt bei erhöhtem Tonus der Bronchialmuskulatur. Die Wirkungsstärke von Isoproterenol und von Orciprenalin ist in etwa vergleichbar. Die kardialen, unerwünschten Effekte sind jedoch bei Orciprenalin um ein Vielfaches geringer. Noch günstiger ist das Verhältnis zwischen (erwünschter) β_2- und (unerwünschter) β_1-Stimulierung bei den bereits erwähnten relativ selektiven β_2-Sympathikomimetika. Die kardialen Nebenwirkungen konnten bei diesen Substanzen wesentlich verringert werden. Daß ihre β_2-„Selektivität" tatsächlich nur relativ ist, ist daran zu erkennen, daß bei Überdosierung mit Dosieraerosolen oder bei Gabe höherer Dosen zur Tokolyse (s. unten) kardiale Nebenwirkungen beobachtet werden können. Ein Vergleich von Terbutalin, das auch oral als effektiv bei Asthma bronchiale nachgewiesen wurde [35, 36, 70], mit Salbutamol ergibt, daß der bronchodilatatorische Effekt des Aerosols von Terbutalin mit 4–5 h [21, 129] länger als derjenige von Salbutamol anhält [16, 23, 37]. Zur Tokolyse ist bisher insbesondere Fenoterol eingesetzt worden [56, 66, 97, 127]; s. auch Beitrag Irmer S. 174). Durch zu häufige Applikation der Substanz ist ein Wirkungsverlust durch Toleranzentwicklung zu beobachten (s. z.B. [132, 140]). Möglicherweise ist dieses Phänomen der Tachyphylaxie auf eine rasch sich entwikkelnde Abnahme der Fähigkeit der Zelle zurückzuführen, cAMP zu synthetisieren. Eine teilweise Kompensation ist jedoch oft durch Erhöhung der Dosis zu erzielen [132]. Neben ihrer bronchodilatatorischen Wirkung besitzen die genannten Substanzen auch noch einen bei Asthma bronchiale erwünschten Einfluß auf die antigeninduzierte Freisetzung von Histamin [3].

Andere glattmuskuläre Organe

Die glatte Muskulatur des gastrointestinalen Traktes, des Uterus und der ableitenden Harnwege wird durch die meisten Sympathikomimetika über die Erregung von β-Rezeptoren relaxiert. Therapeutische Bedeutung hat diese Wirkung bislang jedoch nur in der Geburtshilfe zur Hemmung vorzeitig einsetzender Wehentätigkeit [12, 73, 137] und – ansatzweise – bei spastischen Ösophagusfunktionsstörungen in der Gastroenterologie erlangt [139]. Tokolytika, wie z.B. Fenoterol (Partusisten), setzen den Tonus des Uterus herab und hemmen spontan einsetzende Kontraktionen. Durch Stimulierung von α-Rezeptoren kann Noradrenalin beim graviden Uterus Kontraktionen auslösen (Tabelle 1) und sollte daher in der Schwangerschaft nicht eingesetzt werden.

Metabolismus

Die Wirkungen der Sympathikomimetika auf den Stoffwechsel werden überwiegend durch β-Rezeptoren vermittelt. Adrenalin induziert über die Aktivierung der Adenylzyklase die Glykogenolyse und erhöht damit die Blutglukose und den Serumlaktatspiegel sowie die freien Fettsäuren im Blut durch Induktion der Lipolyse. Der Grundumsatz wird gesteigert. Am Herzen steigt der Sauerstoffverbrauch entsprechend der Zunahme der Herzleistung an [65]. Beweise für den oft postulierten Luxuskonsum an Energie liegen nicht vor [65]. Die Insulinsekretion wird sowohl durch direkte Stimulation der β-Rezeptoren des Inselzellapparates als auch durch den Anstieg der Blutglukose erhöht. Bei den übrigen Sympathikomimetika sind bei üblicher Dosierung die Einflüsse auf den Stoffwechsel gering.

Unerwünschte Wirkungen

Symptome relativer oder absoluter Überdosierung sind in Abhängigkeit von der verwendeten Substanz Unruhe, Angstgefühl, pektanginöse Beschwerden, Tremor, Blässe, Schwitzen, Palpitationen, Nausea, Kopfschmerzen und andere. Besonders bei zu rascher intravenöser Anwendung hoher Dosen können Arrhythmien sowie intrazerebrale Blutungen als Folge extremer Blutdrucksteigerungen auftreten. Patienten mit Hyperthyreose und Hypertonie weisen eine erhöhte Empfindlichkeit des Herzens gegenüber Katecholaminen auf. Eine vorsichtige Dosierung unter Beachtung systemischer Nebenwirkungen ist daher bei diesen Patienten erforderlich. Eine arrhythmische Wirkung ist offenbar bei Dopamin und Dobutamin geringer [42, 92, 126]. Bei der Verwendung von Noradrenalin muß im Hinblick auf mögliche lokale Nekrosen durch Extravasate zusätzlich auf eine strikt intravenöse Gabe geachtet werden, sowie wegen der Konstriktion der Nierengefäße auf die Nierenfunktion. Durch seine α-Aktivität kann Noradrenalin bei Schwangeren Uteruskontraktionen auslösen und sollte daher, wie bereits erwähnt, bei diesen Patientinnen nicht eingesetzt werden. β-stimulierende Sympathikomimetika können durch Herabsetzung des Harnblasentonus (Tabelle 2) besonders bei Prostataadenomen die Entleerung erschweren und die Restharnmenge erhöhen.

Im Unterschied zu anderen Sympathikomimetika weist Dopamin einige charakteristische Nebenwirkungen auf. Ohne Beziehung zum neurologischen Status, insbesondere ohne Schädigung des Gehirns, wird unter einer Dopamininfusion von 30 μg/kg KG/min eine Pupillendilatation mit Lichtunempfindlichkeit gesehen [104]. Bereits in Dosen von 0,5–10μg/kg KG/min wird die Spontanatmung des gesunden Menschen durch die Wirkung von Dopamin auf den arteriellen Chemorezeptorreflex beeinträchtigt [141].

Pharmakokinetik

Noradrenalin: Die Substanz ist, oral gegeben, nicht wirksam und wird auch bei subkutaner Injektion nur schlecht absorbiert. Sie muß deshalb intravenös zugeführt werden. Die Verteilung von intravenös zugeführtem Noradrenalin folgt weitgehend der Verteilung des Blutes [50, 61]. Bei Infusion von Noradrenalin wird das Äquilibrium im Organismus sehr rasch, nach etwa 5–10 min, erreicht [25, 44, 124]. Dies korrespondiert mit einer außerordentlich kurzen Halbwertszeit, die beim Menschen um 2 min beträgt [124]. Der Abfall der Blutkonzentration von Noradrenalin erfolgt monoexponentiell und ist unabhängig von der Infusionsdauer [33]. Die Plasmaclearance liegt um 5 l/min [8, 44, 33, 34], wobei die in der Literatur angegebenen Werte weit schwanken und sowohl höhere [25] als auch tiefere Werte [38, 124] berichtet worden sind. Die weite Variationsbreite der Noradrenalinclearance [33, 34] wird durch methodische Gründe [38] oder durch die Empfindlichkeit und Spezifität der gewählten Noradrenalinbestimmung [25] erklärt. Sie kann jedoch auch dadurch bedingt sein, daß eine negative Korrelation zwischen der Ausgangshöhe des Noradrenalinplasmaspiegels und der Clearance des Katecholamins feststellbar ist [8]. Eine Beeinflussung durch Unterschiede in der gewählten Infusionsgeschwindigkeit scheidet aus [8]. Jedoch beeinflussen auch pathophysiologische Gründe, wie z. B. bei einer orthostatischen Hypotension, die Höhe der Noradrenalinclearance [8, 31]. Das stärkere Ansprechen auf Noradrenalin, das bei Patienten mit Diabetes mellitus sowohl bei normalem [7, 24] als auch erhöhtem Blutdruck [7, 138] besteht, ist nicht auf eine veränderte Kinetik von Noradrenalin zurückzuführen [7]. Der metabolische Abbau exogen zugeführten Noradrenalins erfolgt offenbar in der gleichen Weise wie derjenige des endogenen Transmitters [60]. Das bedeutet, daß die Aufnahme exogen zugeführten Noradrenalins in neuronale oder extraneuronale Strukturen für die Plasmaclearance bedeutungsvoller ist als dessen enzymatischer Abbau [60]. Dies steht in Einklang mit dem Befund, daß eine Hemmung der beiden hauptsächlichen abbauenden Enzyme, der Katecholamin-O-methyltransferase und der Monoaminoxidase, die kardiovaskulären Wirkungen auf intravenös appliziertes Noradrenalin nicht erhöht.

Adrenalin: Ebenso wie Noradrenalin wird auch Adrenalin nach peroraler Zufuhr nicht wirksam, weil es in der gastrointestinalen Mukosa und der Leber rasch konjugiert und oxidiert wird [140]. Bei gleicher Konzentration der Lösung ist die Absorption nach subkutaner im Vergleich zur intramuskulären Applikation schlechter [140]. Die Verteilung der Substanz folgt weitgehend der Blutverteilung [60]. Adrenalin wird überwiegend an Globuline im Blut gebunden, nur etwa 30% liegen an Serumalbumine gebunden vor [55]. Die Metabolisierung der Substanz findet hauptsächlich, wenn auch nicht ausschließlich, in der Leber statt [140]. Dabei werden im Menschen etwa ⅔ des exogen zugeführten Adrenalins zu Metanephrin konvertiert. Ähnlich wie bei Noradrenalin wurde eine weite Variation in der Plasmaclearance auch für Adrenalin festgestellt [33]. Nach einer 10-h-Infusion an 5 normotensive Probanden betrug die Plasmaclearance von Adrenalin im Mittel 58 ± 13,8 ml/kg KG/min, wobei individuelle Abweichungen zwischen 30 und 100 ml/kg KG/min bestanden [33]. Ein erkennbarer Einfluß der Hämodynamik auf die Plasmaclearance war dabei nicht feststellbar [33]. In der gleichen Untersuchung variierte die Halbwertszeit für die β-Phase zwischen 1,45 und 2,9 min, lag aber mit einem mittleren Wert um 2 min in dem ebenfalls für Noradrenalin bestimmten Bereich [33].

Dopamin: Die Substanz ist pharmakokinetisch am Menschen bisher nur wenig untersucht worden. Dopamin ist ein gutes Substrat für die beiden hauptsächlich abbauenden Enzyme der Katecholamine [119]. Durch die Monoaminoxidase wird Dopamin zu 3,4-Dihydroxyphenylessigsäure und durch die Katecholamin-O-methyltransferase zu 3-Methoxytyramin umgewandelt [11, 119]. Daneben wird ein geringerer Teil von Dopamin in die sympatischen Nerven aufgenommen und zu Noradrenalin umgewandelt. Die Metaboliten von Dopamin werden rasch im Urin ausgeschieden, so daß etwa 80% der radioaktiv markierten Dosis innerhalb von 24 h im Urin nachgewiesen werden können [11]. Aus diesem pharmakokinetischen Verhalten resultiert eine mit etwa 2 min außerordentlich kurze Halbwertszeit. Das Wirksamwerden der Substanz nach peroraler Applikation wird dadurch verhindert, weshalb sie in Form einer intravenösen Infusion zugeführt werden muß.

Dobutamin: Dobutamin hat ebenfalls eine sehr kurze Halbwertszeit, wird, oral zugeführt, nicht wirksam und muß in Form einer kontinuierlichen intravenösen Infusion gegeben werden. Die Substanz wird sehr rasch in der Leber zu inaktiven Glukuronsäurekonjugaten und zu 3-O-Methyldobutamin metabolisiert [140]. Zur Pharmakokinetik der Substanz, insbesondere der Verteilung, Plasmaproteinbindung und Elimination, liegen bisher nur ungenügende Berichte am Menschen vor.

Etilephrin: Der α-Rezeptorenstimulator Etilephrin ist am Menschen von Hengstmann et al. [47] untersucht worden. Oral wird die Substanz schnell und offenbar vollständig resorbiert. Das Maximum der Serumkonzentration wird nach etwa 30 min beobachtet. Nach Gabe von 7 mg per os wurde ein Serumspiegel zwischen 5 und 20 ng/ml, nach einer intravenösen Dosis von 0,75 mg zwischen 0,4 und 25 ng/ml beobachtet. Die Eiweißbindung beträgt 23%, wovon 8,5% in einer Bindung an Serumalbumine nachgewiesen wurden. Offenbar spielt, vergleichbar dem Adrenalin, die Bindung der Substanz an Globuline eine größere Rolle.

Die Fläche unter der Plasmaspiegelkurve beträgt nach oraler Applikation im Vergleich zur intravenösen Gabe nur 50%. Daraus wurde auf einen First-pass-Metabolismus geschlossen. Dies wird erhärtet durch den Befund, daß Etilephrin nach oraler Applikation zu 73% im Urin in Form von Konjugaten ausgeschieden wird. Es erscheinen nur 7% in Form der freien Substanz. Im Gegensatz dazu werden nach intravenöser Applikation 28% der Substanz unverändert im Urin ausgeschieden und der Anteil der Konjugate mit 44% deutlich niedriger gefunden. Nach beiden Applikationsarten können jedoch etwa 80% der gegebenen Dosis innerhalb von 24 h im Urin nachgewiesen werden. Nach 2 h finden sich von der intravenös verabreichten Dosis bereits 41% und damit deutlich mehr als nach oraler Applikation (ca. 30%) im Urin. Der Abfall des Blutspiegels verläuft biexponentiell. Offenbar wegen des relativ starken First-pass-Metabolismus ist die Halbwertszeit der γ-Phase nach oraler Applikation mit ca. 150 min etwa nur halb so lang wie nach intravenöser Zufuhr (ca. 300 min).

Phenylephrin: Untersuchungen mit Phenylephrin sind von einigen Gruppen durchgeführt worden [14, 17, 22]. Das Maximum der Serumkonzentration findet sich nach oraler Zufuhr an Probanden nach etwa 1 h. Die erreichten Spiegel an Phenylephrinbase nach 9 mg des Hydrochlorids der Substanz wurden mit 207 ng/ml gemessen. Die Substanz selbst kann im Urin nicht nachgewiesen werden. Dort finden sich nur Konjugate in Form von Sulfaten. Die Ausscheidung, die etwa 45% in 24 h beträgt, kann durch Azidifizierung des Urins auf ph-Werte unter 5,6 bis auf 80% in 24 h gesteigert werden.

Isoprenalin: Die Resorption von Isoprenalin ist nach parenteraler Applikation oder Zufuhr als Aerosol rasch, die sublinguale oder orale Zufuhr ist dagegen weniger verläßlich [140]. Trotz guter Resorption [30] ist die Bioverfügbarkeit nach oraler Gabe gering, weil Isoprenalin in der Leber sehr schnell mit Sulfat konjugiert wird [26, 95, 96], dagegen spielt die Aufnahme in den sympathischen Nerven praktisch keine und die Metabolisierung zu 3-O-Methylisoprenalin durch die Katecholamin-O-methyltransferase eine nur geringe Rolle [26, 95, 96, 140]. Die Metabolisierung zu 3-O-Methylisoprenalin ist jedoch stark abhängig vom Applikationsweg [13, 26, 30, 105]. Sie ist mit etwa 30% nach intravenöser Gabe am höchsten und nimmt über die orale Gabe (ca. 10%) zur Inhalation auf ca. 5% ab. In gleicher Reihenfolge der Applikationsarten fällt der Anteil des unveränderten Isoprenalins im 24-h-Urin ab. Der hohe Anteil an unverändertem Isoprenalin nach intravenöser Applikation der Substanz wird als Ursache dafür angesehen, daß die Herzfrequenz nach intravenöser Zufuhr von Isoprenalin etwa tausendfach stärker gesteigert wird als nach oraler Zufuhr der Substanz [30]. Umgekehrt zum unveränderten Isoprenalin verhält sich im 24-h-Urin der in Form von Isoprenalinkonjugaten gefundene Anteil der Dosis. Während diese nach intravenöser Zufuhr der Substanz praktisch nicht nachweisbar sind, wird nach oraler Applikation bereits etwa 65% und nach Inhalation zwischen 81 und 95% des verabreichten Isoprenalins in konjugierter Form nachgewiesen. Insgesamt werden in einem Zeitraum zwischen 30 und 48 h im Urin 60–100% des verabreichten Isoprenalins wiedergefunden. Es ist unklar, ob die in den Fäzes bestimmten 12–27% der verabreichten Isoprenalindosis auf mangelnde Resorption oder auf Ausscheidung des konjugierten Isoprenalins über die Galle zurückzuführen sind. Die Halbwertszeit von Isoprenalin ist bisher nur bei einem Probanden, der eine Dosis von 0,063 µg/kg KG innerhalb von 1 min intravenös verabfolgt bekam, gemessen worden [26]. Dabei wurde ein biexponentieller Abfall der Isoprenalinkonzentration mit Halbwertszeiten der α-Phase von 5 min und der β-Phase von 2,5 h festgestellt.

Orciprenalin: Die Pharmakokinetik von Orciprenalin wurde von Dengler u. Hengstmann [29] mit Hilfe von radioaktiv markiertem Material untersucht. Aus dem Vergleich der im Urin über 72 h nachweisbaren Menge an Radioaktivität, die nach oraler Applikation mit 36% wesentlich tiefer als nach intravenöser Zufuhr (ca. 80%) liegt, wurde auf eine inkomplette intestinale Resorption von 40–50% geschlossen. Davon waren nur etwa 10% als unverändertes Orciprenalin bioverfügbar. Obwohl Hinweise aus Untersuchungen von Patienten mit portokavalem Shunt auf eine Veränderung von Orciprenalin bereits im Intestinaltrakt [46] bestehen und daher Hinweise auf einen First-pass-Metabolismus existieren, muß diese niedrige Bioverfügbarkeit zunächst skeptisch beurteilt werden. Aus tierexperimentellen Untersuchungen ist nämlich bekannt, daß unverändertes Orciprenalin eine längere Verweildauer in Herz, Lunge, Niere und Skelettmuskel aufweist [29]. In den genannten Organen lagen von der gesamten Radioaktivität 50–80% als unverändertes Orciprenalin vor. Im Vergleich zu den im Plasma gleichzeitig bestimmten 20% unveränderten Orciprenalins deutet dies auf eine Anreicherung der Muttersubstanz in der Nähe des Wirkungsortes hin. Es kann nicht ausgeschlossen werden, daß die aus den Organkompartimenten verzögert freigesetzte unveränderte Substanz erst nach Ausübung ihrer Wirkung metabolisiert wird und damit die tiefen Werte des Anteils an renal ausgeschiedenem, unverändertem Orciprenalin nach Einnahme per os (1,2%) und i.v. (12%) erklärt werden können. Orciprenalin ist wie Isoprenalin kein Substrat für die katecholaminabbauenden Enzyme. Die metabolische Umwandlung besteht hauptsächlich in der Konjugation mit Glukuronsäure [29]. Das Maximum der Wirkung wird nach oraler Applikation der Substanz nach 2–4 h beobachtet [29]. Der Abfall der Serumkonzentration wurde an einem Patienten nach einer 13-h-Dauerinfusion als biexponentiell mit einer Halbwertszeit für die β-Phase von ca. 6 h bestimmt. Das Verteilungsvolumen von Orciprenalin ist im Vergleich zu Adrenalin und Noradrenalin um einen Faktor 5–7 größer. Von der totalen Plasmaclearance von 1400 ml/min beträgt der Anteil der renalen Clearance etwa 10%. Überwiegend erfolgt jedoch die Ausscheidung von Orciprenalin renal, wobei 90% als Metaboliten und nur 10% in Form der unveränderten Substanz nachweisbar sind. Der therapeutische Plasmaspiegel dürfte in einem Bereich zwischen 0,5 und 5 ng/ml liegen. Das Maximum des Blutspiegels 2–4 h nach oraler Applikation sowie die pharmakodynamische Wirkung auf den Bronchialwiderstand, deren Maximum nach 2–6 h bestimmt wurde [4], liegen recht dicht beieinander und lassen eine gute Korrelation zwischen Pharmakokinetik und pharmakodynamischem Effekt vermuten.

Salbutamol: Aus der Ausscheidung der Substanz im 24-h-Urin, die nach Gabe per os oder als Aerosol 70–90% beträgt, darf geschlossen werden, daß Salbutamol eine gute Resorption aufweist. Auch im Verlauf einer Bronchoskopie topisch auf die Bronchien aufgebrachtes Salbutamol wird zu 90% innerhalb von 24 h im Urin wiedergefunden [123]. Jedoch unterscheiden sich die entstehenden Blutspiegel in Abhängigkeit von der Applikationsart erheblich. Nach 10 mg Salbutamol per os an Probanden wird eine Plasmakonzentration der Substanz zwischen 70 und 120 ng/ml erreicht [84, 136]. Als Aerosol verabreichtes Salbutamol (40–100 μg) führt nach 3–5 h zu einem Plasmaspiegel zwischen 0,6 und 1,4 ng/ml [136]. In der Untersuchung von Martin et al. [84] war nur bei 2 der untersuchten Patienten die Substanz im Blut nachweisbar (3,8–6,7 ng/ml), während bei den anderen Probanden keine meßbare Konzentration erreicht wurde. Topische Applikationen auf das Bronchialepithel ließen nach 10 min eine Serumkonzentration zwischen 5,7 und 11,4 ng/ml feststellen [123]. Salbutamol ist wie Orciprenalin kein Substrat für die katecholaminabbauenden Enzyme. Die entstehenden Metaboliten sind überwiegend Sulfatester sowie ein kleiner, bisher nicht identifizierter Metabolit [74]. Der Anteil der unveränderten Substanz, der bei Gabe per os mit 25–40% bestimmt wurde [136], scheint nach topischer Applikation (60%) [123] höher zu sein. Die Halbwertszeit der totalen Radioaktivität wurde mit 1,5–2 h [84] bzw. 2,7–5 h [136] ermittelt. Diese Halbwertszeiten sind offenbar für die unveränderte Substanz sowie deren Metaboliten im gleichen Bereich [136]. Die Elimination von Salbutamol erfolgt hauptsächlich renal, nur 5–10% [136] werden in den Fäzes gefunden.

Terbutalin: Terbutalin stellt chemisch kein Katecholamin dar und ist deshalb auch nicht ein Substrat für die Katecholamin-O-methyltransferase [106]. Seine Wirksamkeit oral ist nachgewiesen [35, 36, 70]. Der Effekt hält klinisch 4–5 h an [21, 129] und ist daher länger als derjenige von Salbutamol [16, 23, 37]. Das Maximum der Plasmakonzentration ist nach etwa 4 h erreicht [28]. Nach oraler Gabe von 5–10 mg wird eine Plasmakonzentration an freiem Terbutalin von 29–37 μg/ml erreicht [28]. Die Substanz wird auch vom Respirationstrakt resorbiert [116]. Die intravenöse Gabe von 100 μg Terbutalin führt zu einer Plasmakonzentration von 3–8 ng/ml [28]. Der bei einem Probanden gemessene Konzentrationsverlauf im Plasma ergab eine biexponentielle Eliminationskurve, deren Halbwertszeit für die β-Phase etwa 3 h betrug [28]. Das Entstehen von Metaboliten ist abhängig von der Applikationsart: Während nach intravenöser Injektion etwa 60% unverändertes Terbutalin nachgewiesen werden kann, sind dies nach Gabe per os nur 5–10% [28]. Bei den Metaboliten handelt es sich überwiegend um Konjugate mit Sulfat [28, 102]. Daneben scheint in sehr kleiner Menge ein bisher nicht identifizierter Metabolit gebildet zu werden [28]. Für eine sehr gute Resorption von Terbutalin spricht, daß die Substanz praktisch komplett im Urin und den Fäzes nachgewiesen werden kann. Es ergibt sich jedoch deutlich ein Unterschied in der Elimination der Substanz beim Vergleich der oralen und der intravenösen Applikation. Bei oraler Applikation von 5–10 mg werden nach 70–185 h nur 23% im Urin, dagegen 47% in den Fäzes gefunden [28]. Nach intravenöser Gabe von 0,1 mg findet sich dagegen in einem Zeitraum von 91–120 h etwa 83% der gegebenen Dosis im Urin. Die Ausscheidung über die Fäzes hat nach intravenöser Gabe der Substanz keine Bedeutung [28]. Auch nach oraler Gabe wird in den Fäzes praktisch ausschließlich freies, unverändertes Terbutalin nachgewiesen [28].

Fenoterol: Die Resorption und Bioverfügbarkeit von Fenoterol sind quantitativ bisher nicht untersucht. Die Substanz wird jedoch oral gut resorbiert und führt nach Zufuhr von 90 μg/kg KG zu einem Plasmaspiegel, der bei 5–50 ng/ml liegt [115]. Die Gabe von 200 μg der Substanz in Form eines Aerosols lassen Plasmaspiegel von 0,2–0,7 ng/ml in einem Zeitraum von 1–12 h nach der Applikation entstehen [121]. Im Vergleich dazu wird nach intravenöser Zufuhr von 0,9 μg/kg KG ein Serumspiegel von 0,5–1,5 ng/ml Fenoterol erreicht [115]. Bei Zufuhr der Substanz als Aerosol ist eine Dissoziation zwischen der pharmakodynamischen Wirkung und dem Plasmakonzentrationsverlauf festzustellen. Der Bronchialwiderstand sinkt bereits 10 min nach Applikation der Substanz deutlich feststellbar ab und ist nach 1 h demgegenüber wieder signifikant abgeschwächt [103]. Im Gegensatz dazu steigt nach Inhalation der Substanz der Plasmaspiegel erst nach etwa 1 h auf meßbare Werte und erreicht sein Maximum etwa nach 3 h [121]. Seybert u. Rahn [121] zogen daraus den logischen Schluß, daß die Substanz offenbar aus dem Bronchialbaum nur schlecht resorbiert wird und die feststellbaren Plasmakonzentrationen vom Abschlucken und der anschließenden oralen Resorption der Substanz bei Gabe des Aerosols zu erklären sind. Der Abfall der Substanzkonzentration im Blut ist nach oraler Gabe mit 7 h [115] und Zufuhr der Substanz als Aerosol mit 6 h [121] praktisch identisch. Fenoterol wird unabhängig vom Weg der Applikation einer extensiven Metabolisierung unterworfen. Nach oraler Zufuhr sowie Gabe als Aerosol wird die Substanz praktisch zu 99% als Säurekonjugate im Urin ausgeschieden [115, 121]. Nach intravenöser Zufuhr treten Konjugationsprodukte von Fenoterol in der ersten Stunde zu 63%, in der zweiten Stunde nach Gabe jedoch bereits zu 94% im Urin auf [115]: Die Exkretion von Fenoterol ist abhängig von der Art der Applikation: Die Ausscheidung über die Niere wird vom Aerosol mit 20% über die orale Applikation (35%) zur intravenösen Applikation (60%) erhöht. Umgekehrt wird die geringste Ausscheidung über die Fäzes nach intravenöser Applikation von Fenoterol beobachtet (15%) und findet sich über die orale Gabe (40%) zur höchsten Ausscheidung über diesen Eliminationsweg bei Aerosol mit 63% [115, 121].

Da Fenoterol zunehmend auch zur Hemmung der Wehentätigkeit eingesetzt wird, kommt der diaplazentaren Verschiebung der Substanz eine besondere Bedeutung zu. Im Tierexperiment ließ sich der diaplazentare Übergang von Fenoterol deutlich nachweisen, wobei allerdings die im Fetus erreichten Konzentrationen immer wesentlich geringer waren als diejenigen im Muttertier [62, 64, 90]. Höhere Konzentrationen als im Blut des Muttertieres wurden in den Brustdrüsen und der Milch bei Kaninchen gemessen [89]. Pharmakodynamische Messungen am Menschen nach intravenöser Infusion bestätigen den geringen diaplazentaren Übergang von Fenoterol auf den Fetus. Die Herzfrequenz, die bei der Mutter beträchtlich (25–35%) zunahm, wurde beim Fetus nicht [66] oder nur unbedeutsam [52] verändert (s. auch Beitrag Irmer, S. 174).

Literatur

1. Akhtar N, Mikulic E, Cohn JN (1975) Hemodynamic effect of dobutamine in patients with severe heart failure. Am J Cardiol 36:202–205
2. Angehrn W, Schmid E, Althaus F, Niedermann K, Rothlin M (1977) Leberdurchblutung unter Dopamin. Schweiz Med Wochenschr 107:1593–1594
3. Assem ESK, Schild HO (1969) Inhibition by sympathomimetic amines of histamine release induced by antigen in the passively sensitized human lung. Nature 224:1028–1029
4. Baving G, Ulmer WT (1970) Die Dosis-Wirkungs-Relation von peroral verabreichtem Orciprenalin bei obstruktiven Atemwegserkrankungen. Arzneimittelforsch 20:1083–1088
5. Benedikter L, Mey T (1981) Onset and magnitude of cardiovascular response to dobutamine and AR-L 115 B5, a new positive inotropic agent with additional vasodilating activity, in normal subjects. Arzneimittelforsch 31:239–242
6. Beregovich J, Bianchi C, d'Angelo R (1975) Hemodynamic effects of a new inotropic agent (dobutamine) in chronic cardiac failure. Br Heart J 37:629–634
7. Beretta-Piccoli C, Weidmann P (1981) Exaggerated pressor responsiveness to norepinephrine in non-azotemic diabetes mellitus. Am J Med 71:829–835
8. Beretta-Piccoli C, Weidmann P (1982) Total plasma clearance of infused norepinephrine in non-azotemic diabetes mellitus. Klin Wochenschr 60:555–560
9. Bergmann J, Persson H, Wetterlin K (1969) Two new groups of selective stimulants of adrenergic beta-receptors. Experientia 25:899–901
10. Berk JL, Hagen JF, Tong RK, Maly G (1977) The use of dopamine to correct the reduced cardiac output resulting from positive end-expiratory pressure. Crit Care Med 5:269–271
11. Bianchine JR (1980) Drugs for Parkinson's disease; contrally acting muscle relaxants. In: Gillman AG, Groodman LS Gillman A (eds) The pharmacological basis of therapeutics, 6th edn. McMilliam, New York Toronto London, pp 475–493
12. Bieniarz J, Motew M, Scommegna A (1972) Uterine and cardiovascular effects of ritodrine in premature labor. Obstet Gynecol 40:65–73
13. Blackwell EW, Conolly ME, Davies DS, Dollery CT (1970) The fate of isoprenaline administered by pressurized aerosols. Br J Pharmacol 39:194P–195P
14. Bogner RL, Walsh JM (1964) Sustained-release principle in human subjects utilizing radioactive techniques. J Pharmacol Sci 53:617–620
15. Bristow MR, Ginsburg R, Minobe W et al. (1982) Decreased catecholamine sensitivity and β-adrenergic-receptor sensity in failing human hearts. N Engl J Med 307:205–211
16. Brogden RN, Speight TM, Avery GS (1974) Terbutaline aerosol (Bricanyl): An independent report. Med Prog Technol 1:19–21
17. Bruce RB, Pitts JE (1968) The determination and excretion of phenylephrine in urine. Biochem Pharmacol 17:335–337
18. Brühl W, Adlung J, Marquardt R, Grazikowske H (1978) Stoffwechselwirkungen von Dopamin und Orciprenalin – Vergleichende Untersuchungen beim Menschen. Z Kardiol 67:265–267
19. Brummelen P van, Buehler FR, Kiowski W, Amann FW (1981) Agerelated decrease in cardiac and peripheral vascular responsiveness to isoprenaline: Studies in normal subjects. Clin Sci 60:571–577
20. Caldara R, Ferrari C, Romussi M, Bierti L, Gandini S, Curtarelli G (1978) Effect of dopamine infusion on gastric and pancreatic secretion and on gastrin release in man. Gut 19:724–728
21. Capecchi V, Cavalli F, Falcoone F, Fasano E (1978) Comparison of terbutaline and salbutanol aerosol in patients with bronchial asthma. Int J Clin Pharmacol Biopharm 16:310–312

22. Cavalitto CJ, Chafetz L, Miller LD (1963) Some studies of a sustained release principle. J Pharmacol Sci 52:259–263
23. Choo-Kang YFJ, McDonald HC, Harne NW (1973) A comparison of salbutamol and terbutaline aerosols in bronchial asthma. Practitioner 211:801–804
24. Christlieb AR, Janka HU, Kraus B et al. (1976) Vascular reactivity to angiotensin II and to norepinephrine in diabetic subjects. Diabetes 25:268–274
25. Cohen G, Holland B, Sha J, Goldenberg M (1959) Plasma concentration of epinephrine and norepinephrine during intravenous infusion in man. J Clin Invest 38:1935–1941
26. Conolly ME, Davies DS, Dollery CT, Morgan CD, Paterson JW, Sandler M (1972) Metabolism of isoprenaline in dog and man. Br J Pharmacol 46:458–472
27. Costello DL, Mueller HS, Ayres SM (1974) Dopamine in the treatment of low cardiac output state. Comparison with isoproterenol and l-norepinephrine. Clin Res 22:678A
28. Davies DS, George CF, Blackwell E, Conolly ME, Dollery CT (1974) Metabolism of terbutaline in man and dog. Br J Clin Pharmacol 1:129–136
29. Dengler HJ, Hengstmann JH (1976) Metabolism and pharmacokinetics of orciprenaline in various animal species and man. Arch Int Pharmacodyn Ther 223:71–87
30. Dollery CT, Davies DS, Conolly ME (1971) Differences in the metabilism of drugs depending upon their route of administration. Arch Int Pharmacodyn Ther Suppl. 192:214–219
31. Esler M (1980) Norepinephrine kinetics in patients with idiopathic autonomic insufficiency. Circ Res 46:47–48
32. Ferrari C, Rampini P, Malinverni A et al. (1981) Inhibition of lutenizing hormone release by dopamine infusion in healthy women and in various pathophysiological conditions. Acta Endocrinol (Copenh) 97:436–440
33. Fitzgerald GA, Hossmann V, Davies DS, Dollery CT (1979) Norepinephrine kinetics in man. Clin Res 27:220A
34. Fitzgerald GA, Hossmann V, Hamilton CA, Reid JL, Davies DS, Dollery CT (1979) Interindividual variation in kinetics of infused epinephrine. Clin Pharmacol Ther 26:669–675
35. Formgren H (1970) A clinical comparison of the effects of oral terbutaline and orciprenaline. Scand J Respir Dis 51:195–202
36. Freedman BJ (1971) Trial of a new bronchodilator, terbutaline, in asthma. Br Med J I:633–636
37. Freedman BJ (1972) Trial of terbutaline aerosol in the treatment of asthma and comparison of its effects with those of a salbutamol aerosol. Br J Dis Chest 66:222–229
38. Ghione S, Palombo C, Pellegrini M, Fommei E, Pilo A, Donate L (1978) The kinetics of plasma noradrenaline in normal and hypertensive subjects. Clin Sci 55:89s–92s
39. Goldberg LJ (1972) Cardiovascular and renal actions of dopamine: Potential clinical applications. Pharmacol Rev 24:1–29
40. Goldberg LJ (1975) The dopamine vascular receptor: New areas for biochemical pharmacologists. Biochem Pharmacol 24:651–664
41. Goldberg LJ, Bloodwell RD, Braunwald E, Morrow AG (1960) The direct effects of norepinephrine, epinephrine, and methoxamine on myocardial contractile force in man. Circulation 22:1125–1132
42. Goldberg LJ, Hsieh YY, Resnekov L (1977) Newer catecholamines for treatment of heart failure and shock: An update on dopamine and a first look at dobutamine. Prog Cardiovasc Dis 19:327–340
43. Gombos EA, Hulet WH, Bopp P, Goldring W, Baldwin DS, Chasis H (1962) Reactivity of renal and systhemic circulation to vasoconstrictor agents in normotensive and hypertensive subjects. J Clin Invest 41:203–217
44. Grimm M, Weidmann P, Keusch H, Meier A, Glück Z (1980) Norepinephrine clearance and pressor effect in normal and hypertensive man. Klin Wochenschr 58:1175–1181
45. Grout JR (1961) Effect of inhibiting both catechol-o-methyl transferase and monoamine oxidase on cardiovascular response to norepinephrine. Proc Soc Exp Biol 108:482–484
46. Hengstmann JH, Dengler HJ (1975) Pharmacokinetic properties and metabolism of phenolic sympathomimetic amines in man (Abstract of the 4th International Congress of Pharmacology, Helsinki 1975, p 451)
47. Hengstmann JH, Weyand U, Dengler HJ (1975) The physiological disposition of etilefrine in man. Eur J Clin Pharmacol 9:179–187

48. Hinds JE, Hawtome EW (1975) Comparative cardiac dynamic effects of dobutamine and isoproterenol in conscious instrumented dogs. Am J Cardiol 36:894–901
49. Hofstetter R, Fessel W, Feilen KD, Bernuth G v. (1981) Die Wirkung von Etilefrin allein und in Kombination mit Dihydroergotamin auf die Kontraktilität des linken Ventrikels. Herz/Kreislauf 12:575–577
50. Holzbauer M, Sharman DF (1972) The distribution of catecholamines in vertebrates. In: Blaschko H, Muscholl E, (eds) Catecholamines. Springer, Berlin Heidelberg New York (Handbuch der Pharmakologie, pp 110–185)
51. Holzer J, Karliner JS, O'Rourke RA (1973) Effectiveness of dopamine in patients with cardiogenic shock. Am J Cardiol 32:79–84
52. Hüter J, Rippert C, Meyer C (1972) Wehenhemmung mit welchem Beta-Mimetikum (Serotec, Ritodrine, Dilatol)? Geburtshilfe Frauenheilkd 32:97–103
53. Jennings GL, Bobik A, Esler MD, Korner PJ (1980) Relationship between maximum chronotropic response to isoproterenol in man and generation of cyclic adenosine nonphosphate by lymphocytes. Circ Res 46:49–50
54. Jewitt D, Birkhead J, Mitchell A (1974) Clinical cardiovascular pharmacology of dobutamine, a selective inotropic catecholamine. Lancet II:363–367
55. Judis J (1979) Binding of amphetamine, atropine, epinephrine and histamine to human serum proteins. Can J Pharm Sci 14:46–50
56. Jung H, Abramowski P, Klöck FK, Schwenzel W (1971) Zur Wirkung alpha- und betaadrenergischer Substanzen am menschlichen Uterus und Nebenwirkungen auf Mutter und Kind. Geburtshilfe Frauenheilkd 31:11–27
57. Just H, (Hrsg) (1978) Dobutamin. Springer, Berlin Heidelberg New York
58. King BD, Sokoloff L, Wechsler RL (1952) The effects of l-epinephrine and l-norepinephrine upon cerebral circulations and metabolism in man. J Clin Invest 31:273–279
59. Kohli JD (1969) A comparative study of dopamine and noradrenalin on the rabbit aorta. Can J Physiol Pharmacol 47:171–176
60. Kopin JJ (1960) Technique for the study of alternative metabolic pathways: Epinephrine metabolism in man. Science 131:1372–1374
61. Kopin JJ (1972) Metabolic degradation of catecholamines. The relative importance of different pathways under physiological conditions and after administration of drugs. In: Blaschko H, Muscholl E (eds) Catecholamines. Springer, Berlin Heidelberg New York (Handbuch der Pharmakologie, pp 270–282)
62. Kords H (1975) Kreislaufwirkungen, Placentapassage, Pharmakokinetik und Metabolismus von Fenoterol (Partusisten) beim trächtigen Meerschweinchen. Z Geburtshilfe Perinatol 179:30–36
63. Korkuschko OW, Sarkissow KG, (1980) Wirkung des Adrenalins auf den peripheren Kreislauf bei Menschen verschiedenen Alters. Z Gerontol 13:33–44
64. Kramer J, Klingspohr HJ (1974) Ganztierautoradiographische Untersuchungen über die Verteilung und die diaplazentare Passage von Fenoterol-hydrobronid (Th 1165 a) an Ratten. Arzneimittelforsch 24:1210–1213
65. Krebs R (1970) Zur Beeinflussung des myokardialen Sauerstoffverbrauchs durch positiv inotrop wirkende Substanzen. Dtsch Med Wochenschr 40:2037–2043
66. Künzel W, Reinecke J (1973) Der Einfluß von Th 1165 a auf die Gaspartialdrucke und auf kardiovasculäre Parameter von Mutter und Fetus. Zugleich eine quantitative Analyse der Wehentätigkeit. Z Geburtshilfe Perinatol 177:81–90
67. Lanfranchi GA, Marzio L, Cortini C, Osset EM (1978) Motor effect of dopamine on human signoid colon. Evidence for specific receptors. Am J Dig Dis 23:257–263
68. Lankisch PG, Koop H (1978) Dopamin-Wirkung auf die basale Pankreassekretion des Menschen. Dtsch Med Wochenschr 103:391–392
69. Lee MR (1982) Dopamine and the kidney. Clin Sci 62:439–448
70. Legge JS, Gaddie J, Palmer KNV (1971) Comparison of two oral selective beta-adrenergic stimulant drugs in bronchial asthma. Br Med J I:637–639
71. Leier CV, Webel J, Bush CA (1977) The cardiovascular effects of the continuous infusion of dobutamine in patients with severe cardiac failure. Circulation 56:468–472
72. Leier CV, Heban PT, Huss P (1978) Comparative systemic and regional hemodynamic effects of dopamine and dobutamine in patients with cardiomyopathic heart failure. Circulation 58:466–475

73. Liggins GC, Vaughan GS (1973) Intravenous infusion of salbutamol in the management of premature labor. J Obstet Gynaecol Br Commonw 80:29–33
74. Lin C, Li Y, McGlotten J, Morton JB, Symchowicz S (1977) Isolation and identification of the major metabolite of albuterol in human urine. Drug Metab Dispos 5:234–238
75. Loeb HS, Winslow EBJ Rahimtoola SH (1971) Acute hemodynamic effects of dopamine in patients with shock. Circulation 44:163–169
76. Loeb HS, Simon MZ, Saudye AJ (1974) Electrophysiologic properties of dobutamine. Circ Shock 1:216–220
77. Loeb HS, Khan M, Klodnycky ML (1975) Hemodynamic effects of dobutamine in man. Circ Shock 2:29–35
78. Loeb HS, Khan M, Saudye A (1976) Acute hemodynamic effects of dobutamine and isoproterenol in patients with low output cardiac failure. Circ Shock 3:55–63
79. Loeb HS, Bredakis J, Gunnar RM (1977) Superiority of dobutamine over dopamine for augmentation of cardiac output in patients with chronic low output cardiac failure. Circulation 55:375–381
80. Lorenzi M, Karam JH, Tsalikian E, Bohannon NV, Gerich JE, Forsham PH (1979) Dopamine during α-or β-adrenergic blockade in man. J Clin Invest 63:310–317
81. Lucchesi BR (1977) Inotropic agents and drugs used to support the failing heart. In: Antonaccio M (ed) Cardiovascular pharmacology. Raven, New York, pp 337–375
82. Maestracci P, Grimaud D, Livrelli N, Philip F, Dolisi C (1981) Increase in hepatic blood flow and cardiac output during dopamine infusion in man. Crit Care Med 9:14–16
83. Maroko PR, Braunwald E (1973) Modification of myocardial infarction size after coronary occlusion. Am Int Med 79:720–733
84. Martin LE, Hobson JC, Page JA, Harrison C (1971) Metabolic studies of salbutamol-3H: A new bronchodilator, in rat, rabbit, dog, and men. Eur J Pharmacol 14:183–199
85. Massara F, Camanni F, Vergano V, Belforte L, Molinatti GM (1980) Inhibition of thyrotropin and prolactin secretion by dopamine in man. J Endocrinol Invest 1:25–30
86. Mayer SE (1980) Neurohormonal transmission and the autonomic nervous system. In: Goodman S, Gilman A (eds) The pharmacological basis of therapeutics, 6th edn. New York, Macmillan
87. McNay JL, Goldberg LJ (1966) Comparison of the effects of dopamine, isoproterenol, norepinephrine and bradykinin on canine renal and femoral blood flow after POB. J Pharmacol Exp Ther 151:23–26
88. Meier A, Guebelin U, Weidmann P et al. (1981) Age-related profile of cardiovascular reactivity to norepinephrine and angiotensin II in normal and hypertensive man. Klin Wochenschr 58:1183–1188
89. Meissner J, Preil P (1974) Untersuchungen über Verteilung und Passage von T-markiertem Fenoterol-hydrobronchid. (Th 1165a) am trächtigen und laktierenden Kaninchen. Arzneimittelforsch 24: 1213–1217
90. Meissner J, Klostermann H (1976) Distribution and diaplacental passage of infused 3H-fenoterol hydrobromide (Partusisten) in the gravid rabbit. Int. J Clin Pharmacol 13:27–35
91. Miller RR, Awan NA, Joye, JA (1977) Combined dopamine and nitroprusside therapy in congestive heart failure. Greater augmentation of cardiac performance by addition of inotropic stimulation to afterload reduction. Circulation 55:881–886
92. Miller RR, Fennell WH, Young JB, Palomo AR, Quinones MA (1982) Differential systemic arterial and venous actions and consequent cardiac effects of vasodilator drugs. Prog Cardiovasc Dis 24:353–374
93. Moericke R, Titlback O, Kellner K, Rothenberg G (1980) Der Einfluß der noradrenergen Stimulation auf die peripheren venösen Thyroxin- und Trijodthyroninkonzentrationen stoffwechselgesunder jugendlicher Probanden. Z Ges Inn Med 35:433–439
94. Möricke R, Schuster E, Caruso M (1981) Metabolische Auswirkungen der i.v. Noradrenalingabe bei Stoffwechselgesunden. Z Ges Inn Med 36:433–443
95. Morgan CD, Ruthven CRJ, Sandler M (1969) The quantitative assessment of isoprenaline metabolism in man. Clin Chim Acta 26:381–386
96. Morgan CD, Sandler M, Davies DS, Conolly M, Paterson JW, Dollery CT (1969) The metabolic fate of DL-(7-3H) isoprenaline in man and dog. Clin Chim Acta 26:387–391
97. Mosler KH (1969) Probleme der Wehenhemmung durch Pharmaka. Med Klin 64:133–139

98. Motulsky HJ, Insel PA (1982) Adrenergic receptors in man. Direct identification, physiologic regulation and clinical alterations. N Engl J Med 307:18–29
99. Moulds RF (1980) Reduced response to noradrenaline of isolated digital arteries from hypertensives. Clin Exp Pharmacol Physiol 7:505–508
100. Mueller H, Ayres SM, Giannelli S, Conklin EF, Mazzara JT, Grace WJ (1972) Effect of isoproterenol, l-norepinephrine and intraaortic conterpulsation on hemodynamics and myocardial metabolism in shock following acute myocardial infarction. Circulation 45:335–351
101. Neri Serneri GG, Masotti G, Gensini GF, Poggesi L, Abbate R, Mannelli M (1981) Prostacyclin and thromboxane A_2 formation in response to adrenergic stimulation in humans: A mechanism for local control of vascular response to sympathetic activation. Cardiovasc Res 15:287–295
102. Nilsson HT, Persson K, Tegner K (1972) The metabolism of tebutaline in man. Xenobiotica 2:363–373
103. Nolte D (1970) Das Verhalten von Atemwegs-Resistance und intrathorakalem Gasvolumen nach Inhalation eines Hydroxyphenyl-Derivates des Orciprenalin (Th 1165a). Respiration 27:396–405
104. Ong GL, Bruning HA (1981) Dilated fixed pupils due to administration of high doses of dopamine hydrochloride. Crit Care Med 9:658–659
105. Paterson JW, Conolly ME (1971) The clinical pharmacology of inhaled isoprenaline. Proc Int Soc Drug Toxicol 12:138–141
106. Persson K, Persson K (1972) The metabolism of terbutaline in vitro by rat and human liver O-methyltransferases and monoamine oxidases. Xenobiotica 2:375–382
107. Pesch L (1978) Klinische und experimentelle Untersuchungen über die Wirkung von Dopamin auf die Hämodynamik und Funktion von Niere und Leber. Wien Klin Wochenschr [Suppl] 90:1–33
108. Puri PS (1974) Modification of experimental myocardial infarct size by cardiac drugs. Am J Cardiol 33:521–528
109. Rahn KH (1981) Kinetics and biotransformation of adrenergic activators and inhibitors: Adrenergic alpha and beta receptor activators. In: Szekeres L (ed) Adrenergic activators and inhibitors. Springer, Berlin Heidelberg New York (Handbook of experimental pharmacology, vol 54/2 pp 365–383)
110. Rankin LJ, Luft PC, Weinberger MH, Henry DP, Gibbs PS (1979) Norepinephrine infusion at extremes of sodium intake in normal man. Clin Res 27:630 A
111. Rees MR, Clark RA, Holdsworth CD, Barber DC, Howlett PJ (1980) The effects of β-adrenoceptor agonists and antagonists on gastric emptying in man. Br J Clin Pharmacol 10:551–554
112. Reschini E, Ferrari C, Peracchi M, Fadini R, Meschia M, Crosignani PG (1980) Effect of dopamine infusion on serum prolactin concentration in normal and hyperprolactinaemic subjects. Clin Endocrinol (Oxf) 13:519–523
113. Rizza R, Haymond M, Gryer P, Gerich J (1980) Differential effects of epinephrine on glucose production and disposed in man. Am J Physiol 237:E356–362
114. Robie NW, Nutter DO, Moody C, McNay JL (1974) In vivo analysis of adrenergic receptor activity of dobutamine. Circ Res 34:663–671
115. Romminger KL, Pollmann W (1972) Vergleichende Pharmakokinetik von Fenoterol-Hydrobromid bei Ratte, Hund und Mensch. Arzneimittelforsch 22:1190–1196
116. Ryrfeldt A, Bodrin NO (1975) The physiological disposition of ibuterol, terbutaline and isoproterenol after endotracheal instillation to rats. Xenobiotica 5:521–529
117. Saarikoski S (1980) Uptake of 3H-norepinephrine in human female reproductive organs. Am J Obstet Gynecol 136:1041-1044
118. Sakamoto T, Yamada T (1977) Hemodynamic effects of dobutamine in patients followings open heart surgery. Circulation 55:525–533
119. Sandler M (1972) Catecholamine synthesis and metabolism in man: Clinical implications. In: Blaschko H, Muscholl E (eds) Catecholamines. Springer, Berlin Heidelberg New York (Handbuch der Pharmakologie, pp 845–899)
120. Setler PE, Pendleton RG, Finlay E (1975) The cardiovascular activities of dopamine and the effects of central and peripheral catecholaminergic receptor blocking drugs. J Pharmacol Exp Ther 192:702–705

121. Seyberth HW, Rahn KH (1973) Pharmakokinetische Untersuchungen am Menschen mit einem als Dosier-Aerosol verwendeten Beta-Sympathomimetikum. Verh Dtsch Ges Inn Med 79:888–891
122. Sharma GVRK, Kumar R, Molokkia F, Messer JV (1971) Coronary steal: Regional myocardial blood flow studies during isoproterenol infusion in acute and heding myocardial infarction. Clin Res 19:339
123. Shenfield GM, Evans ME, Paterson JW (1976) Absorption of drugs by the lung. Br J Clin Pharmacol 3:583
124. Silverberg AB, Shan SD, Haymond MW, Cryer PE (1978) Norepinephrine: Hormone and neurotransmitter in man. Am J Physiol 234:E252–256
125. Smythe CMcC, Nickel JF, Bradley SE (1952) The effect of epinephrine (USP), l-epinephrine and l-norepinephrine on glomerular filtration rate, renal plasma flow and the urinary excretion of sodium, potassium and water in normal man. J Clin Invest 31:499–506
126. Sonnenblick EH, Frishman WH, LeJemtel TH (1979) Dobutamine: A new synthetic cardioactive sympathetic amine. N Engl J Med 300:17–22
127. Stockhausen H, Schnell J, Rüther K (1972) Die Tokolyse unter der Geburt – eine tokographische Vergleichsuntersuchung bei Anwendung verschiedener tokolytischer Substanzen. Geburtshilfe Frauenheilkd 1:51–56
128. Tinker JH, Tarhan S, White RD (1976) Dobutamine for inotropic support during emergence from cardiopulmonary bypass. Anesthesiology 44:281–286
129. Trautlein J, Llegra J, Gillin M (1976) A long term study of low dose aerosolized terbutaline sulfate. J Clin Pharmacol 16:361–366
130. Tuttle RR, Mills J (1975) Dobutamine: Development of a new catecholamine to selectively increase cardiac contractility. Circ Res 36:185–191
131. Tuttle RR, Hillman CC, Toomey RE (1976) Differential β-adrenergic sensitivity of arterial and ventricular tissue assessed by chronotropic, inotropic and cyclic AMP response to isoprenaline and dobutamine. Cardiovasc Res 10:452–458
132. Unverferth DV, Blanford M (1980) Tolerance to dobutamine after a 72 hour continuous infusion. Am J Med 69:262–266
133. Valenzuela JE, Defilippi C, Diaz G, Navia E, Merino Y (1979) Effect of dopamine on human gastric and pancreatic secretion. Gastroenterology 76:323–326
134. Vatner SF, McRitclue RJ, Braunwald E (1974) Effects of dobutamine on left ventricular performance, coronary dynamics and distribution of cardiac output in conscious dogs. J Clin Invest 53:1265–1273
135. Vestal RE, Wood AJ, Shand DG (1979) Reduced beta-adrenoceptor sensitivity in the elderly. Clin Pharmacol Ther 26:181–186
136. Walker SR, Evans ME, Richards AJ, Paterson JW (1972) The clinical pharmacology of oral and inhaled salbutamol. Clin Pharmacol Ther 13:861–867
137. Wallace RL, Caldwell DL, Ansbacher R, Otterson WN (1978) Inhibition of premature labor by terbutaline. Obstet Gynecol 51:387–392
138. Weidmann P, Beretta-Piccoli C, Keusch G, Glück Z, Mujagic M, Grimm M, Meier A (1979) Sodium-volume factor, cardio-vascular reactivity and hypotensive mechanism of diuretic therapy in mild hypertension associated with diabetes mellitus. Am J Med 67:779–784
139. Weihrauch TR, Waldeck F, Förster CF, Ewe K (1978) Die Wirkung von Fenoterol auf den Ösophagussphinktertonus bei Achalasie. Verh Dtsch Ges Inn Med 84:979–982
140. Weiner N (1980) Norepinephrine, epinephrine, and the sympathomimetic amines. In: Gillman AG, Goodman LS, Gillman A (eds) The pharmacological basis of therapeutics, 6th edn. MacMillan, New York Toronto London, pp 138–175
141. Welsh MJ, Heistad DD, Abboud FM (1978) Depression of ventilation by dopamine in man. J Clin Invest 61:708–713
142. Yeh BK, McNay JL, Goldberg LJ (1969) Attenuation of dopamine renal and mesenteric vasodilation by haloperidol: Evidence for a specific receptor. J Pharmacol Exp Ther 168:303–307

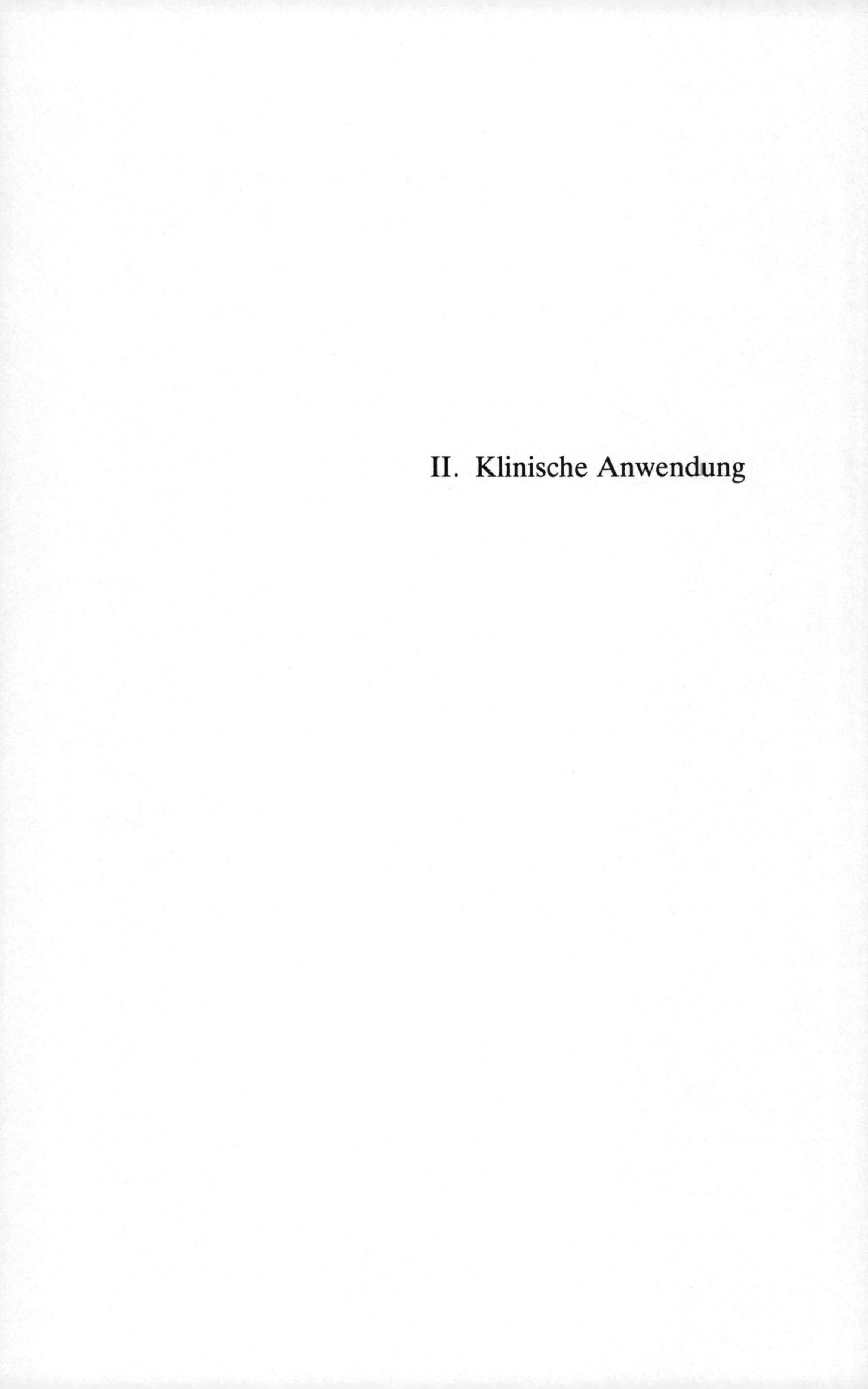

II. Klinische Anwendung

Sympathikomimetika in der Reanimation

G. H. Meuret, K. Wiemers

Einleitung

Ziel der Reanimationsmaßnahmen bei Herz-Kreislauf-Stillstand ist die Wiederherstellung der Sauerstoffversorgung der vitalen Organe, insbesondere des Gehirns.

Mit den mechanischen Maßnahmen der Beatmung und externen Herzmassage der Phase I der Reanimation ("basic life support") läßt sich nur ein Minimalkreislauf oxygenierten Blutes aufrecht erhalten [11, 19, 47, 62].

Auch bei exakt durchgeführter Herzmassage beträgt das ausgeworfene Volumen lediglich 30–60% des Herzzeitvolumens bei spontaner Zirkulation. Die Durchblutung der vitalen Organe ist entsprechend vermindert [67]. Insbesondere ist die zerebrale Perfusion während externer Herzmassage nicht ausreichend [54]. Die Sauerstoffversorgung des Gehirns reicht lediglich aus, den Strukturzerfall der Neuronen zu verzögern [55].

Die mechanischen Maßnahmen allein können nur in seltenen Fällen die spontane Zirkulation nach einem Herz-Kreislauf-Stillstand von mehr als 1–2 min Dauer wieder in Gang setzen [52, 55].

Die Pharmakotherapie sowie die elektrische Defibrillation bei Kammerflimmern sind deshalb weitere Voraussetzungen für eine erfolgreiche Reanimation. Die Maßnahmen der Phase II der Reanimation ("advanced life support") dienen 3 Zielen:

1. Wiederherstellung einer suffizienten spontanen Zirkulation,
2. Erhaltung und Verbesserung der Herz- und Kreislauffunktion,
3. pharmakologische Protektion der vitalen Organe.

Die beiden zuletzt genannten Maßnahmen leiten in die Langzeitreanimation der Phase III über ("prolonged life support": Intensivtherapie der "post-resuscitation disease", Negovsky [43]).

Sympathikomimetika spielen in den Phasen II und III der Reanimation eine Hauptrolle.

Adrenalin

Seit den experimentellen Befunden von Crile u. Dolley im Jahre 1906 [9] gilt Adrenalin in Amerika als Pharmakon der Wahl in der Reanimation [5, 55, 62].

Die bevorzugte Anwendung von Adrenalin in den USA beruht auf einer Reihe fundierter experimenteller Untersuchungen. Dabei betrug die Erfolgsrate bei Adrenalin in der Reanimation von Hunden sowohl beim asphyktischen Herzstillstand [45, 46, 48, 51] als auch beim Kammerflimmern [46, 52] zwischen 80 und 100%. Während die Wirksamkeit von Adrenalin in der Reanimation seit Anfang des Jahrhunderts bekannt war und gut belegt wurde, konnte der Wirkungsmechanismus von Adrenalin bei der Reanimation erst in den letzten 20 Jahren aufgeklärt werden.

Die Wirkungsweise von Adrenalin in der Reanimation konnte durch folgende Untersuchungen erhellt werden:

1. durch experimentellen Vergleich von Sympathikomimetika mit überwiegender α- oder β-mimetischer Wirkungskomponente.
2. Pharmakologische Blockade der α- oder der β-Rezeptoren,
3. Anwendung von Maßnahmen, die α- oder β-sympathikomimetische Effekte imitieren (Vasokonstriktion, positive Inotropie, Erhöhung der Automatizität).

Wirkungsmechanismus von Adrenalin in der Reanimation

Die günstige Wirkung von Adrenalin in der Reanimation bei Herz-Kreislauf-Stillstand beruht v.a. auf der α-rezeptorenstimulierenden, vasokonstriktorischen Komponente. Der β-rezeptorenstimulierende Effekt am Herzen spielt wahrscheinlich eine untergeordnete Rolle.

Die Bedeutung der α-Stimulation in der Reanimation liegt in der Anhebung des diastolischen Blutdrucks (über ca. 40 mmHg) während der Herzmassage und der dadurch ermöglichten koronaren Perfusion. Dies zeigt der signifikante Unterschied der diastolischen Blutdrücke bei der Herzmassage zwischen den erfolgreich mit Adrenalin, Phenylephrin und Methoxamin und den nicht erfolgreich mit Isoprenalin [48] oder Orciprenalin [40] reanimierten Hunden (Abb. 1).

Bei einem mittleren koronaren Perfusionsdruck von 70 mmHg konnten wir in eigenen Untersuchungen [40] in Übereinstimmung mit Livesay et al. [36] während Herzmassage unter Adrenalin Werte für den koronaren Fluß messen, die etwa denen bei spontan schlagenden Herzen entsprachen oder teilweise sogar darüber lagen. Unter Orciprenalin war dagegen kein koronarer Blutfluß meßbar.

In einer Studie von Holmes et al. [32] führte Isoprenalin während Herzmassage bei Kammerflimmern zum Abfall der koronaren, zerebralen und renalen Perfusion, während Adrenalin den koronaren und zerebralen Blutfluß erhöhte. Die Verminderung der Blutversorgung der vitalen Organe unter β-sympathikomimetischer Stimulation ist darauf zurückzuführen, daß der diastolische Aortendruck durch die periphere Vasodilatation unter der Herzmassage absinkt, statt daß er angehoben wird (Abb. 2).

Die Bedeutung der α-Stimulation in der Reanimation konnten Yakaitis et al. [69] durch *pharmakologische Blockade der α- oder β-Rezeptoren* untermauern. Nach β-Blockade (Propranolol) war Phenylephrin in der Reanimation nach asphyktischem Herzstillstand von Hunden ebenso wirksam wie Adrenalin ohne Vorbehandlung. Nach α-Blockade (Phenoxybenzamin) war die Reanimation mit Isoprenalin nur bei 3 von 11 Hunden erfolgreich. Keines der Tiere, die mit Phenoxybenzamin oder mit einer Kombination von α- und β-Blockern vorbehandelt waren, konnte in einer ähnlich angelegten Studie der gleichen Arbeitsgruppe [45] mit Adrenalin erfolgreich

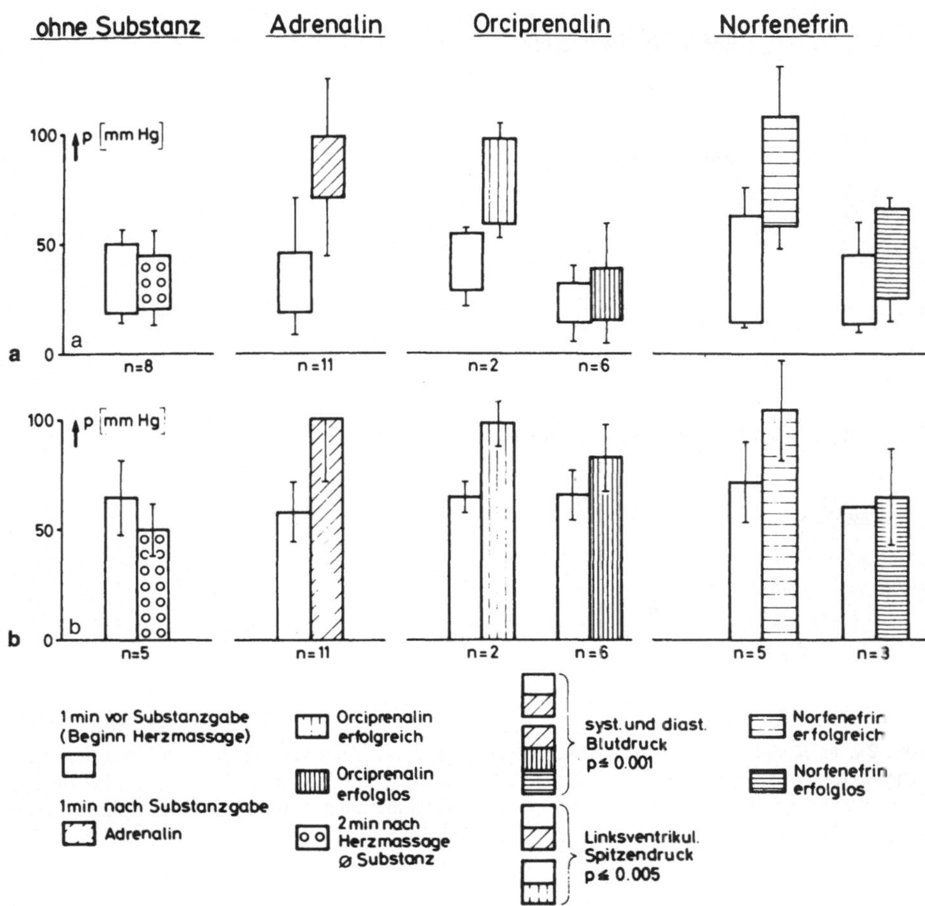

Abb. 1a, b. Reanimation nach asphyktischem Herzstillstand mit Orciprenalin. *a* Systolischer und diastolischer Blutdruck im Aortenbogen, *b* linksventrikulärer Spitzendruck

reanimiert werden. Dagegen führte die Anwendung von Adrenalin nach Vorbehandlung mit Propranolol in 6 von 8 Fällen zum Reanimationserfolg.

Durch Volumensubstitution während Herzmassage läßt sich der diastolische Aortendruck und das geförderte Blutvolumen in der Reanimation von Hunden steigern [22, 28]. Mechanische Erhöhung der Nachbelastung des Herzens durch Kompression der Aorta bei interner Herzmassage [39] und Kompression des Abdomens bei externer Herzmassage [50] sowie die mechanische Unterstützung des linken Ventrikels während interner Herzmassage erhöhten den koronaren Perfusionsdruck. Im Falle der abdominalen Kompression dürfte der vermehrte venöse Rückstrom zum Herzen eine zusätzliche Rolle spielen.

Kalzium wurde wegen seiner „automatizitätssteigernden und positiv inotropen Effekte" in der Reanimation experimentell untersucht [35, 52].

Es war dabei häufiger wirksam als Isoprenalin, führte jedoch signifikant geringer zum Reanimationserfolg als Adrenalin [52]. Als Ursache für die Unwirksamkeit von

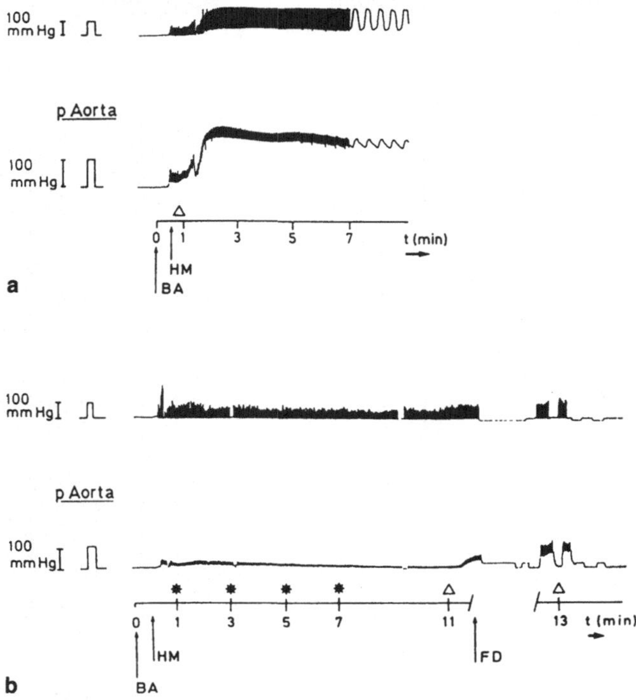

Abb. 2a, b. Reanimation nach anoxischem Herzstillstand. Linksventrikulärer Spitzendruck und Druck in der Aorta *(p Aorta)*. * Orciprenalin, A Adrenalin, BA Beginn der Beatmung, HM Beginn der Herzmassage, FD Flimmern, Defibrillation. *a* Reanimation mit Adrenalin, *b* Reanimation mit Orciprenalin und Adrenalin

Kalzium als „Herzstarter“ konnten Pearson u. Redding den niedrigen diastolischen Aortendruck unter Herzmassage verantwortlich machen [48].

Die Frage, ob Sympathikomimetika in der Reanimation überhaupt notwendig sind und ob dabei α- oder β-Stimulation wichtiger ist, hat der Organismus durch die *Ausschüttung von endogenen Katecholaminen* in bedrohlichen „Streßsituationen“ selbst beantwortet. Während Asphyxie sind die körpereigenen Katecholamine um ein Mehrfaches erhöht (Adrenalin Faktor 23, Noradrenalin Faktor 47, Dopamin Faktor 2, eigene Untersuchungen). Dies führt zum Anstieg von peripherem Widerstand (α-mimetische Komponente) sowie Herzfrequenz und Kontraktionskraft des Herzens bei gleichzeitiger maximaler Erhöhung (8fach) des koronaren Blutflusses (β-mimetische Komponente).

Wird die Asphyxie innerhalb eines Zeitraums beseitigt, in dem die Katecholamine wirksam sind (3–5 min), so erholt sich der Kreislauf, ohne daß exogene Katecholamine zugeführt werden müssen [51].

Teleologisch betrachtet ist die endogene Adrenalin- und Noradrenalinausschüttung also sinnvoll.

Wird aber erst nach Verstreichen dieses Zeitraums mit der Reanimation der Atmung und des Kreislaufs begonnen, so ist es einleuchtend, daß die zusätzliche Applikation exogener Katecholamine notwendig ist.

Da bei Kreislaufstillstand der Tonus des Gefäßbetts rasch absinkt (Hypoxie, Azidose) und damit das Blutvolumen in der Peripherie versackt, kommt der Anhebung des peripheren Gefäßtonus größte Bedeutung zu [48].

So war die Reanimation allein durch Beatmung in experimentellen Untersuchungen an Hunden ohne Applikation von Adrenalin nach ca. 5minütiger Asphyxie ohne Herzstillstand in nur 10% und die Beatmung mit Herzmassage nach 1minütigem Kreislaufstillstand nur in 20% der Fälle erfolgreich [51] ...

In eigenen Untersuchungen konnte kein Tier nach 5minütigem Kreislaufstillstand ohne Medikamente erfolgreich reanimiert werden (Abb. 3).

Die *kombinierte α- und β-sympathikomimetische Aktivität* von Adrenalin führt bei Wiederbeginn der spontanen Zirkulation nach Reanimation zu einem starken Anstieg von systolischem und diastolischem Aortendruck, Herzminutenvolumen,

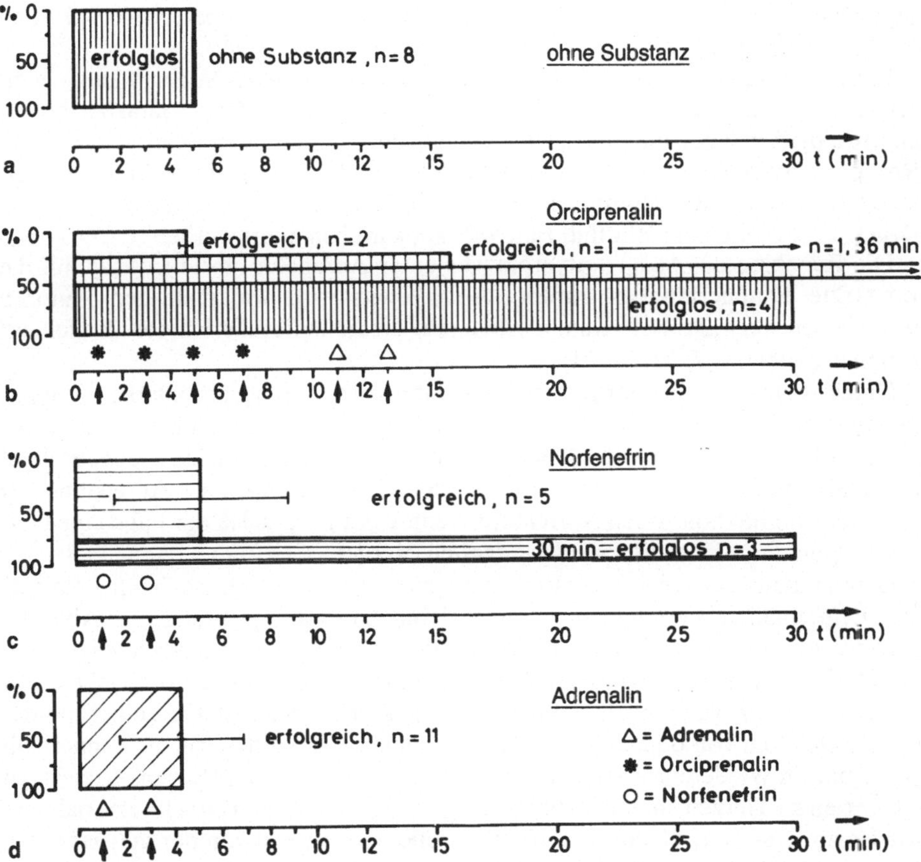

Abb. 3a–d. Reanimation nach anoxischem Herzstillstand ohne Medikament und mit Orciprenalin, Norfenefrin oder Adrenalin: Reanimationserfolg. * Orciprenalin, Δ Adrenalin, O Norfenefrin. *a* Ohne Medikament, *b* mit Orciprenalin und Adrenalin, *c* mit Norfenefrin, *d* mit Adrenalin

maximaler linksventrikulärer Druckanstiegsgeschwindigkeit, Herzfrequenz und peripheren Blutflüssen (mit Ausnahme des renalen Blutflusses, der in den ersten 5 min fast Null ist).

Nach Untersuchungen von Safar et al. [56] soll ein primär hoher Blutdruck nach Wiedereinsetzen der spontanen Zirkulation unter Adrenalin die Wiederbelebung des Gehirns begünstigen.

α-Sympathikomimetika

Die *α-Sympathikomimetika* Phenylephrin (Neosynergin), Methoxamin (Vasoxyl) sowie Meteraminol (Aramine) führten in der Studie von Redding u. Pearson [52] zum Auftreten einer spontanen Zirkulation nach asphyktischem Herzstillstand bei jeweils 9 von 10 Hunden. Mit Adrenalin konnte die spontane Zirkulation bei allen 10 Hunden wiederhergestellt werden. Bei primärem elektrisch induziertem Kammerflimmern war die Defibrillation nach Injektion von Adrenalin oder Phenylephrin gleich effektiv. Der erreichte mittlere diastolische Aortendruck während Herzmassage lag in diesen Gruppen zwischen 32 und 45 mm HG, wie die spätere Überprüfung der Daten ergab [48].

Livesay et al. [36] fanden, daß die Sauerstoffversorgung des Subendokards während Kammerflimmern unter dem α-Sympathikomimetikum Methoxamin besser und gleichzeitig der Sauerstoffverbrauch geringer war als unter Adrenalin. Unter der β-Rezeptorenstimulation durch Adrenalin wurde das Flimmern in dieser Studie schneller und „grober" (Kurvenform im EKG!). Gleichzeitig stieg der intraventrikuläre Druck an, wodurch der Blutfluß zum Subendokard behindert wurde.

Die Zunahme des Sauerstoffverbrauchs unter Adrenalin führte Livesay auf die verstärkte Flimmertätigkeit zurück. Andererseits wird von mehreren Autoren beschrieben, daß „grobes" Kammerflimmern besser defibrillierbar sei als „feines" Kammerflimmern [7, 55, 57, 61].

Unter *Norfenefrin,* das nur geringe β-sympathikomimetische, aber starke α-sympathikomimetische Anteile besitzt, wurde die Flimmeraktivität in eigenen Untersuchungen [38] nicht beeinflußt. Dabei trat in der Reanimation nach asphyktischem Herzstillstand von Hunden Flimmern etwa gleich häufig auf wie nach Adrenalin- und Orciprenalininjektion. Nach Norfenefrin konnte nur in ca. 60% der Fälle eine bleibende spontane Zirkulation wiederhergestellt werden.

Damit trat mit Norfenefrin ein Reanimationserfolg zwar signifikant häufiger auf als mit Orciprenalin, aber signifikant geringer als mit Adrenalin ($p < 0{,}001$), (s. Abb. 3).

Der unterschiedliche „Tonus" des Myokards während der Herzmassage zeigte, daß für den Erfolg der Reanimation auch die β-sympathikomimetische Komponente von Adrenalin sowohl während der Herzmassage, v. a. aber nach Erreichen einer spontanen Zirkulation, von Bedeutung ist. Wurde nämlich mit Norfenefrin nicht innerhalb von 2 min ein Wiedereinsetzen der spontanen Pumpfunktion des Herzens erreicht, so dilatierten die Herzen unter der Herzmassage und die erreichten Druckwerte nahmen wieder ab. Das Herz fühlte sich schlaff an und wich an den von der massierenden Hand nicht umfaßten Stellen nach außen ab.

Dagegen fühlte sich das Herz nach Adrenalininjektion während interner Herzmassage immer fest an und wurde während der Herzmassage kleiner.

Über die Tonisierung des Myokards konnten Redding u. Pearson [52] und Pearson u. Redding [48] bei Reanimation mit α-Sympathikomimetika keine Aussage machen, da sie mit *externer* Herzmassage reanimierten.

Dopamin ist neben Adrenalin und Noradrenalin das dritte endogene Katecholamin. Die stimulierende Wirkung von Dopamin auf α- und β-Rezeptoren ist dosisabhängig unterschiedlich. Bei niedriger Dosierung (bis 3 μg/kg KG/min) führt Dopamin zu einer Dilatation der renalen, koronaren und intrazerebralen Gefäße, in mittlerer Dosierung (3–5 μg/kg KG/min) werden die β-Rezeptoren und in hoher Dosierung (> 5 μg/kg KG/min) die α-Rezeptoren zusätzlich stimuliert [25].

Tierexperimentell war Dopamin hoch dosiert (40 mg als Bolus) in der Reanimation nach asphyktischem Herzstillstand und Kammerflimmern ebenso wirksam wie Adrenalin [46]. Ausführliche hämodynamische Untersuchungen in der Reanimation wurden bisher experimentell nicht durchgeführt.

Prager et al. [49] berichteten über klinische Erfolge mit Dopamin in der Reanimation, wobei sie initial 50–100 μg als Bolus verabreichten und danach bis zu 400 μg/min infundierten, bis eine spontane Zirkulation nach Kreislaufstillstand eintrat.

Klinische Bedeutung besitzt Dopamin v. a. bei der Intensivbehandlung der "post resuscitation disease".

Dabei wird Dopamin v. a. zur Verbesserung der renalen Perfusion (3μg/kg KG/min) eingesetzt [55]. Bei der Behandlung des kardiogenen Schocks werden Dopamin, Dobutamin und Vasodilatanzien kombiniert [53, 60, 68].

Dobutamin (β_1-Stimulation) verbessert dabei die subendokardiale Perfusion im Vergleich zu Isoprenalin (β_1- und β_2-Stimulation) [25].

β-Sympathikomimetika

Isoprenalin: Die Unwirksamkeit von Isoprenalin in der Reanimation wurde bereits 1963 von Redding u. Pearson [52] nachgewiesen und von Yakaitis et al. [69] bestätigt. Seither hat Isoprenalin in Amerika seine frühere Bedeutung in der Reanimation völlig und bei kardiogenem Schock weitgehend eingebüßt [5, 6, 55, 60].

Orciprenalin: In deutschsprachigen Ländern wurde Anfang der 60er Jahre das bis dahin bewährte Adrenalin verlassen [19, 27] und statt dessen das dem Isoprenalin pharmakologisch nahe verwandte Orciprenalin (Alupent) empfohlen [3, 21, 22]. Erst wenn Orciprenalin nach mehrfacher Applikation ineffektiv bleibe, solle auf Adrenalin zurückgegriffen werden [1, 58].

Grundlage für diese Empfehlungen waren die gute Wirksamkeit von Orciprenalin bei AV-Überleitungsstörungen sowie einzelne kasuistische Berichte über erfolgreiche Reanimation mit Orciprenalin [20, 21, 29, 59].

Diesen einzelnen Berichten kommt jedoch keinerlei Beweiskraft zu. So wurde in einer Arbeit von Nusser u. Nusser-Meggendorfer [44] der Reanimationserfolg allein der intrakardialen Injektion von Orciprenalin zugeschrieben, obwohl in beiden berichteten Fällen Adrenalin zusätzlich gegeben worden war.

Der Nachweis einer überlegenen Wirkung von Orciprenalin bei der Reanimation wurde weder klinisch noch experimentell erbracht.

In einer kontrollierten tierexperimentellen Studie erwies sich Orciprenalin als wirkungslos in der Reanimation nach asphyktischem Herzstillstand, während Adrenalin eine zuverlässige Wirkung aufwies [40].

Dobutamin: In vergleichbaren experimentellen Reanimationsstudien war das β-Sympathikomimetikum Dobutamin [46] ebenso unwirksam wie Isoprenalin [52] und Orciprenalin [40].

Isoprenalin und Orciprenalin führen i.allg. unter der Herzmassage im EKG zu einer geregelten Herzaktion. Die elektrische Aktivität ist jedoch nicht Ausdruck einer suffizienten Pumpfunktion des Herzens, vielmehr tritt eine sog. elektromechanische Dissoziation auf. Die Herzaktionen bleiben hämodynamisch frustran, insbesondere nachdem die periphere vasodilatierende Wirkung eingesetzt hat (Abb. 4).

Während Herzmassage mit β-Sympathikomimetika führt der verminderte koronare Perfusionsdruck mit oder ohne Kammerflimmern zu einem Circulus vitiosus, der letztlich ein Mißverhältnis zwischen Sauerstoffverbrauch und Sauerstoffangebot aufrecht erhält. Aufgrund des fehlenden Sauerstoffangebots bleibt die Herzaktion auch

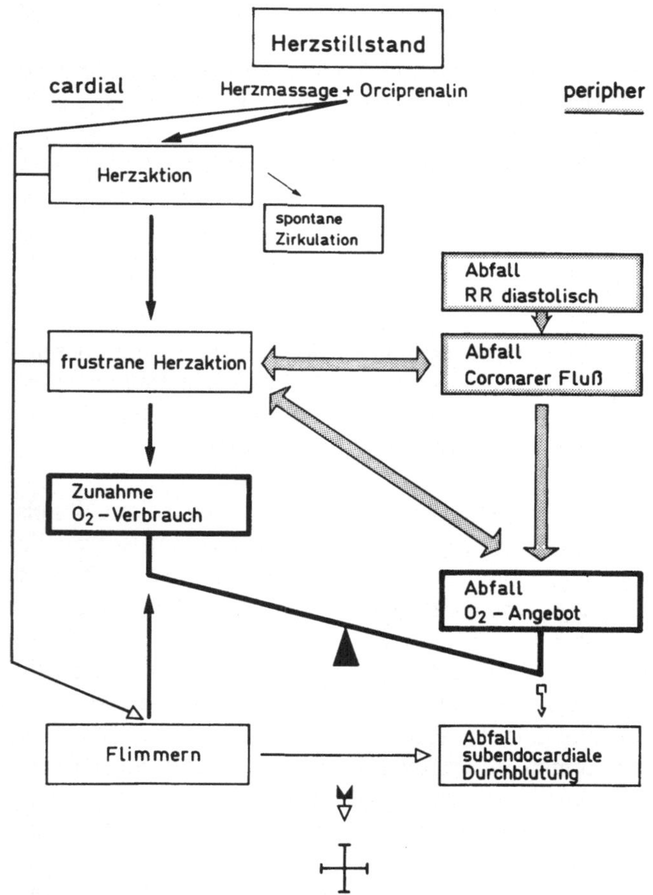

Abb. 4. Auftreten von Herzstillstand bei Herzmassage und Orciprenalin

bei Verbesserung des EKG-Befundes hämodynamisch frustran [40, 69]. Während der koronare Perfusionsdruck niedrig bleibt, bewirkt die gleichzeitige Stimulierung der Herztätigkeit durch β-Mimetika einen weiteren Anstieg des Sauerstoffverbrauchs [12, 30].

Als Zeichen für die fortdauernde Diskrepanz zwischen erhöhtem Sauerstoffbedarf und gleichzeitig vermindertem Sauerstoffangebot war in der eigenen Studie die CPK-Aktivität im Serum bei Abbruch der Reanimationsmaßnahmen unter Orciprenalin auf das 6fache des Ausgangswertes angestiegen. Zum gleichen Zeitpunkt war die CPK-Aktivität nach Adrenalin lediglich verdoppelt [40].

Für das flimmernde Herz wird die Situation nach β-Stimulation offenbar besonders deletär [36]. Der Sauerstoffverbrauch des flimmernden Herzens nimmt nämlich nach β-Stimulation zu und der subendokardiale Blutfluß auch bei adäquatem koronarem Perfusionsdruck ab. Wenn aber der koronare Perfusionsdruck aufgrund der vasodilatierenden Wirkung von Orciprenalin oder Isoprenalin bereits niedrig ist, wird die Sauerstoffversorgung des Subendokards nicht mehr ausreichend sein. Nach Applikation von Isoprenalin oder Orciprenalin in der Reanimation fehlt der periphere Widerstand für das pumpende Herz („das Herz pumpt ins Leere").

Die *negative Einschätzung von β-Sympathikomimetika* in der Reanimation nach Herz-Kreislauf-Stillstand wird durch Untersuchungen am intakten Kreislauf unterstützt. Wenn auch Befunde am schlagenden Herzen in situ nicht ohne weiteres auf das stillstehende Herz unter Herzmassage zu übertragen sind (s. oben), so erlauben sie jedoch Rückschlüsse auf die Situation des Herzens nach erfolgreicher Reanimation. Forbat u. Zarday [18] beschrieben einen durch Isoprenalininfusion ausgelösten Kreislaufstillstand mit elektromechanischer Dissoziation. Die Diskrepanz zwischen Energieangebot und -verbrauch wird auch als das zugrunde liegende pathophysiologische Prinzip bei der Entstehung von Myokardnekrosen nach hohen Dosen von β-Sympathikomimetika angesehen [8]. Dabei spielt nach Fleckenstein [17] die intrazelluläre Kalziumüberladung eine entscheidende Rolle.

Daniell et al. [10] stellten den verminderten Perfusionsdruck und den damit verringerten koronaren Fluß als die Ursache für die kurzfristige Abnahme der Kontraktionskraft des Herzens nach Isoprenalin bei intaktem Kreislauf von Hunden heraus. Diese paradoxe Antwort auf Isoprenalin kann offenbar verstärkt werden, wenn bereits eine teilweise oder globale Minderperfusion des Mokards besteht. Bei stenosierter linker Koronararterie trat nach Isoprenalin eine nur kurzdauernde Verbesserung der linksventrikulären Funktion auf, die gefolgt war von einer raschen Entwicklung einer akuten kardialen Insuffizienz [66]. Da bei stenosierender Koronarerkrankung die myokardiale Perfusion bekanntlich streng druckabhängig ist [42], ist es nicht verwunderlich, daß Isoprenalin im Tierexperiment eine bereits bestehende regionale Ischämie des Myokards vergrößerte [37].

Klinische Untersuchungen bestätigen den ungünstigen Einfluß von Isoprenalin bei Patienten mit kardiogenem Schock nach Myokardinfarkt [42, 60].

Demnach wäre die Anwendung von Isoprenalin oder Orciprenalin während und nach der Reanimation bei Patienten mit koronarer Herzkrankheit abzulehnen.

Auslösen von Kammerflimmern

Stimulation der β-Rezeptoren führt sowohl nach Adrenalin- als auch nach Isoprenalin- oder Orciprenalininjektion in der Reanimation zur Steigerung der Schrittmacheraktivität, die für die Induktion der spontanen Herzaktion bei Asystolie unerläßlich ist ([16], s. auch Beitrag Meinertz, Scholz, S. 7).

β-Sympathikomimetika steigern die Aktivität sämtlicher Schrittmacherzellen. Da auch die Aktivität ektopischer latenter Schrittmacher erhöht wird, können dadurch – v. a. bei vorgeschädigtem Herzen – Tachyarrhythmien und auch Kammerflimmern ausgelöst werden [65].

In früheren Untersuchungen wurde behauptet, daß unter Orciprenalin tachykarde Rhythmusstörungen, ventrikuläre Extrasystolen und Kammerflimmern weniger häufig auftreten als unter Adrenalin [57, 59, 61].

Diese Beobachtungen beruhten auf empirischen, kasuistischen Untersuchungen, denen wenig Beweiskraft zukommt. Sie waren nicht durch kontrollierte experimentelle Studien gestützt.

In eigenen Untersuchungen am isolierten Herzen von Meerschweinchen [38] sowie in Reanimationsuntersuchungen an Hunden [40] war das Auftreten von Kammerflimmern unter Adrenalin nicht häufiger als unter Orciprenalin. Dies stimmt mit Untersuchungen von Yakaitis et al. [69] und Redding u. Pearson [52] unter Anwendung von Isoprenalin überein.

Rolle der Azidose

In den früheren Arbeiten wurde eine rasche und wiederholte Infusion von Natriumbikarbonat als erste medikamentöse Maßnahme in der Reanimation empfohlen, da exogene Katecholamine bei einer Azidose unwirksam seien [3, 63].

Eigene Untersuchungen am isolierten Meerschweinchenherzen ergaben eine Rechtsverschiebung der Dosis-Wirkungs-Kurve von Adrenalin bei Azidose (Abb. 5).

Ohne jegliche Azidosepufferung war die Reanimation nach asphyktischem Herzstillstand von Hunden in 75% der Fälle bei einem pH zwischen 6,9 und 7,1 mit Adrenalin erfolgreich. Allerdings war die benötigte Adrenalindosis höher, was sich aus der Rechtsverschiebung der Dosis-Wirkungs-Kurve bei Azidose ergibt.

Auch bei Redding [50] war Adrenalin in der Lage, die spontane Zirkulation bei einem pH zwischen 7,0 und 7,2 wiederherzustellen.

Empfehlungen zur Anwendung von Sympathikomimetika in der Reanimation

Adrenalin ist das Sympathikomimetikum der Wahl in der Reanimation nach Herz-Kreislauf-Stillstand. Für β-Sympathikomimetika sehen die American Heart Association [5], das American College of Cardiology [6] und die World Federation of Anaesthesiologists [55] keinen Platz.

Tabelle 1. Empfehlungen zur Applikation von Sympathomimetika in der Reanimation (Erwachsene).

		Medikament Dosis	Wiederholung	Verdünnung	Wann	Diagnose	Basis	Applikationsweg
Jude et al.	1961 [34]	A : 0,5 mg I : 0,1–0,2 mg			Sofort	K. A.	TE	i. v. Intrakardial
Frey et al.	1962 [19]	A NA K. A.			Sofort	K. A.	K. A.	K. A.
Friese u. Thorspechen	1962 [20]	A : 50–100 g	0 diskontinuierlich		Unter HM		Klin. E.	Intracardial
Grosse-Brockhoff	1964 [27]	A			A VF	TE		Intrakardial
Blömer	1965 [7]	A : 1 ml I : 1000			Während HM			Intrakardial
Effert	1965 [13a]	A : 0,1–0,2 mg O : 0,5 mg			Während HM	VF A	K. A.	Intrakardial
Herden*	1971 [31]	O : 0,1–0,2 mg A : 0,2–0,4 mg	5–10 min			VF A	K. A.	Intrakardial Kava-katheter
Ahnefeld* u. Dölp	1972 [3]	O : 0,1–0,2 mg			Nach 3 min		Theor. Überleg.	V. subclavia
Goldberg	1974 [24]	A : 0,5 mg	0,5 mg; 5 min		VF A EMD			i. v. Intrakardial
Schuster*	1975 [57]	O : 1 mg	1, 3, 5 mg	Verdünnt		B, A, VF	K. A.	
Feldmann u. Ellis	1975 [15]	A : 1 mg 0,2–1 mg		Nach $CaCl_2$			Intrakardial Intratracheal	
Stöcker*	1976 [64]	O : 0,5–1 mg A : 0,5–1 mg		Verdünnt			i. v. Intrakardial	
Hossli	1976 [33]	A : 0,3–0,5 mg	+ gleiche Dosis	K. A.	Während HM	Klin. L.	AHA	i. v. Intrakardial
Stauch*	1977 [61]	O : 0,5–2,5 mg A : 0,2–0,4 mg		Verdünnt				Zentrale Vene
Ahnefeld*	1977 [1]	O : 0,5 mg A, wenn O wirkungslos					K. A.	Intrakardial
Schuster*	1979 [58]	O : 0,5 mg	1/2 mg; 5 min			A VF	K. A.	i. v. Intrakardial
Dudziak	1980 [13]	A : 0,2–1 mg I : 0,2–1 mg	Fraktioniert	Verdünnt	Während HM	K. A.	Klin. L.	Intrakardial
American Heart Association	1980 [3]							
Götz	1981 [26]	A : 0,5–1 mg	3 min	Verdünnt	Während HM	VF A		i. v. Intrakardial
Ahnefeld*	1981 [2]	A : 0,5 mg O : 0,5 mg		Verdünnt			K. A.	
Safar	1981 [55]	A : 0,5–1 mg	3–5 min	Verdünnt	Sofort unabhängig von EKG	A VF EMD	TF Klin. L.	i. v. Intratracheal
Gilston	1983 [23]	A : 2–4 mg			unabhängig von EKG			i. v. Intratracheal

* Orciprenalin bevorzugt empfohlen
I Isoprenalin
O Orciprenalin
A Adrenalin
NA Noradrenalin
HM Herzmassage
K. A. keine Angabe
A Asystolie
VF ventrikuläres Flimmern
B Bradykardie
EMD elektromechanische Dissoziation
TE Tierexperimente
AHA American Heart Association
Klin. E. klinische Erfahrungen
Klin. L. klinische Literatur

Die früheren Empfehlungen für Orciprenalin in der Reanimation in deutschsprachigen Ländern stützen sich vorwiegend auf positive Wirkungen bei AV-Überleitungsstörungen [21, 29, 59] und auf kasuistische Einzelbeobachtungen ohne Beweiskraft (Tabelle 1). Aufgrund neuerer tierexperimenteller Untersuchungen mit Isoprenalin [69] und Orciprenalin [40] hat die Deutsche interdisziplinäre Vereinigung für Intensivmedizin (DIVI) die Empfehlungen zur kardiopulmonalen Reanimation modifiziert [4]. Nunmehr soll nicht mehr Orciprenalin (Alupent) als Mittel der Wahl bei der Reanimation eingesetzt werden, sondern vielmehr Adrenalin als Mittel der ersten Wahl zu Beginn der erweiterten Reanimationsmaßnahmen Anwendung finden. Folgende Applikation von Adrenalin ist in der Reanimation gebräuchlich:

1. Erste Injektion ohne EKG-Diagnose.
2. Intravenöse Dosis 0,5–1 mg, Verdünnung unnötig.
3. Repetition alle 3–5 min.
4. Intratracheal (Tubus) alternativ zur intravenösen Injektion: 1–2 mg in 10 ml *Wasser* oder NaCl.
5. Mischung von Adrenalin und $NaHCO_3$ vermeiden.

Adrenalin ist während der externen Herzmassage vor Natriumbikarbonat zu applizieren, da das kleinere Volumen von Adrenalin rasch über eine periphere Vene gegeben werden kann, während das größere Volumen der Pufferlösung (in der Regel 70–100 ml) langsam infundiert wird.

Entgegen früheren Angaben [31, 63] entfaltet Adrenalin auch in der Azidose seine Wirkung, so daß eine Zeitverzögerung für die Applikation von Adrenalin nicht gerechtfertigt erscheint. Allerdings sollte bei einem Herz-Kreislauf-Stillstand, der länger als 2–3 min besteht, eine höhere Anfangsdosis von Adrenalin appliziert werden, da die Dosis-Wirkungs-Kurve von Adrenalin bei Azidose pH-abhängig nach rechts verschoben ist (Abb. 5).

Adrenalin und Natriumbikarbonat sollten nicht über die gleiche Infusion verabreicht werden, da Natriumbikarbonat Adrenalin inaktivieren soll [55].

Falls eine periphere Vene in der Reanimationssituation nicht punktiert werden kann, ist die intratracheale Applikation von Adrenalin eine bisher wenig beachtete Alternative. Die intratracheale Intubation ist zur suffizienten Beatmung während der Reanimation ohnehin anzustreben.

Adrenalin wirkt intratracheal verabfolgt ebenso rasch wie intrakardial [14]. Wegen der möglichen Gefahren (Pneumothorax, Verletzung von Koronararterien, intramyokardiale Injektion, Verletzungen des Reizleitungssystems) ist die intrakardiale Injektion während einer Reanimation i. allg. abzulehnen. Die intrakardiale Injektion bleibt lediglich den wenigen verzweifelten Fällen vorbehalten, in denen weder ein venöser Zugang gelegt werden kann, noch die endotracheale Intubation möglich ist [5, 55].

β-Sympathikomimetika wie Orciprenalin und Isoprenalin haben in der Reanimation nach Herz-Kreislauf-Stillstand keinen Platz mehr.

Bei AV-Überleitungsstörungen ist zuerst Ipratropiumbromid oder Atropin und nur bei Nichtansprechen Orciprenalin oder Adrenalin anzuwenden.

Bei persistierender hypotoner Kreislaufsituation nach erfolgreicher Reanimation ist eine Therapie mit Dopamin, gegebenenfalls in Kombination mit Dobutamin, zu empfehlen [53, 68].

Der frühzeitige kombinierte Einsatz von mechanischen Basismaßnahmen, Pharmakotherapie und evtl. Elektrotherapie ist die Voraussetzung für den Erfolg jeder

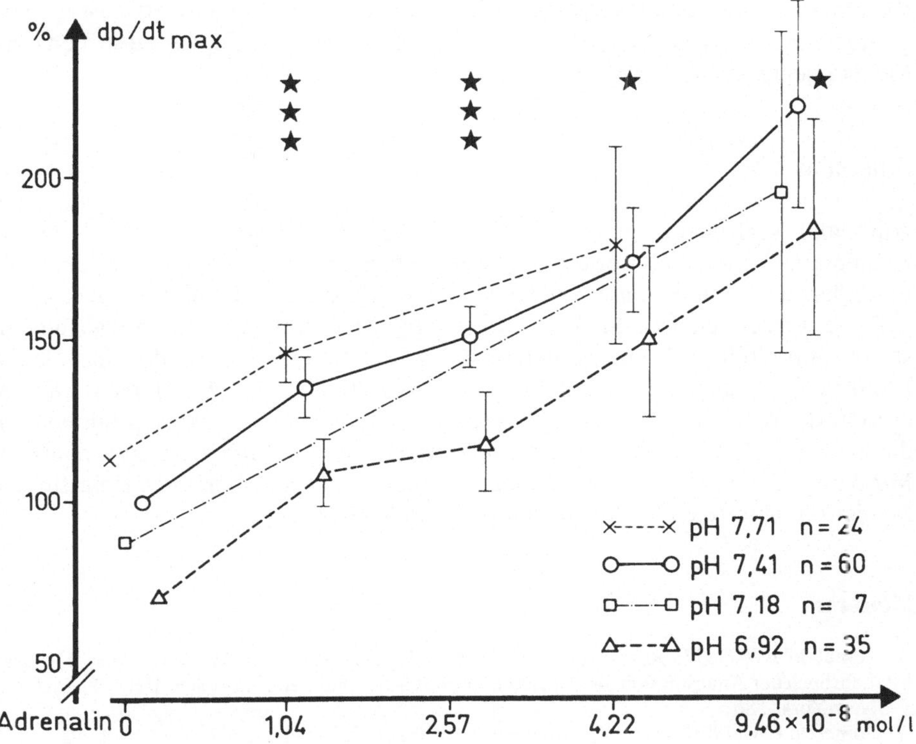

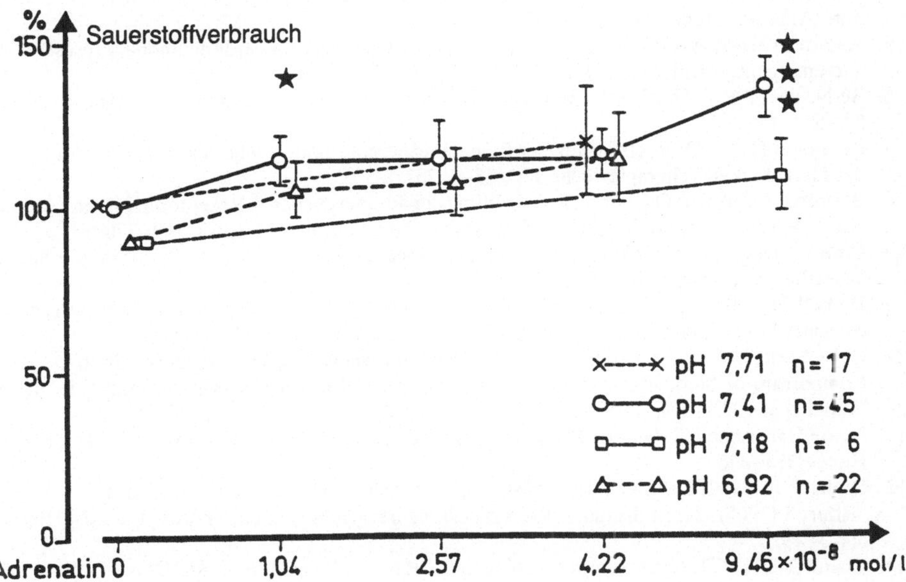

Abb. 5. dp/dt_{max} und O_2-Verbrauch nach Medikation mit Adrenalin bei verschiedenen pH-Werten (isoliertes Meerschweinchenherz). Oben: dp/dt_{max}. Unten: O_2-Verbrauch

Reanimation. Keinesfalls sollte versucht werden, Beatmung und Herzmassage längerfristig (mehr als 30 s) zu unterbrechen, um einen venösen Zugang zu suchen oder Medikamente zu verabreichen.

Ausblick

Adrenalin wird bevorzugt, kann aber nicht als das „ideale Pharmakon" für die Reanimation angesehen werden. Es besitzt einige unerwünschte Nebeneffekte, die besonders nach Wiedereinsetzen der spontanen Zirkulation deutlich werden.

Diese werden letztlich durch eine Erhöhung des transmembranären Kalziumeinstroms vermittelt [17]. Die Flimmerneigung, der Blutdruck (v. a. der diastolische Blutdruck), dp/dt_{max} des linken Ventrikels und die Nachlast des Herzens werden erhöht, der renale Blutfluß dagegen vermindert. Außerdem kann die β-Stimulation die myokardialen Schäden bei Ischämie oder Hypoxie und Reperfusion verstärken. Mit dem Kalziumantagonisten Diltiazem konnten im Tierexperiment diese für das Myokard ungünstigen Wirkungen aufgehoben werden [39].

Literatur

1. Ahnefeld FW (1977) Reanimation. In: Benzer H, Frey R, Hugin W, Mayrhofer D (Hrsg) Lehrbuch der Anaesthesiologie, Reanimation und Intensivtherapie. Springer, Berlin Heidelberg New York, 586
2. Ahnefeld FW (1981) Sekunden entscheiden. Springer, Berlin Heidelberg New York, 92
3. Ahnefeld FW, Dölp R (1972) Maßnahmen zur kardiopulmonalen Wiederbelebung. Dtsch Med Wochenschr 97:1008–1010
4. Ahnefeld FW, Dick W, Schuster HP (1983) Katecholamine in der kardiopulmonalen Reanimation. Anaesth Intensivmed 24:41–42
5. American Heart Association (1986) Standards and guidelines for cardiopulmonary resuscitation and emergency cardiac care. JAMA 255:2905
6. Bethesda (1982) Thirtheeth Bethesda conference emergency cardiac care. Am J Cardiol 50:365–419
7. Blömer H (1965) Differenzierung der Elementartherapie akuter, lebensbedrohlicher Störungen der Herztätigkeit. Therapiewoche 15:1013–1023
8. Breining H, Strubelt O (1965) Die Bedeutung der adrenergischen β-Rezeptoren für die cardiotoxische Wirkung sympathicomimetischer Amine. Med Pharmacol Exp 13: 169–176
9. Crile G, Dolley DH (1906) An experimental research into the resuscitation of dogs killed by anaesthetics and asphyxia. J Exp Med 8:713
10. Daniell HB, Bagwell EE, Walton RP (1967) Limitation of myocardial function by reduced coronary blood flow during isoproterenol action. Circ Res 21:85–98
11. Del Guerico LRM, Feins NR, Cohn JD, Coomaraswamy RP, Wollmann SB, State D (1965) Comparison of blood flow during external and internal cardiac massage in man. Circulation [Suppl I] 31–32:I–171–180
12. Dixon DW, Loeb HS, Gunnar RM (1979) Use of catecholamines in acute myocardical infarction. Herz 4:385–396
13. Dudziak R (1980) Lehrbuch der Anästhesiologie. Schattauer, Stuttgart New York

13a. Effert S (1965) Herzstillstand – Wiederbelebung bei geschlossenem Thorax. Internist (Berlin) 6:483–491

14. Elam JO (1977) The intrapulmonary route for CPR drugs. In: Safar P, Elam JO (eds) Advances in cardiopulmonary resuscitation. Springer, Berlin Heidelberg New York, pp 132–137
15. Feldmann S, Ellis H (1975) Principles of resuscitation. Blackwell, Oxford London Edinburgh Melbourne

16. Fleckenstein A (1964) Experimentelle Wiederherstellung von Automatie und Erregungsleitung durch Sympathomimetica. Verh Dtsch Ges Kreislaufforsch 30:102–112
17. Fleckenstein A (1983) Calcium antagonism in heart and smooth muscle. Wiley-Interscience, New York Chichester Brisbane Toronto Singapore
18. Forbat AF, Zarday Z (1978) Cardiac arrest with electro-mechanical dissociation. Anaesth Analg 57:498–501
19. Frey R, Jude J, Safar P (1962) Die äußere Herzwiederbelebung – Indikation, Technik und Ergebnisse. Dtsch Med Wochenschr 87:857–863
20. Friese G (1962) Die Behandlung des Herzstillstands und des Herzkammerflimmerns bei geschlossenem Thorax. Anaesthesist 11:263–268
21. Friese G, Thorspecken R (1961) Erste Erfahrungen über Alupent bei der Behandlung der AV-Überleitungsstörung des Herzens. Dtsch Med Wochenschr 86:1045–1050
22. Gall F (1963/64) Hämodynamik bei manueller Herzmassage. Thoraxchirurgie 11:136–143
23. Gilston A (1983) Cardiopulmonary resuscitation (CPR). In: Tinker J, Rapin M (eds) Care of the critically ill patient. Springer, Berlin Heidelberg New York, pp 127–145
24. Goldberg AH (1974) Current concepts: Cardiopulmonary arrest. N Engl J Med 290:381–385
25. Goldberg LI, Rajfer S (1982) Sympathomimetic amines: Potential clinical applications in ischemic heart disease. Am Heart J 103:724–729
26. Götz E (1981) Wiederbelebung. In: Lawin PG (Hrsg) Praxis der Intensivbehandlung. Thieme, Stuttgart New York, S 316–329
27. Grosse-Brockhoff F (1964) Medikamentöse Maßnahmen bei Herzflimmern und Herzstillstand. Verh Dtsch Ges Kreislaufforsch 30:113–129
28. Harris LC, Kirimli B, Safar P (1967) Augmentation of artifical circulation during cardiopulmonary resuscitation. Anesthesiology 28:730
29. Heinecker R, Vettermann H, Zipf KE (1962) Beseitigung eines durch Herzkatheter ausgelösten Herzstillstandes durch intrakardiale Alupentgabe. Z Kreislaufforsch 51:485
30. Herbert P, Tinker J (1980) Inotropic drugs in acute circulatory failure. Intensive Care Med 6:101
31. Herden HN (1971) Wiederbelebung. In: Lawin PG (Hrsg) Praxis der Intensivbehandlung. Thieme, Stuttgart New York, S 598–608
32. Holmes HR, Babbs CF, Voorhees WD, Tacker WA, de Garavilla B (1980) Influence of adrenergic drugs upon vital organ perfusion during CPR. Crit Care Med 8:137–140
33. Hossli G (1976) Kardiale Funktion. In: Ahnefeld FW, Bergmann H, Burri C, Dick W, Halmagyi M, Rügheimer E (Hrsg) Notfallmedizin. Springer, Berlin Heidelberg New York (Klinische Anästhesiologie und Intensivtherapie, Bd 10, S 64–71)
34. Jude JR, Kouwenhoven WB, Knickerbocker GG (1961) Cardiac arrest – report of application of external cardiac massage on 118 patients. JAMA 178:1063–1070
35. Kay JH (1951) The treatment of cardiac arrest. Surg Gynecol Obstet 93:682–690
36. Livesay JJ, Folette DM, Fey KH, Nelson RL, De Lande EC, Barnard RJ, Buckberg GD (1978) Optimizing myocardial supply/demand balance with α-adrenergic drugs during cardiopulmonary resuscitation. J Thorac Cardiovasc Surg 76:244–251
37. Maroko PR, Kjekshus JK, Sobel BE, Watanabe T, Covell JW, Ross J, Braunwald E (1971) Factors influencing infarct size following experimental coronary artery occlusion. Circulation 43:67–82
38. Meuret GH (1984) Pharmakotherapie in der Reanimation nach Herz – Kreislaufstillstand. Springer, Berlin Heidelberg New York Tokyo (Anästhesiologie und Intensivmedizin, Bd 162)
39. Meuret GH, Schindler HFO (1983) Calcium-Antagonismus – ein neues pharmakologisches Prinzip in der Reanimation. Vergleich von Calcium und Calcium-Antagonisten. Schweiz Med Wochenschr 113:1153–1157
40. Meuret GH, Lenders HG, Schindler HFO, Scholler KL (1983) Orciprenalin (Alupent) in der Reanimation nach Kreislaufstillstand? Experimenteller Vergleich zwischen Orciprenalin und Adrenalin an Hunden. Anaesthesist 32:352–358
41. Molokhia FA, Ponn RB, Robison WJ, Asima-Copoulos PJ, Norman JC (1972) A method of augmentation coronary perfusion during internal cardiac massage. Chest 62:610
42. Mueller H, Ayres SM, Gianelli S, Fosterconklin EF, Mazzara JT, Grace WJ (1972) Effect of isoproterenol l-norepinephrine and intra-aortic counterpulsation on haemodynamics and myocardial metabolism in shock following acute myocardial infarction. Circulation 45:335–351
43. Negovsky VA (1974) Reanimatology – The sciene of resuscitation. In: Stephenson HE (ed) Cardiac arrest and resuscitation. Mosby, St Louis, pp 3–27

44. Nusser E, Nusser-Meggendorfer H (1963) Erfolgreiche Behandlung des asystolischen Herzstillstandes durch intrakardiale Alupent-Injektion. Med Welt 37:1891
45. Otto CW, Yakaitis RW, Blitt CD, (1981) Mechanism of action of epinephrine in resuscitation from asphyxial arrest. Crit Care Med 9:364–365
46. Otto CW, Yakaitis RW, Redding JS, Blitt CD (1981) Comparison of dopamine, dobutamine and epinephrine in CPR. Crit Care Med 9:366
47. Pappelbaum S, Lang TW, Bazika V, Bernstein H, Herrold G, Corday E (1965) Comparative hemodynamics during open vs closed cardiac resuscitation. JAMA 193:659–662
48. Pearson JW, Redding JS (1965) Influence of peripheral vascular tone on cardiac resuscitation. Anesth Analg 44:746–752
49. Prager H, Haiderer O, Sterz H (1979) Reanimation mit hochdosierter Dopamin-Gabe. 11. gem Tag Dtsch-Öst Ges intern Intensivmed, Berlin
50. Redding JS (1977) Drug therapie during cardiac arrest. In: Safar P (ed) Advances in cardiopulmonary resuscitation. Springer, Berlin Heidelberg New York, pp 113–117, 137–138
51. Redding JS, Pearson JW (1962) Resuscitation from asphyxia. JAMA 182:283–286
52. Redding JS, Pearson JW (1963) Evaluation of drugs for cardiac resuscitation. Anesthesiology 24:203–207
53. Richard C, Ricome IL, Rimaieho A, Bottineau G, Auzepy P (1983) Combined hemodynamic effects of dopamine and dobutamine in cardiogenic shock. Circulation 67:620–626
54. Rogers MC, Weisfeldt ML,Traystan RJ (1981) Cerebral blood flow during CPR. Anesth Analg 60:73
55. Safar P (1981) Cardiopulmonary resuscitation. Saunders, Philadelphia
56. Safar P, Stezoski SW, Nemoto EM (1976) Amelioration of brain damage after 12 minutes cardiac arrest in dogs. Arch Neurol 33:91
57. Schuster HP (1975) Akuter Kreislaufstillstand. In: Interne Intensivmedizin. Schölmerich P, Schuster HP, Schönborn H, Baum PP (Hrsg) Thieme, Stuttgart, New York, S 101–126
58. Schuster HP, (1979) Notfallmedizin. Enke, Stuttgart
59. Schuster HP, Baum P (1969) Ein neues Isoprenalin-Derivat (1- (3,5 - Dihydroxyphenyl) -1-hydroxy -2- [1- (4- hydroxyphenyl) - isopropyl] - aminoauthan, In 1165 a) in der Therapie akuter cardiovaskulärer und respiratorischer Notfallsituationen. Arzneimittelforsch 19:1905–1914
60. Sobel BE (1980) Cardiac and noncardiac forms of acute circulatory collapse (shock). In: Braunwald E (ed) Heart disease. Saunders, Philadelphia, p 590
61. Stauch M (1977) Kreislaufstillstand und Wiederbelebung. Thieme, Stuttgart New York
62. Stephenson HE (1974) Cardiac arrest and resuscitation. Mosby, St Louis
63. Stewart WK, Morgan HG, McGowan SW (1965) A clinical and experimental study of the electrocardiographic changes in extreme acidosis and cardiac arrest. Br Heart J 27:490–497
64. Stöcker L (1976) Narkose. Eine Einführung.Thieme, Stuttgart New York
65. Szekeres L, Papp J Gy (1980) Effect of adrenergic activators and inhibitors on the electrical activity of the heart. In: Szekeres (ed) Adrenergic activators and inhibitors. Springer, Berlin Heidelberg New York, (Handbook of experimental pharmacology, vol 54/1, pp 597–650)
66. Vatner SF, McRitchie RJ, Maroko PR, Patrick TA, Braunwald E (1974) Effects of catecholamines, exercise and nitroglycerine on the normal and ischemic myocardium in conscious dogs. J Clin Invest 54:563–575
67. Voorhees WD, Babbs CF, Tacker WA (1980) Regional blood flow during cardiopulmonary resuscitation in dogs. Crit Care Med 8:134–136
68. Wollschläger H, Löllgen H, Just H (1982) Therapie des kardiogenen Schocks bei akutem Myokardinfarkt. Dtsch Med Wochenschr 19:743–745
69. Yakaitis RW, Otto CW, Blitt CD (1979) Relative importance of α- and β-adrenergic receptors during resuscitation. Crit Care Med 7:293–296

Sympathikomimetika im Schock und bei akutem Myokardinfarkt

H. Just

Sympathikomimetika sind als Standardtherapeutika in die Behandlung des Schocks seit Jahren eingeführt [1–3, 7, 8, 15, 25, 28, 57, 68, 82]. Die Vielfalt der Erscheinungsformen des Kreislaufschocks und die Dramatik des akuten Erkrankungsverlaufs haben es bedingt, daß die Therapie mit Sympathikomimetika weithin auf empirischer Grundlage praktiziert wird.

Eine bessere Kenntnis der inotropen, chronotropen und vasoaktiven Wirkungen der Sympathikomimetika einerseits und die heute in viel größerem Umfang mögliche hämodynamische Überwachung mittels Einschwemmkatheter und direkter arterieller Druckmessung auf den Intensivstationen andererseits haben jedoch weit bessere Grundlagen für die Beurteilung und den therapeutischen Einsatz der Herz-Kreislauf-wirksamen Pharmaka bei diesen Krankheitsbildern geschaffen [36, 68].

Es ist daher möglich geworden, die unterschiedlichen Wirkungsspektren der verschiedenen Sympathikomimetika in einem differentialtherapeutischen Ansatz besser zu nutzen, das heißt den individuellen Besonderheiten der jeweiligen Erkrankung besser anzupassen [14, 35, 58, 69].

Pathophysiologische und klinische Grundlagen

Das außerordentlich breite Spektrum der klinischen Erscheinungsformen des Schocks kann nach der Schwere bzw. dem Stadium im Verlaufe der Entwicklung des Schocks unterteilt werden:
- Präschock,
- Schock,
- irreversibler oder protrahierter Schock,
- letaler Schock.

Der Schock wird definiert [86] als ein Zustand, bei dem eine arterielle Hypotension *mit* mangelhafter Füllung des arteriellen Gefäßsystems und *mit* ungenügender Durchblutung der Organe vorliegt. Abgesehen von Fällen mit Herzrhythmusstörungen wird eine Tachykardie beobachtet, die Haut ist kalt und feucht infolge der Vasokonstriktion und Minderdurchblutung. Unruhe und Somnolenz sowie eine Oligurie sind Ausdruck der Minderdurchblutung lebenswichtiger Organe und somit Manifestation einer Überforderung kardiovaskulärer Kompensationsmechanismen (Zentralisa-

tion). Die Definition des Schocks ist von der auslösenden Ursache, bzw. der Grunderkrankung unabhängig:
- Hypotension (<90 mm Hg systolisch),
- Tachykardie (>100 Schläge/min),
- feuchte, kalte Haut,
- Unruhe, Somnolenz,
- Oligurie (<50 ml/h)

Als Präschock werden in die Definition auch solche Zustände eingeschlossen, bei denen noch nicht alle Kriterien des voll ausgebildeten Schocks erfüllt sind, jedoch aus der Grunderkrankung und deren Verlauf die für den Schock typische sekundäre Organschädigung am Beginn steht und deren für den späteren Krankheitsverlauf gefährliche oder letale Eigengesetzlichkeit durch Gewebshypoxie und -azidose, Gerinnungsstörungen und durch andere Folgen der Gewebehypoperfusion noch nicht voll ausgeprägt und damit noch reversibel ist.

Die Ursachen des Schocks (Tabelle 1) lassen sich in 3 Gruppen unterteilen: Erstens solche Zustände, bei denen die kritische Drosselung der Kreislaufleistung durch *mangelhaftes Blutangebot* an das primär gesunde Herz bei primär intakter Vasoregulation geschieht. Dies kann infolge Verlusts von Blut nach außen oder in Körperhöhlen geschehen, ebenso wie durch Plasmaverlust oder bei einer anaphylaxiebedingten Gefäßwandschädigung und Lähmung der Vasomotorik. Im *septischen Schock* [90] wird der Ablauf der Ereignisse [53] durch Lähmung der peripheren Vasoregulation auf Arteriolen- und Venolenebene bedingt [81] und verstärkt [31] durch schocktypische Gerinnungsstörungen [32, 75] (Verbrauchskoagulopathie) mit u. U. irreversi-

Tabelle 1. Ursachen des Schocks*

Volumenmangel	– Blutverlust	
	– Plasmaverlust	– Verbrennung
		– Anaphylaxie
Sepsis		
Herzversagen	– rhythmogen	– Tachykardie
		– Bradykardie
	– myokardial	– Myokardinfarkt
		– akute Klappeninsuffizienz
		– Myokarditis
		– Kardiomyopathie
Lungenembolie		
Perikardtamponade	– Hämoperikard	
	– Pericarditis exsudativa	

a) Hypovolämie
b) Versagen der Gefäßregulation*
c) Herzversagen
d) Äußere Behinderung der Herztätigkeit

* Kurzdauernde, nervale, vorwiegend vagalbedingte Zustände von Hypotension, wie auch Orthostase, sind nicht eingeschlossen.

bler Gewebeperfusionsstörung infolge intravasaler Gerinnung. Gleichzeitig ist bei diesen Zuständen mit einer ätiopathogenetisch noch nicht richtig verstandenen myokardialen Funktionsstörung ("myocardial depressant factor" [40], mikrovaskuläre Perfusionsstörung des Myokards?) zu rechnen. Hierdurch kann auch bei Wiederherstellung eines ausreichenden zentralen Blutvolumens eine Besserung des Krankheitszustands ausbleiben. Außerdem ist im septischen Schock die Ansprechbarkeit der Gefäßperipherie auf vasoaktive Substanzen herabgesetzt oder aufgehoben [90, 92]. Das Zusammentreffen von langwirkender intravasaler Strombehinderung, allgemeiner Gefäßlähmung und Myokardschädigung machen den septischen Schock zu einer besonders gefährlichen Form des Kreislaufschocks.

Schock durch primäres Versagen des Herzens wird beobachtet bei anhaltenden *Herzrhythmusstörungen* mit kritischer Drosselung der Auswurfleistung des Herzens (Kammertachykardie, supraventrikuläre Tachykardien mit Frequenzen >200/min, tachykarder oder bradykarder Herzstillstand). Hier ist im Gegensatz zu den vorgenannten Schockformen das Füllungspotential des Herzens normal. Lediglich die anhaltend reduzierte Organdurchblutung führt zu Sekundärveränderungen in der Peripherie, die in ihrer Eigengesetzlichkeit das Vollbild des Schocks mit allen Folgeerscheinungen herbeiführen.

Im *kardiogenen Schock* bei primär myokardialem Versagen durch Myokardinfarkt (häufigste Ursache des kardiogenen Schocks), Myokarditis, Kardiomyopathie oder akute Herzklappenzerstörungen mit rasch progredientem Herzversagen findet man die schocktypische Gewebehypoperfusion bei ungenügender Füllung des arteriellen Gefäßsystems, jedoch mit erhöhtem Füllungspotential des Herzens. Die Eigengesetzlichkeit des Schocksyndroms kommt hier besonders rasch in Gang und ist nur besonders schwer zu beheben, da die Myokardschädigung in aller Regel irreversibel ist. Lediglich bei akuten Herzklappendestruktionen kann durh eine rasche operative Intervention u. U. ein irreversibler Schaden verhütet werden. Manchmal gelingt bei kardiogenem Schock infolge akuten Myokardinfarkts eine Wiederherstellung der Pumpfunktion des Herzens durch kathetertechnische Rekanalisation des verschlossenen Koronargefäßes.

Eine besonders wichtige Rolle bei der Entstehung des Schocks bei myokardialen Schädigungen spielt das rechte Herz: Tritt ein Rechtsherzversagen bei primär linksventrikulärer Schädigung hinzu (z. B. Rechtsventrikelinfarkt bei Herzhinterwandinfarkt, Rechtsherzversagen bei Kardiomyopathie), so ist das Schocksyndrom besonders schwer, therapeutisch kaum mehr zu beeinflussen und prognostisch besonders schlecht.

Drittens sind solche Schockformen abzutrennen, die durch eine gewissermaßen äußere Behinderung der Herzaktion verursacht werden. Hierzu gehört die Lungenembolie mit akuter Rechtsherzbelastung und kritischer Drosselung des Gesamtkreislaufs wie auch die Perikardtamponade bei Hämoperikard oder Percarditis exsudativa, einschließlich der Spätformen einer Herzinsuffizienz bei Pericarditis constrictiva calcarea).

Mischformen sind sehr häufig. So kann ein primärer Volumenmangel bei Leberzirrhose mit Aszites durch eine Ösophagusvarizenblutung akut dekompensieren. Septische Komplikationen können bei primär myokardialem Versagen (bakterielle Endokarditis) hinzukommen, wie jede Form des Kreislauf- oder des kardiogenen Schocks durch Lungenembolien ausgelöst oder überlagert werden kann.

Tabelle 2. Organbeteiligung im Schock

Gehirn	– Unruhe, Verwirrtheit, Somnolenz
Herz	– Myokarddepression – Herzüberlastung – Arrythmie
Niere	– akutes Nierenversagen
Blut	– Verbrauchskoagulopathie
Lunge	– Schocklunge, ARDS
Intestinum	– Vasokonstriktion, Resorptionsstörungen
Mikrozirkulation	– Blutumverteilung – periphere Stase – Gewebsazidose – Verbrauchskoagulopathie
Metabolismus	– Katecholamine erhöht – Glukose erhöht (Glykogenolyse) – freie Fettsäuren erhöht – Azidose, insbesondere Laktat > 2 mmol/l – Pyruvat erhöht

Vom Schocksyndrom im eigentlichen Sinne sind solche Zustände abzugrenzen, bei denen es durch reflektorische, meistens vagal oder durch Versagen der sympathischen Regulation ausgelöste Hypotension zu schockähnlichen Symptomen kommt. Auch beim Myokardinfarkt gibt es hypotensive Zustände, die durch Aktivierung vagaler, kardialer Afferenzen bei Hinter- wie bei Vorderwandinfarkt schockähnliche Bilder hervorrufen können. Diesen Zuständen fehlt jedoch die Eigengesetzlichkeit der Gewebehypoperfusion, vorausgesetzt sie gehen bei längerer Dauer nicht in ein eigenständiges Schocksydrom über.

Schockfolgen sind an Lunge, Niere, Leber, Herz und Gehirn bekannt (Tabelle 2). Sie wirken sich besonders ungünstig unter Beteiligung der Lunge aus (Schocklunge [37]), da hierdurch ein allgemeiner Sauerstoffmangel verstärkt wird und da die Lunge als wichtiges Organ der Vasoregulation ausfällt. Ferner ist die bei fortschreitender Lungenschädigung eintretende zusätzliche Rechtsherzbelastung besonders ungünstig. Schließlich kann bei beatmeten Patienten eine weitere Lungenschädigung durch die Sauerstoffatmung bedingt sein und ein rasch progredientes Lungenversagen (“acute respiratory distress syndrom”, ARDS) den Krankheitsverlauf entscheidend bestimmen.

Zentrale Hämodynamik

Bei den verschiedenen Formen des Kreislaufschocks ist der zentrale Venendruck, das Lungenblutvolumen und der Füllungsdruck der linken Herzkammer [67, 91] erniedrigt. Infolgedessen ist das Schlagvolumen erniedrigt. Trotz Tachykardie kann das Herzzeitvolumen nicht aufrechterhalten werden, so daß der Blutdruck sinkt, auch bei erhöhtem peripherem Gesamtgefäßwiderstand (Regelfall) und mehr noch bei ungenügender peripherer Vasokonstriktion (septischer Schock). Das zirkulierende Blutvolumen ist vermindert.

Beim kardiogenen Schock ist primär das Schlagvolumen in einem Ausmaß vermindert, da auch durch Herzfrequenzanstieg das Herzminutenvolumen nicht über 2 l/min/m^2 Körperoberfläche gehalten werden kann. Auch hier sinkt der Aortendruck trotz erhöhten peripheren Gesamtgefäßwiderstand. Lediglich bei Frühformen des kardiogenen Schocks kann die allgemeine Vasokonstriktion noch ungenügend und damit der Gesamtgefäßwiderstand normal oder niedrig sein. Im septischen Schock kann in der Frühphase der Herzindex bei noch normalem Schlagvolumen (Tachykardie) sogar erhöht sei [81].

Die geschwindigkeitsbezogenen Kontraktilitätsparameter der isovolumischen Phase sind im kardiogenen und septischen Schock erniedrigt [78]. Nachlastabhängige Kontraktilitätsparameter, wie Austreibungsfraktion, systolische Austreibungsstromstärke, mittlere zirkumferentielle Faserverkürzungsgeschwindigkeit und mittlere normalisierte systolische Ejektionsrate, sind im Schock durch die veränderten Nach- und Vorlastbedingungen in ihrer Aussagekraft als Kontraktilitätsindizes entwertet. Sie haben daher nur sehr begrenzte Aussagekraft. Wichtigstes und in der Klinik auch meßbares Beurteilungskriterium ist das Verhalten von Füllungsdruck (Pulmonalkapillardruck [67]) und Schlagarbeitsindex. Der zentrale Venendruck gibt Anhalt für Änderungen des zirkulierenden Blutvolumens (Ausnahme: rechtsventrikulärer Infarkt).

Schon frühzeitig setzt mit dem Abfallen der Förderleistung des Herzens die sympathisch, α-konstriktorisch vermittelte Vasokonstriktion den Vorgang der Kreislaufzentralisation ein. Zuerst werden Haut-, intestinale und Skelettmuskeldurchblutung reduziert. Bei weiter fallender Förderleistung steigt dann der renale Gefäßwiderstand an, und schließlich werden auch die zerebrale und koronare Zirkulation beeinträchtigt.

Die Lunge unterliegt nur im Bereich der bronchialarteriellen Zirkulation einer α-adrenergen Steuerung. Ihre Beteiligung am Schock ist wahrscheinlich durch einen erhöhten Anfall vasoaktiver Substanz sowie Mikrothromben bei Einsetzen der peripheren Gerinnungsstörung gekennzeichnet [3]. Im kardiogenen Schock kommt die Lungenvenendruckerhöhung infolge der Stauung hinzu.

Die Mikrozirkulation im Parenchym wird durch Vasokonstriktion mit Stase im kapillären und venolären Gebiet bedingt. Bei septischem Schock ist oft primär eine Vasodilatation mit Aufhebung der arteriolären und venolären Vasomotorik typisch. Es kommt zu einem Plasmaverlust durch die geschädigten Kapillarwände bei längerbestehender Stase [74, 80] oder primär im Verbrennungsschock.

Durch erhöhten Sympathikotonus, erhöhtes Gerinnungspotential und u. U. reduzierte fibrinolytische Kapazität verändern sich die Fließeigenschaften des Blutes mit Erythrozyten- und Thrombozytenaggregation und schließlich allgemeiner intravasaler Gerinnung mit Verbrauch von Gerinnungsfaktoren, insbesondere Fibrin (Verbrauchskoagulopathie). Infolgedessen kann sich im späteren Verlauf eine mehr oder weniger schwere Blutungsneigung entwickeln.

Im hypoperfundierten Organgewebe kommt es zur Gewebshypoxie und -azidose, verstärkt durch die Eröffnung von Shuntverbindungen [11], die das wenige, verbliebene Blut am Parenchym vorbei in das venöse System umleiten.

Metabolische Veränderungen: Trotz sinkenden Sauerstoffverbrauchs des Gewebes wird bei ungenügender Zufuhr die Hypoxie [66] unvermeidlich und die anaerobe Glykolyse setzt ein. Es kommt zum Aufstau von Wasserstoffionen und Laktat. Das letztere ist für eine prognostische Beurteilung gut geeignet [89]. Bei Laktatwerten zwischen 2 und 4 mmol/l überleben ca. 50%, bei Laktatwerten über 10 mmol/l weniger als 10% der Patienten. Durch Zellmembranschädigung kommt es zum Kaliumverlust bei Anstieg des intrazellulären Kaliums. Die Azidose hemmt den transmembranären Kalziumeinstrom und entfaltet somit in der Anfangsphase des Schocks eine gewisse gewebsprotektive Wirkung.

Therapie

Die Behandlung des Schocks ist zunächst an der Grunderkrankung orientiert. Die Substitution von Blutvolumen, Humanalbumin oder Plasmaersatzstoffen muß so rasch als möglich einsetzen. Herzrhythmusstörungen, die kausale oder verschlimmernde Bedeutung haben, müssen umgehend beseitigt werden. Eine Herzbeuteltamponade wird sofort durch Punktion evakuiert. Schwere Herzklappendestruktionen werden operativ korrigiert, auch im Zustand einer floriden, bakteriellen Infektion. Beim kardiogenen Schock durch akuten Myokardinfarkt wird notfallmäßig koronarangiographiert und eine Reperfusion der ischämischen Areale durch mechanische Rekanalisation oder intrakoronare Fibrinolyse versucht.

Ist das Schocksyndrom nicht zu beheben oder ist eine Progredienz abzusehen und nicht aufzuhalten, so wird frühzeitig intubiert und maschinell beatmet. Bei Sinken des arteriellen Sauerstoffpartialdrucks [17] unter 60 mm Hg ist in jedem Falle die Indikation zur Intubation und Beatmung gegeben.

Das Eintreten einer Verbrauchskoagulopathie (Absinken des Fibrinogens) muß zur sofortigen Heparinisierung Anlaß geben. Eine Gewebsazidose wird durch Natrium- oder Kaliumbikarbonat oder auch durch Tris-Puffer ausgeglichen. Dabei muß strengstens eine Überkompensation mit Entwicklung einer Alkalose vermieden werden, denn hierdurch können u. U. schwere Gewebsschäden hervorgerufen werden.

Kardiogener Schock

Die Entwicklung eines kardiogenen Schocks ist, wenn nicht durch akute Herzklappenzerstörung hervorgerufen, bedingt durch Verlust an kontraktionsfähigem Myokard. Für den Fall der häufigsten Ursache kardiogenen Schocks, nämlich den akuten Myokardinfarkt, ist mit dem Eintreten von Schock zu rechnen, wenn mehr als 40% an kontraktiler Substanz ausgefallen sind.

Das vom Erkrankungsprozeß nicht betroffene Restmyokard arbeitet unter ungünstigen Bedingungen: Die Kammer ist vergrößert, so daß zum Auswurf des Schlagvolumens ein unverhältnismäßig hoher Kraftaufwand für das kontraktile Element notwendig wird (Gesetz von Laplace). Die Wandspannung ist erhöht, wodurch der myokardiale Sauerstoffverbrauch gesteigert wird. Bei koronaren Mehrgefäßerkrankungen ist zudem die Sauerstoffversorgung primär auch für das Restmyokard u. U.

nicht ausreichend. Große Aneurysmen, Mitralinsuffizienz oder Ventrikelseptumruptur verursachen eine weitere drastische Verschlechterung der Arbeitsbedingungen durch einen Regurgitationseffekt. Ist die rechte Herzkammer mitinfarziert (Herzhinterwandinfarkt), so kann im Lungenkreislauf ein ausreichender Druck nicht mehr aufgebaut werden, so daß die notwendige, erhöhte Faservordehnung der linken Herzkammer nicht erreicht werden kann. Dadurch sinkt das Schlagvolumen weiter ab.

Bei längerbestehender, chronischer Herzinsuffizienz als Vorerkrankung ist die Dichte der β-Rezeptoren am Myokard vermindert und damit das Ansprechen auf Sympathikomimetika herabgesetzt [5].

Das Ansprechen auf die Therapie ist weitgehend abhängig vom Zustand des Myokards [9]: erstens vom Zustand und den Arbeitsbedingungen des Restmyokards, zweitens von der Fähigkeit der Kammer, auf entlastende Maßnahmen mit Reduktion der Kammergröße endsystolisch wie enddiastolisch zu reagieren. Drittens können Begleitkomplikationen das Ansprechen auf die Therapie wesentlich verändern bzw. andere therapeutische Maßnahmen erfordern (relative Mitralinsuffizienz, Papillarmuskelruptur, Ventrikelseptumdefekt, Rechtsventrikelinfarkt, Herzrhythmusstörungen, komplizierende Lungenembolien).

Diagnostik

Schock wird nach den anfangs geschilderten Kriterien (S. 82) diagnostiziert. Die Erkennung und Bewertung der Grunderkrankung und eventueller auslösender Faktoren sind von größter Bedeutung. Bei schockgefährdeten Patienten ist eine Intensivüberwachung erforderlich [66]. Erste Anzeichen einer Verschlechterung müssen erkannt und behandelt werden. Bei akutem Myokardinfarkt ist das Neuauftreten eines systolischen Geräusches stets verdächtig auf Ventrikelseptumruptur oder Papillarmuskelabriß und muß daher sofort diagnostisch gesichert werden.

Zur Diagnostik und zur Therapieführung des Schocks ist der Swan-Ganz-Einschwemmkatheter und die direkte arterielle Druckmessung unentbehrlich. Zuverlässiger Aufschluß über die Funktion der linken, manchmal auch der rechten Herzkammer wird mit dem 2D-Echokardiogramm gewonnen.

Zur Überwachung von gefährdeten Patienten oder Patienten im manifesten Schock auf der Intensivstation wird das EKG am Monitor überwacht. Die Blutgase werden je nach Grunderkrankung und Verlauf wiederholt bestimmt. Mit dem Swan-Ganz-Einschwemmkatheter wird der rechtsatriale oder zentrale Venendruck, der Pulmonalarteriendruck, der Pulmonalkapillardruck und das Herzminutenvolumen mittels Thermodilution gemessen. Der Pulmonalkapillardruck kann in Abwesenheit einer Mitralstenose als brauchbarer Hinweis auf den linksventrikulären, enddiastolischen Druck benutzt werden [14]. Der arterielle Blutdruck wird über eine Plastikverweilkanüle oder einen kurzen intraarteriellen Katheter mit dauernder Gegenperfusion kontinuierlich überwacht. Am besten eignet sich die A. brachialis oder A. radialis. Seltener wird die A. femoralis benutzt.

Als wichtiges Verlaufskriterium wird das Blutlaktat bestimmt. Die Urinausscheidung wird über einen transurethralen oder suprapubischen Katheter kontinuierlich gemessen. Thoraxröntgenaufnahmen, Serumelekrolytkontrollen und Bestimmung der harnpflichtigen Substanzen gehören zum Überwachungsprogramm.

Tabelle 3. Zentrale Hämodynamik und Klassifizierung bei akutem Myokardinfarkt. Klassifizierung mod. nach [19a]

Klasse	Klinische Zeichen	Herzindex (l/min/m²)	LVEDP/ PCWP (mm Hg)	Myokard-ausfall %	Therapie (hämodynamisch)
I	Haut warm, keine Stauung	> 2,7	10–15	< 20	Keine
II	Hypoperfusion, keine Stauung	> 2,2	5–18	Wechselnd	Volumenzufuhr
III	Stauungsinsuffizienz	> 1,8	> 18	20	Venodilation, Diurese
IVa	Hypoperfusion und Stauung	< 1,8	> 18	20–40	Arterio- und Venodilation
IVb	Schock	<< 1,8	> 15	> 40	Vasodilation, Sympathikomimetika, Intubation und Beatmung, intraaortale Ballongegenpulsation

Hämodynamisches Befundmuster

Im Volumenmangelschock ist das Herzminutenvolumen unter 2 l/min/m² Körperoberfläche (Index) reduziert, der zentrale Venendruck ist ebenso wie der Pulmonalkapillar-(PC-)Druck niedrig (0–5 mm Hg). Auch im septischen Schock ist das Herzminutenvolumen oft niedrig, anfangs aber meist normal oder sogar erhöht. Der zentrale Venendruck ist niedrig, der PC-Druck niedriger oder normal, in späteren Stadien (Myokardbeteiligung!) u. U. erhöht. Der Gesamtgefäßwiderstand ist niedrig und reagiert nicht oder nur schwer auf Vasokonstriktoren [12, 79].

Im kardiogenen Schock (Tabelle 1) kann die kritische Drosselung durch Tachy- oder Bradykardie ausgelöst sein. Dies setzt jedoch meist ein erkranktes Myokard voraus. Bei primär myokardialem Versagen ist der Herzindex erniedrigt (unter 2 l/min/m² Korperoberfläche), der Füllungsdruck der linken Kammer ist erhöht, bei biventrikulärer Erkrankung auch der der rechten Kammer. Tabelle 3 zeigt eine Klassifizierung in Anlehnung an einen Vorschlag von Forrester et al. [83] für den akuten Myokardinfarkt. Im kardiogenen Schock genügt die Messung des zentralen Venendrucks nicht, da dieser vom linksventrikulären Füllungsdruck wesentlich verschieden sein kann; der rechtsatriale Druck kann auch bei erheblicher pulmonaler Stauung durch Linksherzversagen noch normal sein. Erhöhung des PC-Drucks und des Drucks im rechten Vorhof bei akutem Infarkt deutet auf eine begleitende Infarzierung der rechten Herzkammer hin, ist jedoch nicht beweisend (rechtsthorakale EKG-Ableitungen, Echokardiogramm, Myokardszintigramm). Bei Schock infolge Herzklappenerkrankungen bestimmen diese die Hämodynamik. Stets ist der Herzindex kritisch erniedrigt, der PC-Druck und der Pulmonalarteriendruck stark erhöht.

Bei Lungenembolie ist der Herzindex schocktypisch erniedrigt, ganz früh im Verlauf manchmal normal oder erhöht, der periphere Gesamtgefäßwiderstand in der perakuten Phase oft niedrig, sodann aber stark erhöht. Der rechtsatriale Druck ist u. U. stark erhöht, der PC-Druck niedrig, wenn überhaupt meßbar (embolische Lungenarterienverlegung).

Bei Perikardtamponade ist der Herzindex schocktypisch erniedrigt, der periphere Gesamtgefäßwiderstand erhöht. Rechtsatrialer und PC-Druck liegen auf gleichem Niveau. Der rechtsventrikuläre Druckpuls zeigt das charakteristische „Dip-und-Plateau-Phänomen". Ferner findet sich eine inspiratorische, rechtsatriale Drucksteigerung (Kussmaul-Venenpuls) bei inspiratorisch fallendem systolischem Druck (Pulsus paradoxus).

Kann in einem gegebenen Fall nicht sicher entschieden werden, ob vagomimetische Reizzustände zur Hypotension beitragen, so kann, sofern es die Grunderkrankung zuläßt, Atropin probatorisch vor Wiederholung der Messungen gegeben werden.

Therapie

Sympathikomimetika werden immer im Rahmen einer differentialtherapeutischen Strategie eingesetzt. Zeitpunkt des Einsatzes, Wahl der geeigneten Substanz und deren Dosierung werden von der Grunderkrankung, dem Stadium der Schockentwicklung und der hämodynamischen Befundkonstellation abhängig gemacht.

Die für eine hämodynamisch orientierte Therapie wichtigen kardialen und vaskulären Wirkungen der gebräuchlichen Sympathikomimetika sind in Tabelle 4 zusammengestellt. Die Dosierungen sind in Tabelle 5 angegeben.

Bevorzugt werden Adrenalin, Noradrenalin [13], Dopamin [25] und Dobutamin [21] allein oder in Kombination (Dopamin plus Dobutamin). Isoprenalin [29, 65]. Orciprenalin und β_2-Mimetika wie Fenoterol [33], Salbutamol [76] oder Terbutalin werden nicht oder nur sehr selten verwendet. Ihre chronotrope Wirkung ist zu stark, der myokardiale Sauerstoffverbrauch wird unverhältnismäßig stark erhöht. Ist eine stärkere Vasodilatation, wie mit β_2-Mimetika induzierbar, erforderlich, so kann diese Wirkung auch durch Kombination mit Vasodilatanzien, z. B. Nitroprussidnatrium [6], wirksamer und sicherer herbeigeführt werden. Isoprenalin und Orciprenalin werden nur in jenen seltenen Fällen noch Verwendung finden, in denen eine Bradykardie das Schocksyndrom begleitet.

Alle Sympathikomimetika werden grundsätzlich maschinell infundiert. Die Dosierungen werden in µg pro kg Körpergewicht und min angegeben. Wegen der hohen Wirkungsintensität müssen die Dosierungen sehr genau eingehalten werden. Die Wirkungsdauer ist sehr kurz (siehe Beitrag Krebs, Weihrauch, S. 44). Daher darf die Infusion nicht unterbrochen werden. Bei Dauerapplikation (mehr als 12 h) ist mit einer Abnahme der Wirkung, wahrscheinlich durch Veränderung der Rezeptorendichte, zu rechnen.

Medikamenteninterferenzen von klinischer Relevanz mit anderen Herz-Kreislaufwirksamen Pharmaka wie Vasodilatanzien, Diuretika, Antiarrhythmika oder Antikoagulanzien sind nicht bekannt. α- und β-Blocker werden direkt antagonisiert (siehe auch Beitrag Krebs, Weihrauch, S. 44).

Tabelle 4. Sympathikomimetika und ihre Wirkungen. *Abkürzungen: BD* Bronchodilatation, Ch Chronotropie, I Inotropie, VD Vasodilation (ren renal), VK Vasikonstriktion, UR Uterusrelaxation, ZNS zentralnervöse Weckwirkung, dir. direkte Wirkung am Rezeptor, indir. indirekte Wirkung, z. B. durch NA-Freisetzung, „Wirkung“ therapeutisch nutzbare Wirkung

Substanz	Rezeptor	dir./indir.	„Wirkung“
Katecholamine:			
Noradrenalin	α, β_1	dir.	VK, I
Adrenalin	α, β_1	dir.	VK, I, Ch, BD
Dopamin	α, β_1, D	D α, β_1	VDren, VK, I
Etilefrin	α, β_1	dir.	VK, I
Norfenephrin	α, β_1	dir./indir.	VK, (I)
Phenylephrin	α, β_1	dir./indir.	VK, (I)
Synephrin	(α, β_1)	indir.	VK
Ephedrin		indir.	ZNS
Amphetamin		indir.	ZNS
Metamphetamin		indir.	ZNS
Isoprenalin	β_1, β_2	dir.	VD, I, Ch, BD
Orciprenalin	β_1, β_2	dir.	VD, I, Ch, BD
Dobutamin	β_1, (β_2)	dir.	I, VD, (Ch)
Pirbuterol	β_1, β_2	dir./indir.	I, VD, Ch
Fenoterol	(β_1), β_2	dir.	VD, I, Ch, BD, UR
Salbutamol	(β_1), β_2	indir.	VD, I, Ch, BD
Terbutalin	(β_1), β_2	indir.	VD, I, Ch, BD

Tabelle 5. Dosierungen von Sympathomimetika im Schock[a]

Adrenalin	0,2 - 0,5	µg/kg KG/min
Noradrenalin	0,01- 0,5	µg/kg KG/min
Dopamin	2,0 - 7,0	µg/kg KG/min
Dobutamin	2,5 -15,0	µg/kg KG/min
Isoproterenol	1,0 - 4,0	µg/kg KG/min
Orciprenalin	1,0 - 5,0	µg/kg KG/min
Fenoterol	2,5 -10,0	µg/kg KG/min

[a] Katecholamine nicht gleichzeitig in einer Leitung mit Natriumbikarbonat infundieren, da die Substanzen, insbesondere Adrenalin, inaktiviert werden.

Adrenalin

Adrenalin war das erste, natürlich vorkommende Hormon, das isoliert werden konnte. Daß das Nebennierenextrakt den Blutdruck erhöhen kann, ist seit 1894 bekannt [1]. Die gereinigte Substanz wurde 1899 erstmals vorgelegt und als Epinephrin bezeichnet. Die chemische Struktur wurde bereits 1900 aufgedeckt. Die Substanz besitzt α- und β-adrenerge Wirkungen, wobei die β-Wirkung überwiegt. Daher steht auch eine ausgeprägte chronotrope Wirkung im Vordergrund, begleitet von einer Zunahme der Kontraktilität. Es kommt jedoch stets auch zu einer Vasokonstriktion der Arteriolen der Haut und der Nieren. Nach Bolusinjektion dominiert die Vasokonstriktion, bald gefolgt von einer Dilatation der muskulären und splanchnischen Arteriolen. Die Zunahme des Herzminutenvolumens wirkt sich bei steigendem Gefäßwiderstand als kräftige Blutdrucksteigerung aus. Die Haut-, Nieren- und Splanchnikusdurchblutung nehmen ab zugunsten der koronaren und der Muskeldurchblutung. Die Zunahme der Koronardurchblutung korrespondiert unter normalen Umständen etwa mit der Zunahme des myokardialen Sauerstoffverbrauchs. Bei koronarer Herzkrankheit kann jedoch rasch eine Ischämie induziert werden.

Adrenalin hat eine ausgeprägte arrhythmogene Potenz. Die AV-Überleitung wird beschleunigt.

Adrenalin wird in der Reanimation besonders gern verwendet (s. Beitrag Meuret, Wiemers, S. 65). In der Behandlung des Schocks ist es das Medikament der Wahl bei anaphylaktischen Reaktionen. Sonst wird Adrenalin in der Behandlung des Schocks seltener verwendet.

Noradrenalin

Noradrenalin wurde 1904 erstmals synthetisiert. Die Substanz besitzt α- und β_1-adrenerge Wirkungen. Die hämodynamischen Auswirkungen sind unterschiedlich, je nach verwendeter Dosis und klinischer Situation [26]. In sehr geringen Dosierungen dominiert der β_1-Effekt mit inotroper Wirkung und Herzfrequenzsteigerung [39]. Bei steigender Dosierung wird dann der α-mimetische Pressoreffekt immer deutlicher und dominiert alsbald das Wirkungsmuster. Der folgende Blutdruckanstieg aktiviert den Barorezeptorenreflex, wodurch die Herzfrequenz und das Herzminutenvolumen zurückgehen. Durch gleichzeitige Verabreichung von α-Blockern, wie Phentolamin oder Chlorpromazin, kann die β-Aktivität von Noradrenalin auch im klinischen Dosisbereich demaskiert und nachgewiesen werden. Wenn durch die α-mimetische Wirkung der Blutdruck nicht angehoben werden kann, kommt es zu einer β-adrenerg vermittelten chronotropen Wirkung, solange der Barorezeptorreflex nicht aktiviert wird.

Das pharmakologisch wirksamere L-Isomere des Noradrenalins wurde 1947 entdeckt und für die Klinik verfügbar gemacht. 1948 wurde L-Noradrenalin erstmals klinisch angewendet. 1949 konnte von Barcroft u. Konzett [4] gezeigt werden, daß Noradrenalin stärker auf den peripheren Gefäßwiderstand wirkt als Adrenalin und daß es keine Vasodilatation im koronaren und muskulären Gefäßbett induziert. Die ersten klinischen Anwendungen zeigten, daß mit Noradrenalin die akute Hypotonie bei lumbaler Sympathektomie behandelt werden konnte. 1950 konnten Miller u. Baker [59] zeigen, daß im kardiogenen Schock mit intravenösem Noradrenalin die Hypotension ausgeglichen werden konnte. In den folgenden Jahren wurden zahlreiche Berichte über die günstigen hämodynamischen Auswirkungen von Noradrenalin im kardiogenen Schock publiziert. 1967 hatte Kuhn Daten von 268 Patienten aus 18 Studien zusammengestellt. Die Noradrenalinbehandlung konnte bei 50% der Patienten im Schock die Symptomatik und die hämodynamischen Veränderungen wirksam bessern. 1970 publizierten Gunnar et al. [30] hämodynamische Untersuchungen bei Patienten im kardiogenen Schock unter Noradrenalin. Sie zeigten, daß der Aortendruck im Durchschnitt um 43% zunahm. Der Herzindex stieg um 18% bei unverändertem zentralem Venen- und Pulmonalkapillardruck. Der Gesamtgefäßwiderstand nahm um 37% zu. Müller et al. [62] zeigten im gleichen Jahr, daß der Aortendruck bei 17 von 18 Patienten im kardiogenen Schock angehoben werden konnte. Der koronare Blutfluß nahm um 28% zu als Folge des verbesserten koronaren Perfusionsdrucks. Die myokardiale Laktatextraktion wurde verbessert.

Noradrenalin ist die pressorisch wirksame Substanz der ersten Wahl im Schock, speziell im kardiogenen Schock. Die Infusion muß jedoch hämodynamisch überwacht und insbesondere die Nierenfunktion (Urinproduktion) sorgfältig überprüft werden.

Dopamin

Dopamin ist der biologische Vorläufer von Noradrenalin und ist damit eine natürlich vorkommende Substanz [22]. Die hämodynamischen Wirkungen sind dosisabhängig verschieden [24, 70]. Bei geringen Dosierungen (2–5μg/kg KG/min) werden inotrope und chronotrope Wirkungen durch direkte β_1-Stimulation und durch Aktivierung dopaminerger Rezeptoren registriert. Gleichzeitig kommt es zu einer renalen Vasodilatation, wie auch im Mesenterialbereich, durch Aktivierung hier lokalisierter Dopaminrezeptoren. Bei größeren Dosierungen wird eine geringe β_2-Aktivität gefunden. Im Vordergrund steht aber bei steigender Dosis eine Freisetzung von Noradrenalin aus den peripheren Nervenendigungen und damit eine indirekte, α-mimetisch vermittelte Vasokonstriktion. Bei sehr hohen Dosierungen kann diese Vaskonstriktion v. a. im kutanen Bereich so ausgedehnt sein, daß Dekubitalläsionen eintreten.

1962 wurde Dopamin erstmals am Menschen untersucht. Es fand sich eine Zunahme des Herzminutenvolumens, des Schlagvolumens und des systolischen Blutdrucks ohne wesentliche Herzfrequenzzunahme. Der Füllungsdruck stieg nicht, fiel aber auch nicht ab. 1966 wurde Dopamin erstmals bei Patienten im Schock unterschiedlicher Ätiologie angewendet. Es fand sich eine Zunahme der Urinproduktion, die heute als besonders wichtiger Aspekt der Wirkung des Dopamins angesehen wird. In allen folgenden Studien wurde bestätigt, daß der Herzindex um 15–35% zunimmt, jedoch ist diese Zunahme bei höheren Dosierungen geringer (α-mimetischer Pressoreffekt). Die Zunahme der Linksherzarbeit ist ähnlich wie unter Noradrenalin oder Isoproterenol. Dopamin kann die Laktatextraktion am Myokard verbessern. Jedoch zeigten andere Autoren (Müller et al. [64]), daß der Myokardstoffwechsel auch verschlechtert werden kann. Die Laktatproduktion wurde in dieser Studie mit derjenigen unter Isoproterenol gleichgesetzt.

Dopamin hat einen ausgeprägten chronotropen und arrhythmogenen Effekt. Dies zusammen mit der schwierig einzuschätzenden indirekten Wirkung durch die periphere Noradrenalinfreisetzung machen Dopamin erst zum Medikament der zweiten Wahl. Nur in geringer, nierenwirksamer Dosierung (2–5 μg/kg KG/min) kann Dopamin ohne nachteilige Wirkungen auch bei koronarkranken Patienten im Schock eingesetzt werden.

Dobutamin

Dobutamin ist ein neueres synthetisches Katecholamin, das von Tuttle u. Mills aus dem Isoproterenolmolekül entwickelt wurde [87]. Die chronotrope und arrhythmogene Wirkung wurde reduziert, ohne daß die β_1-mimetische inotrope Wirksamkeit geschwächt wurde. Die vasodilatierende β_2-mimetische Wirkung wurde herabgesetzt, jedoch nicht aufgehoben. Die Wirkung ist dosisabhängig durchaus unterschiedlich: Bei geringen Dosierungen (2,5 bis 5 µg/kg KG/min) ist eine deutliche inotrope Wirkung zu beobachten. Bei höheren Dosierungen tritt zunächst eine gewisse chronotrope, ab 7,5 µg/kg KG/min auch eine β_2-mimetische vasodilatierende Wirkung in Erscheinung [10, 34]. In allen vorgelegten Studien bewirkt Dobutamin eine zunehmende, dosisabhängige Steigerung des Herzminutenvolumens bei anfangs gleichbleibendem, dann fallendem peripherem Gesamtgefäßwiderstand. Gleichzeitig fällt auch der Füllungsdruck vor dem linken und dem rechten Herzen, was diese Substanz sehr deutlich von Dopamin unterscheidet [45, 49, 50]. Die Nierendurchblutung wird durch Dobutamin verbessert, jedoch bei geringeren Dosierungen noch nicht in dem Ausmaß wie unter Dopamin.

Die Koronardurchblutung wird durch Dobutamin verbessert. Insbesondere nimmt die Durchblutung im subendokardialen Bereich zu. Gleichzeitig nimmt die myokardiale Laktatextraktion bis zu 30% ab, obgleich der Perfusionsdruck nicht wesentlich zunimmt. Offenbar ist die substanzabhängige Verbesserung der Koronarzirkulation, insbesondere im Innenschichtbereich, hierfür verantwortlich. In tierexperimentellen Untersuchungen konnten Tuttle et al. [88] zeigen, daß der myokardiale Sauerstoffverbrauch insgesamt zwar zunahm, daß aber gleichzeitig die Sauerstoffversorgung schneller stieg als der Verbrauch. Die linksventrikuläre Kontraktion des insuffizienten Herzens wurde wesentlich verbessert, ohne daß es zu einem unverhältnismäßigen Anstieg des Sauerstoffverbrauchs oder gar zu einer Verschlechterung der myokardialen Stoffwechselsituation käme, wie dies unter Isoproterenol und auch Adrenalin beobachtet wird. Gillespie et al. [25] fanden bei Patienten mit akutem Myokardinfarkt, daß Dobutamin den Pulmonalkapillardruck senkte und das Herzminutenvolumen steigerte. Die Herzfrequenz stieg nicht an und der Blutdruck blieb unverändert. Die Infarktgröße wurde mit der Enzymmethode abgeschätzt. Die Autoren fanden keinen Zuwachs, eher eine Abnahme der Infarktgröße ganz im Gegensatz zu Isoproterenol. Diese Daten stimmen gut überein mit tierexperimentellen Beobachtungen.

Diese sehr wirksame und insbesondere für die Koronardurchblutung und den Myokardstoffwechsel gut geeignete Substanz kann nicht oder nicht allein in solchen Fällen eingesetzt werden, in denen der periphere Gesamtgefäßwiderstand normal oder erniedrigt ist. Hier muß mit einer pressorischen Substanz kombiniert oder eine solche in erster Linie verabreicht werden (Noradrenalin).

Isoproterenol

Isoproterenol und Orciprenalin sind nahezu wirkungsgleiche β_1- und β_2-mimetisch wirkende Substanzen. Die ausgeprägte chronotrope und den myokardialen Sauerstoffverbrauch steigernde Wirkung begrenzt den Anwendungsbereich. Durch die Kombination von inotroper Stimulation mit Chronotropie und peripherer Vasodilatation kommt es zu einer erheblichen Steigerung des Herzminutenvolumens [38]. Schon 1949 beobachteten Barcroft u. Konzett [4], daß eine ausgeprägte Tachykardie unter Isoproterenol eintrat. 1964 zeigten Krasnow et al., daß bei fallendem peripherem Gefäßwiderstand der Aortendruck unverändert blieb, das heißt also, daß die

Steigerung des Herzminutenvolumens der Widerstandssenkung adäquat war. Im Vergleich zu Noradrenalin war die Herzminutenvolumensteigerung unter Isoproterenol stärker. Die klinische Situation konnte jedoch gewöhnlich nicht wesentlich verbessert werden [28]. Bei einer Umstellung von Noradrenalin auf Isoproterenol kam es gewöhnlich zu einer klinischen Verschlechterung [85].

Die Koronardurchblutung nimmt zu. Gleichzeitig nimmt in noch stärkerem Maße der myokardiale Sauerstoffverbrauch zu. Gleichzeitig werden bei fallendem Koronarwiderstand Steal-Phänomene beobachtet [77]. Die Koronardurchblutung wird von ischämischen Regionen eher abgeleitet. Experimentelle und klinische Beobachtungen deuten darauf hin, daß unter Noradrenalin die Infarktgröße eher zunimmt [54]. Unter hohen Dosierungen können durch Isoproterenol eigenständig Myokardnekrosen hervorgerufen werden.

Isoproterenol und Orciprenalin werden heute daher nurmehr aufgrund ihrer starken chronotropen Wirkung bei Vorliegen bradykarder Rhythmusstörungen eingesetzt.

Fenoterol

β_2-Mimetika wie Fenoterol, Salbutamol [61] oder Pirbuterol wurden ursprünglich zur Behandlung des Asthma bronchiale synthetisiert. Sie besitzen neben ihrer β_2-mimetischen Aktivität (Vasodilatation, Bronchodilatation) auch deutliche β_1-mimetische Effekte mit Chronotropie und Inotropie. Ihre Anwendung im Schock ist erprobt worden, da diese Stoffe gegenüber der Katecholamin-0-methyltransferase resistent sind und daher eine längere Halbwertszeit haben als die obengenannten Katecholamine. Sie kommen daher potentiell auch für eine orale Dauertherapie in Betracht.

Die bisherigen Erfahrungen [33] haben jedoch gezeigt, daß die Wirkungsqualität und -quantität von derjenigen des Isoprenalins und Orciprenalins nicht sicher verschieden ist. Für diese Substanzen gibt es daher heute keinen eigenständigen Platz. Für die perorale Dauertherapie sind sie ebenfalls nicht befriedigend erfolgreich gewesen.

Schockarten

Volumenmangelschock

Sympathikomimetika sind bei diesem Krankheitsbild nicht indiziert, solange das Volumendefizit nicht ausgeglichen ist. Der Volumenersatz erfolgt je nach Situation mit Vollblut, Humanalbumin, Plasmaersatzmitteln (Dextran, Hydroxyäthylstärke, Gelatinepräparaten o. ä.) oder auch mit physiologischer Kochsalz-, besser Ringer-Lösung unter Kontrolle des zentralen Venendrucks.

Erreichen diese Werte über 8–10 mm Hg, ohne daß der Blutdruck ansteigt, so liegt entweder eine Lähmung der Vasoregulation und/oder eine Myokardschädigung vor.

Bei Myokardinsuffizienz werden Dobutamin und Dopamin gegeben. Es gelten die für die Therapie bei protrahiertem oder kardiogenem Schock gegebenen Richtlinien

(s. unten). Bei ungenügender Vasokonstriktion (peripherer Gesamtgefäßwiderstand normal oder erniedrigt) wird Noradrenalin infundiert.

Die Notwendigkeit zur Applikation von Sympathikomimetika beim Volumenmangelschock indiziert jedoch immer ein kompliziertes, meist protrahiertes Krankheitsbild. Es werden daher auch Sauerstoffversorgung, u. U. Beatmung und Ausgleich einer metabolischen Azidose erforderlich.

Septischer Schock

Im septischen Schock steht die Gefäßlähmung mit normalem oder sogar erhöhtem Herzminutenvolumen im Vordergrund. Im Verlauf der Erkrankung kommt gewöhnlich eine Myokarddepression hinzu. Es wird daher bei einem zentralen Venendruck unter 8–5 cm H_2O zunächst Volumen mittels Humanalbumin substituiert. Besteht bereits eine Verbrauchskoagulopathie, so wird Heparin unter Kontrolle des Serumfibrinogenspiegels und der partiellen Thromboplastinzeit infundiert [40–50000 E/24 h].

Wegen der peripheren Gefäßlähmung werden Vasokonstriktoren, zunächst Noradrenalin, eingesetzt. Oftmals sind hohe Dosierungen erforderlich. In vielen Fällen ist auch damit eine Durchbrechung der Vasodilatation noch nicht möglich. In solchen Fällen kann ein „Niedrig-T_3-Syndrom" vorliegen. In diesem Zustand liegt eine Verminderung sympathischer Rezeptoren vor, die durch Gabe von Schilddrüsenhormon ausgeglichen werden kann. Es wird also Trijodthyronin versuchsweise gegeben.

Spricht der Kranke nicht auf Noradrenalin, auch nicht nach Substitution von Trijodthyronin an, so sind gewöhnlich auch andere vasokonstriktorische Substanzen (Angiotensin) nicht wirksam. In solchen Fällen muß unter kräftiger Volumenzufuhr und Bekämpfung der Grunderkrankung (Sepsis) verfahren werden.

Wird trotz ausreichender Vasokonstriktion und hinreichender Anhebung des zentralen Venendrucks durch Auffüllung des zentralen Volumenmangels ein ausreichender arterieller Druck nicht aufgebaut, so muß ein Myokardversagen angenommen werden. Nunmehr gelten die therapeutischen Richtlinien wie bei kardiogenem Schock: Inotrope Stimulation mit Dobutamin, u. U. als Zusatz zur laufenden Noradrenalininfusion. Auch Dopamin kann verwendet werden, jedoch in geringer Dosierung, um die Nierendurchblutung zu verbessern.

Bei unvollständig ausgeglichenem Volumenmangel ist Dopamin günstiger als Dobutamin, da es im Gegensatz zu diesem den Füllungsdruck nicht senkt, sondern etwas erhöht (Vasokonstriktion; kein relaxierender Effekt!).

Dopamin wird oft zuerst und allein eingesetzt. In diesem Falle muß zu Beginn, d. h. bei bestehender Vasodilatation, die Dosis hoch gewählt werden. Bei längerbestehendem Krankheitsbild kann jedoch die Noradrenalinkonzentration in den Endvesikeln reduziert und damit eine hinreichende Freisetzung verhindert sein. In diesen Fällen bleibt Dopamin dann unwirksam. Mit einsetzender Vasokonstriktion wird die Dosis an Dopamin zurückgenommen. Eine langdauernde, hochdosierte Dopamininfusion soll unter allen Umständen vermieden werden. Hautdurchblutungsstörungen, u. U. mit ausgedehntem Dekubitus, können vorkommen. Die inotrope Wirkung von Dopamin ist nur mäßig stark. Daher muß immer dann, wenn eine Myokarddepression angenommen wird, mit Dobutamin kombiniert werden.

Anaphylaktischer Schock

Im anaphylaktischen Schock gelten ähnliche Richtlinien wie im Volumenmangelschock, denn die Verminderung des zirkulierenden Blutvolumens bestimmt das Krankheitsbild zusammen mit einer Gefäßlähmung. Adrenalin ist das Sympathikomimetikum der Wahl. Hierdurch wird das zirkulierende Blutvolumen nach zentral verlagert und damit eine bessere Herzfüllung ermöglicht. Die Vasoregulation wird vorübergehend wieder hergestellt. Die Wirkung tritt sehr rasch ein. Die chronotrope und arrhythmogene Wirkung können unter diesen Umständen meistens vernachlässigt werden.

Parallel zur Adrenalinapplikation wird, wenn der Zustand nicht sogleich behoben werden kann, Volumen zugeführt.

Kommt es zu einem protrahierten Schockzustand, so gelten die hierfür gegebenen Richtlinien (s. unten).

Arrhythmogener Schock

1. Supraventrikuläre Tachykardien: Kommt es im Rahmen einer supraventrikulären Tachykardie (Vorhofflimmern, Vorhofflattern, Vorhoftachykardie, AV-Knotentachykardie, Präexzitationssyndrome wie Wolff-Parkinson-White- oder LGL-Syndrom), bedingt durch hohe Herzschlagfrequenz allein und/oder eine kardiale Vorerkrankung (Klappenstenosen, schwere Linkshypertrophie, koronare Herzkrankheit, reduzierte Kammerfunktion), zum Blutdruckabfall und Schock (Präschock oder voll ausgebildetem Schocksyndrom), so werden – wenn die Arrhythmie nicht sofort beseitigt werden kann – α-mimetische Substanzen gegeben, am besten Noradrenalin (0,05 bis 1 mg/kg KG/min). β-mimetische Wirkungen sollen wegen deren Arrhythmogenizität vermieden werden. Mit Noradrenalin kann am ehesten der periphere Gesamtgefäßwiderstand und damit der Blutdruck angehoben werden.
   Nach dem Anstieg des Blutdrucks sinkt der reflektorisch erhöhte Sympathikotonus, und die Kammerfrequenz geht im Falle von Vorhofflimmern zurück.
   Die Gabe von Sympathikomimetika bei supraventrikulärer Tachykardie kann nur kurzfristig wirksam sein. So rasch als möglich muß die Arrhythmie selbst beseitigt werden, z.B. durch Kardioversion.
   Bei paroxysmaler supraventrikulärer Tachykardie kann auch bei Patienten ohne Schock die Gabe von Noradrenalin nützlich sein: In der Hypotonie sind wegen des aktivierten Barorezeptorreflexes vagomimetische Manöver wie Karotissinusmassage zur Unterbrechung der Arrhythmie nicht wirksam. Nach Anheben des Blutdrucks aber auf 110–130 mmHg systolisch durch sehr langsame Injektion von 0,2–0,6 mg Noradrenalin kann oft die Tachykardie dann mittels Karotissinusmassage akut beendet werden.
2. Kammertachykardie, Kammerflimmern: Kammertachykardien gehen meistens mit erheblichem Blutdruckabfall, oft mit Schock einher. Diese Arrhythmien sind primär hämodynamisch ungünstig (ektopes Reizbildungszentrum) und kommen darüber hinaus meistens bei mehr oder weniger schwer gestörter Kammerfunktion vor.

Die Tachykardie muß sofort durch Kardioversion bzw. Defibrillation unterbrochen werden. Ist dies nicht möglich oder rezidiviert die Arrhythmie und ist eine Reanimation mit externer Herzmassage noch nicht erforderlich, so wird Noradrenalin 0,1–0,5 mg/kg KG/min infundiert oder Adrenalin 0,2 mg injiziert. Mit ersterem soll, wenn möglich, der Blutdruck bis auf maximal 100 mm Hg systolisch angehoben und dort gehalten werden, bis eine definitive Unterbrechung der Arrhythmie in Erscheinung tritt. Die Rezidivneigung wird hierdurch, wie auch durch Adrenalin, nicht erhöht, eher vermindert.
Liegt eine tachykarde Herzrhythmusstörung vor, so wird das gesamte Rüstzeug der kardiopulmonalen Reanimation eingesetzt (s. Beitrag Meuret, Wiemers, S. 65). Adrenalin ist hier die Substanz der Wahl. Die Kombination von Vasokonstriktion und inotroper Stimulation ist günstig. Die akute Rezidivneigung und die Überlebenschancen werden verbessert (s. vorhergehenden Beitrag 1).

Kardiogener Schock

Im Vordergrund steht die Notwendigkeit zur inotropen Stimulation des erkrankten bzw. des intakten Restmyokards. Der myokardiale Sauerstoffverbrauch soll dabei nicht mehr als unumgänglich notwendig ansteigen. Daher muß die Herzfrequenz kontrolliert und das Eintreten von Arrhythmien vermieden werden. Bei koronarer Herzkrankheit und bei schwerer Linskhypertrophie ist die Koronardurchblutung vom Aortendruck abhängig. Daher müssen vasodilatierende Pharmaka mit besonderer Vorsicht eingesetzt und bei bestehender Vasodilatation zunächst Vasokonstriktoren so rasch als möglich gegeben werden. Eine renale Vasokonstriktion muß vermieden werden, bzw. wenn vorhanden, wie meist, aufgehoben werden. Eine ausreichende Nierendurchblutung ist für die Diurese unentbehrlich. Diese ist aber bei den oft schon länger herzkranken Patienten ohnehin eingeschränkt [72].

In erster Linie wird Dobutamin verwendet. Die Dosis wird zunächst gering gewählt und am peripheren Widerstand orientiert. Liegt dieser über 1400 dyn · s · cm – 5, so wird Dobutamin sogleich in einer Dosierung über 7,5 µg/kg KG/min verabreicht. Liegt er darunter, so werden kleinere Dosierungen u. U. mit Dopamin kombiniert [20, 23, 27, 48, 51].

Dopamin [32] allein wird nicht gerne benutzt, da es stark arrhythmogen und nicht genügend inotrop wirkt. Die vasokonstriktive Wirkung ist nicht gut verhersagbar [s. o. 41].

Ist eine stärkere Vasokonstriktion erforderlich (Gesamtgefäßwiderstand unter 1000–900 dyn · s · cm^{-5}), wie etwa in der Frühphase des Schocks oder bei bestimmten Formen des kardiogenen Schocks bei akutem Myokardinfarkt, so wird Noradrenalin influndiert [44, 84].

Adrenalin wird wegen der Chronotropie, der Arrhythmogenizität und der renalen Vasokonstriktion im kardiogenen Schock nicht gern gegeben. Es besitzt jedoch eine starke inotrope Wirkung und kann in der Reanimation nicht entbehrt werden (s. Beitrag Meuret, Wiemers, S. 65, wie auch Gattiker, Schmid, S. 138). Im protrahierten Schock aber kann Adrenalin immer versucht werden.

Schock bei akutem Myokardinfarkt

Häufigste Ursache des kardiogenen Schocks ist der akute Myokardinfarkt. Jedoch muß nicht jede Hypotonie mit Minderperfusion der Organe beim akuten Infarkt als kardiogener Schock klassifiziert werden [71].

Hypotonie: Es gibt u. U. protrahierte hypotensive Zustände beim akuten Infarkt, gleichermaßen bei Vorderwand- wie bei Hinterwandinfarkt. Diese Zustände sind reflektorisch ausgelöst und unterhalten [47, 60, 71]. Wahrscheinlich treten sie durch die Aktivierung des intrinsischen Vasodepressorreflexes mit arteriolärer und venolärer Vasodilatation, zentralem Volumenmangel und hierdurch bedingter Drosselung der Auswurfleistung ein, die durch Hemmung der sympathischen Stimulation noch weiter verstärkt wird. Bei Vorderwandinfarkt überwiegt die sympathische Hemmung, bei Hinterwandinfarkt die parasympathische Stimulation.

Bei Vorderwandinfarkt werden daher Noradrenalin oder Dopamin gegeben. Bei Hinterwandinfarkt wird zunächst Atropin (0,5–1 mg i. v.) oder Ipratropiumbromid (10 mg i. v. oder p. o.) gegeben. Genügt dies nicht, so wird Isoproterenol oder Orciprenalin wegen deren kräftiger chronotroper Wirkung hinzugegeben [93].

Myokardversagen

Liegt ein Schock durch myokardiales Versagen vor (große Infarktausdehnung, niedrige Austreibungsfraktion unter 30%), so wird frühzeitig, bereits im Präschock, die hämodynamische Überwachung begonnen (s. oben).

Ist der Gesamtgefäßwiderstand normal oder erniedrigt (unter 1400 dyn · s · cm^{-5}), so wird Noradrenalin gegeben. Liegt der Widerstand über 1400 dyn · s · cm^{-5}, so wird direkt mit Dobutamin begonnen.

Die Mitteilungen in der Literatur sind nicht einheitlich [65]. Einige Autoren verwenden in beiden Situationen Dopamin. Für Noradrenalin bei niedrigem Gefäßwiderstand spricht dessen geringe arrhythmogene und direkte α-mimetische Wirkung im Gegensatz zu Dopamin mit dessen indirekt vermittelter vasokonstriktorischer Wirkung.

Für Dobutamin spricht die besonders günstige Beeinflussung des Myokardstoffwechsels und der Myokarddurchblutung. Jedoch kann eine ungenügende Vasokonstriktion auch bei kräftiger Steigerung des Herzminutenvolumens oft nicht zu der erwünschten Anhebung des Aortendrucks führen. Daher muß Dobutamin in solchen Fällen mit Noradrenalin kombiniert werden.

Die günstigen koronaren und myokardialen Wirkungen des Dobutamins legen es nahe, diese Substanz auch beim akuten Myokardinfarkt bereits sehr frühzeitig, d. h. vor Eintreten des manifesten Schocks, somit im „Präschock", einzusetzen.

Ist der Infarkt durch Papillarmuskelabriß oder Kammerseptumruptur kompliziert und tritt der Schock infolge dieser Komplikationen ein, so wird eine inotrope Stimulation mt Dobutamin, u. U. in Kombination mit niedrig dosiertem Dopamin, versucht. Vasopressorische Substanzen sollen strikt vermieden werden, da die Regurgitation an der Mitralklappe oder am ruptuierten Kammerseptum nur zunehmen kann.

Um die Regurgitation zu begrenzen, sollen niedrigst mögliche Aortendrucke eingestellt und der Füllungsdruck nicht zu stark gesenkt werden. Unter Umständen werden Vasodilatanzien eingesetzt (Nitroprussidnatrium).

Unter allen Umständen muß versucht werden, eine Stabilisierung zu erreichen, ggf. auch unter zusätzlichem Einsatz der intraaortalen Ballongegenpulsation [19, 63]. Eine operative Korrektur wird stets erforderlich sein. Der Zeitpunkt sollte jedoch so weit als möglich hinausgeschoben werden wegen den bekannten, schwierigen Operationsbedingungen im frisch nekrotisierten Myokard. Optimal ist der Zeitpunkt 6–8 Wochen nach Infarkt. Die Dramatik der Ereignisse erfordert jedoch nicht selten frühere Eingriffe. Aufgabe der Therapie mit Sympathikomimetika ist es, den Patienten während dieser Warte- und Vorbereitungsphase zu stabilisieren.

Protrahierter Schock

Im protrahierten Schock steht unabhängig von der auslösenden Ursache die anhaltende Minderdurchblutung der Gewebe mit Sekundärschäden, wie Gewebsazidose und intravasaler Gerinnung, pathologisch veränderter Gefäßpermeabilität und partiell oder gänzlich irreversiblen Parenchymschäden im Vordergrund [16, 42, 73].

In diesen Fällen kann eine inotrope Stimulation mit vorsichtiger Vasodilatation versucht werden. Verwendet wird zunächst Dobutamin in höherer Dosierung oder auch β_2-Stimulanzien wie Fenoterol. Auch Vasodilatanzien wie Glycerintrinitat als Infusion (2–10 μg/kg KG/min) oder α-Blocker (Phentolamin) oder Nitroprussidnatrium können bei vorsichtiger Dosierung zur Eröffnung der Gefäßperipherie und zur Verbesserung der Gewebsperfusion gegeben werden. In diesen Fällen muß jedoch ein Ausgleich der Azidose (Säure-Basen-Status!) rasch erfolgen, am besten noch vor Eröffnung der peripheren Strombahn, damit die Einschwemmung saurer Stoffwechselprodukte sofort abgefangen werden kann. Man gibt 1 mmol/kg KG Natriumbikarbonat. Die Azidose kann die inotrope Wirkung der Sympathikomimetika herabsetzen oder aufheben. Andererseits muß eine „Überbilanzierung" mit Eintreten einer Alkalose unbedingt vermieden werden, um Gewebsschäden zu vermeiden.

Zur Bekämpfung einer Verbrauchskoagulopathie wird Heparin gegeben: Zunächst 2000–5000 E i.v., dann 500–1000 E pro Stunde unter Kontrolle der partiellen Thromboplastinzeit und des Fibrinogens. Eine Eröffnung der Gewebestrombahn durch Fibrinolyse mit Streptokinase im protrahierten Schock ist versucht worden, kann jedoch heute noch nicht zur Allgemeinanwendung empfohlen werden.

Als Sympathikomimetika werden Dobutamin und Dopamin, meistens in Kombination, verwendet [68, 69]. Ziel ist es, die inotrope Stimulation ohne Vasokonstriktion, möglichst mit Vasodilatation, vornehmlich im renalen Gefäßbett zu erreichen.

Bei kontinuierlicher Anwendung von Katecholaminen über längere Zeiträume ist mit einer Wirkungsabnahme zu rechnen [8, 52]. In diesen Fällen muß entweder die Infusion unterbrochen oder die Substanz gewechselt werden. Es ist nicht bekannt, wie lange bei intermittierender Therapie die Pausen zur Wiederherstellung der Ansprechbarkeit sein müssen. Meistens wird man ohne akute hämodynamische und klinische Verschlechterung die inotrope Therapie nicht unterbrechen können. In solchen Fällen kann die Dopamin- oder Dobutamintherapie durch Infusion des Phosphodiesterasehemmers Amrinon (Wincoram) ersetzt werden. Diese Substanz vereinigt inotrope mit vasodilatierenden Wirkungen. Sie wirkt gleichzeitig chronotrop. Das Wirkungsspektrum ist demjenigen des Isoproterenols, vielleicht auch des Dobutamins, nicht unähnlich. In jedem Falle einer Wirkungsabnahme der Katecholamine müssen Schilddrüsenhormonbestimmungen erfolgen, um ein „Niedrig-T_3-Syndrom" auszuschließen. Erst wenn dieses und damit die therapeutisch wirksame Substitution von Schilddrüsenhormon ausgeschlossen ist, soll der Phosphodiesterasehemmer als Substitut für die Katecholamininfusion versucht werden.

Literatur

1. Able JJ (1899) Über den blutdruckerregenden Bestandteil der Nebenniere, das Epinephrin. Z Physiol Chem 29:318
2. Aldrich TB (1901) A preliminary report on the active principle of the suprarenal gland. Am J Physiol 5:457
3. Ayres SM, Müller H, Gianelli S, Felming P, Grace WJ (1970) The lung in shock. Am J Cardiol 26:588
4. Barcroft A, Konzett H (1949) On the actions of noradrenaline, adrenalin and isoptophyl noradrenaline on the arterial blood pressure, heart rate, and muscle blood flow in man. J Physiol 110:194
5. Berk JL, Hagen JF, Maly G, Koo R (1972) The treatment of shock with beta-adrenergic blockade. Arch Surg 104:46
6. Berkowitz CL, McKeever RP, Croke, Jacobs WR, Loeb HS, Gunnar RM (1977) Comparative responses to dobutamine and nitroprusside in patients with chronic low output cardiac failure. Circulation 56:918
7. Binder MJ, James AJ, Marcus S, Mugler F Jr, Strange D, Agress C (1955) Evaluation of therapy in shock following acute mycoardial infarction. Am J Med 18:622
8. Blaschko H (1939) The specific action of l-dopa decarboxylase. J Physiol 96:50 P
9. Bleifeld W (1973) Pathophysiologie und Hämodynamik des kardiogenen Schocks beim Herzinfarkt. Intensivmedizin 10:241
10. Bleifeld W, Gattiker R, Schaper W, Brade W (1979) Internationales Dobutamin Symposium. Urban & Schwarzenberg, München
11. Buschmann HJ, Dissmann W, Siemon G, Sonderkamp H, Schröder R (1967) Die arterielle Hypoxämie bei akutem Myokardinfarkt. Klin Wochenschr 45:113
12. Chien S (1969) Blood rheology and its relation to flow resistance and transcapillary exchange, with special reference to shock. Adv Microcirc 2:89
13. Cohn JN, Luria MH (1965) Studies in clinical shock and hypotension. II Hemodynamic effects of norepinephrine and angiotensin. J Clin Invest 44:1494
14. Crexells C, Chatterjee K, Forrester JS, Dikshit K, Swan HJC (1973) Optimal level of filling pressure in the left side of the heart in acute myocardial infarction. N Engl J Med 289:1263
15. Crowell JW (1965) In: Shock and hypotension: Pathogenesis and treatment. Grune & Stratton, New York, p 643
16. Crowell JW, Smith EE (1964) Oxygen deficit and irreversible hemorrhagic shock. Am J Physiol 206:313
17. Davidson RM, Ramo BW, Wallace AG, Whalen RE, Starmer F (1973) Blood-gas and hemodynamic responses to oxygen in acute myocardial infarction. Circulation 47:704
18. Dixon DW, Loeb HS, Gunnar RM (1979) Use of catecholamines in acute myocardial infarction. Am J Med 4:385
19. Enenkel W, Wolner E (1977) Bedeutung mechanischer Assist-Systeme und operativer Möglichkeiten bei dieser Schocktherapie. In: Just H, Schuster HP (Hrsg) Intensivmedizin in der inneren Medizin. Thieme, Stuttgart

19a. Forrester JS, Diamond GA et al. (1977) Correlative classification of clinical and hemodynamic function after acute myocardial infarction. Am J Cardiol 39:137

20. Francis GS, Sharma B, Hodges M (1982) Comparative hemodynamic effects of dopamine and dobutamine in patients with acute cardiogenic circulatory collapse. Am Heart J 103:995–1000

21. Gillespie TD, Ambos HD, Sobel BE, Roberts R (1977) Effects of dobutamine in patients with acute myocardial infarction. Am J Cardiol 39:588
22. Goldberg LI (1974) Dopamine: Clinical uses of an endogenous catecholamine. N Engl J Med 291:707
23. Goldberg LI, Rajfer SI (1982) Sympathomimetic amines: Potential clinical applications in ischemic heart disease. Am Heart J 103:724–729
24. Goldberg LI, Tralley RC, McNay JL (1969) The potential role of dopamine in the treatment of shock. Prog Cardiovasc Dis 12:40
25. Goldberg LI, Hsieh Y, Resnekov L (1977) Newer catecholamines for treatment of heart failure and shock: An update on dopamine and a first look at dobutamine. Prog Cardiovasc Dis 19:327
26. Goldenberg M, Apgar V, Deterling R, Rives KL (1949) Norepinephrine (arterenol, sympathin) as a pressor drug. JAMA 140:776
27. Goldstein RA, Passamani ER, Roberts R (1980) A comparison of digoxin and dobutamine in patients with acute infarction and cardiac failure. N Engl J Med 303:846–849
28. Gunnar RM, Loeb HS (1975) Drugs in the treatment of shock. In: Donoso E (ed) Drugs in cardiology. Stratton, New York, p 113
29. Gunnar RM, Loeb HS, Pietras RJ, Tobin JR Jr (1967) Ineffectiveness of isoproterenol in shock due to acute myocardial infarction. JAMA 202:64
30. Gunnar RM, Loeb HS, Pietras RJ, Tobin JR Jr (1970) The hemodynamic effects of myocardial infarction and results of therapy. Med Clin North Am 54:235
31. Hardaway RM, Brewster WR, Elovitz MJ (1966) The influence of vasoconstriction and acidosis on disseminated intravascular coagulation. Surgery 59:805
32. Holtzer J, Karliner JS, O'Rourke RA, Pitt W, Ross J (1973) Effectiveness of dopamine in patients with cardiogenic shock. Am J Cardiol 32:79
33. Irmer M, Wollschläger H, Just H (1981) Behandlung der schweren Herzinsuffizienz mit dem Beta-Stimulator Fenoterol. Klin Wochenschr 59:639
34. Just H (Hrsg) (1978) Dobutamin. Springer, Berlin Heidelberg New York (Anaesthesiologie und Intensivmedizin, Bd. 118)
35. Just H, Bussmann WD (1983) Vasodilators in chronic heart failure. Springer, Berlin Heidelberg New York
36. Just H, Schuster HP (1976) Intensivmedizin in der Inneren Medizin. Thieme, Stuttgart New York
37. Kamada PO, Smith JR (1972) The phenomenon of respiratory failure in shock. The genesis of "shock lung". Am Heart J 83:1
38. Krasnow N, Rolett EL, Yurchak PM, Hood WB Jr, Gorlin R (1964) Isoproterenol and cardiovascular performance. Am J Med 37:514
39. Laks M, Callis G, Swan JC (1971) Hemodynamic effects of low doses of norepinephrine in the conscious dog. Am J Physiol 220:171
40. Lefer AM (1974) Myocardial depressant factor and circulatory chock. Klin Wochenschr 52:358
41. Leier CV, Heran PT, Huss P, Bush CA, Lewis RP (1978) Comparative systemic and regional hemodynamic effects of dopamine and dobutamine in patients with cardiomyopathic heart failure. Circulation 58:466–475
42. Lillehei RC, Kongerbeam JK, Bloch JH, Manax WG (1964) The nature of irreversible shock. Experimental and clinical observations. Ann Surg 160:682
43. Limbourg P, Just H, Lang K, Müller D (1973) Vergleichende hämodynamische Untersuchungen über die Wirkung von Practolol, Pindolol und Propanolol über die Hämodynamik und Kontraktilität des linken Ventrikels bei Patienten mit coronarer Herzerkrankung. Verh Dtsch Ges Inn Med 79:1006
44. Limbourg P, Just H, Lang KF (1974) Positiv inotrope Wirkung von Etilefrinhydrochlorid (Effortil). Z Kardiol 63:535–541
45. Limbourg P, Just H, Kersting F, Lang KF (1977) Beta-adrenerge Wirkung von Dobutamin. Untersuchungen an Patienten mit reduzierter Kammerfunktion bei koronarer Herzerkrankung oder Kardiomyopathie. Verh Dtsch Ges Inn Med 83:1694
46. Loeb HS, Pietras RJ, Ninos N, Tobin JR Jr, Gunnar RM (1969) Hemodynamic response to chlorpromazine in patients in shock. Arch Intern Med 24:354
47. Loeb HS, Pietras RJ, Tobin JR, Gunnar RM (1969) Hypovolemia in shock due to acute myocardial infarction. Circulation 15 (1969) 653

48. Loeb HS, Winslow EBJ, Rahimtoola SH, Rosen KM, Gunnar RM (1971) Acute hemodynamic effects of dopamine in patients in shock. Circulation 44:163
49. Loeb HS, Khan M, Klodnycky ML, Sinno MZ, Towne WD, Gunnar RM (1975) Hemodynamic effects of dobutamine in man. Circ Shock 2:29
50. Loeb HS, Khan M, Saudy A, Gunnar RM (1976) Acute hemodynamic effects of dobutamine and isoproterenol in patients with low output cardiac failure. Circ Shock 3:55
51. Loeb HS, Bredakis J, Gunnar RM (1977) Superiority of dobutamine over dopamine for augmentation of cardiac output in patients with chronic low output cardiac failure. Circulation 55:375
52. MacCannel KL, Giraud GD, Hamilton PL, Groves G (1983) Haemodynamic responses to dopamine and dobutamine infusions as a function of duration of infusion. Pharmacology 26:29–39
53. Maclean LD, Mulligan WG, Maclean APH, Duff JH (1976) Patterns of septic shock in man – a detailed study of 56 patients. Ann Surg 166:543
54. Maroko PR, Kjekshus JK, Sobel BE, Watanabe T, Covell JW, Ross J Jr, Braunwald E (1971) Factors influencing infarct size following experimental coronary artery occlusions. Circulation 43:67
55. Mellander S, Lewis DH (1963) Effect of hemorrhagic shock on the reactivity of resistence and capacitance vessels and on capillary filtration transfer in cat skeletalmuscle. Circ Res 13:105
56. Meßmer K (1968) Die Bedeutung des Intestinums im Schock. Anaesthesist 17:386
57. Meßmer K (1970) Die Grundlagen der modernen Schocktherapie. MMW 112:357
58. Meßmer K, Brendel W (1971) Pathophysiologische Aspekte des hypovolämischen, kardiogenen und bakteriotoxischen Schocks. Med Welt 22:1159
59. Miller AJ, Baker LA (1952) L-arterenol (levophed) in the treatment of shock due to acute myocardial infarction. Arch Intern Med 89:591
60. Misra SN, Kezdi P (1973) Hemodynamic effects of adrenergic stimulating and blocking agents in cardiogenic shock and low output state after myocardial infarction. Am J Cardiol 31:724
61. Mügge A, Posselt D, Reimer U, Schmitz W, Scholz H (1985) Effects of the beta - adrenoceptor agonists fenoterol and salbutamol on force of contraction in isolated human ventricular myocardium. Klin Wochenschr 63:26–31
62. Müller H, Ayres SM, Gregory JJ, Gianelli S, Grace WJ (1970) Hemodynamics. Coronary blood flow and myocardial metabolism in coronary shock. Response to l-norepinephrine and isoproterenol. J Clin Invest 49:1885
63. Müller H, Ayers SM, Giannelli S Jr, Conklin EF, Mazzera JT, Grace WJ (1972) Effect of isoproterenol, l-norepinephrine, and intraaortic counterpulsation on hemodynamics and myocardial metabolism in shock following acute myocardial infarction. Circulation 45:335
64. Müller HS, Evans R, Ayers SM (1978) Effects of dopamine on hemodynamics and myocardial metabolism in shock following acute myocardial infarction. Circulation 57:361
65. Nager FP, Lichtlen P, Rösli PR et al. (1969) Kardiogener Schock nach Myokardinfarkt. Dtsch Med Wochenschr 94:1640
66. Neuhof H, Hey D, Glaser E, Wolf H, Lasch HG (1973) Schocküberwachung durch kontinuierliche Registrierung der Sauerstoffaufnahme und andere Parameter. Dtsch Med Wochenschr 98:1227
67. Scheimann M, Evans T, Weiss A, Rapaport (1973) Relationship between pulmonary artery end-diastolic pressure and left ventricular filling pressure in patients in shock. Circulation 47:317
68. Schölmerich P, Schuster HP, Schönborn H, Baum PP (1980) Interne Intensivmedizin, 2. Aufl Thieme, Stuttgart New York
69. Scholz H (1984) Inotropic drugs and their mechanisms of action. J Am Coll Cardiol 4/2: 389–397
70. Schröder R (1974) Dopamin. Schattauer, Stuttgart
71. Schröder R, Dissmann W, Buschmann HJ, Schüren KP (1968) Arterielle Hypotension nach akutem Myokardinfarkt. Dtsch Med Wochenschr 93:2211
72. Schüren KP, Ramdohr B, Dissmann W, Buschmann HJ, Schröder R (1970) Untersuchungen über den Einfluß von Digitalis auf die Hämodynamik des akuten Myokardinfarktes. II. Der Myokardinfarkt mit akuter schwerer Linksherzinsuffizienz und kardiogenem Schock. Klin Wochenschr 48:591
73. Schuster HP, Schölmerich P (1970) Zur Therapie und Prognose des kardiogenen Schocks bei Patienten einer internistischen Intensivpflegestation. Therapiewoche 10:399

74. Schuster HP, Schönborn H (1977) Intensivtherapie bei Intoxikationen unter besonderer Berücksichtigung des Schocks bei Schlafmittelvergiftungen. Intensivmedizin 14:436
75. Schuster HP, Mammen EF, Long M, Blair J (1973) Experimentelle Untersuchungen über die Bedeutung der intravasalen Gerinnung für die Pathogenese der Schockniere. Verh Dtsch Ges Inn Med 79:688
76. Sharma B, Goodwin JF (1978) Beneficial effect of salbutamol on cardiac function in severe cardiomyopathy. Circulation 58:449
77. Sharma GVRK, Kumar R, Molokhia F, Messer JV (1971) "Coronary steal": Regional myocardial blood flow studies during isoproterenol infusion in acute and healing myocardial infarction (Abstr). Clin Res 19:339
78. Shoemaker WC (1971) Sequential hemodynamic patterns in various causes of shock. Surg Gynaecol Obstet 129:411
79. Shoemaker WC, Montgomery ES, Kaplan E, Elwyn DH (1973) Physiologic patterns in surviving and nonsurviving shock patients. Arch Surg 106:630
80. Shubin H, Weil MH (1965) The mechanism of shock following suicidal doses of barbiturates, narcotics and tranquilizer drugs, with observation on the effects of treatment. Am J Med 38:853
81. Siegel JH, Greenspan M, Del Guerico LRM (1967) Abnormal vascular tone, defective oxygen transport and myocardial failure in human septic shock. Ann Surg 165:504
82. Stoltz F (1904) Über Adrenalin und Alkylaminoacetobrenzkatechin. Berl Chem Ges 37:41
83. Swan HJC, Forrester JS, Diamond G, Chatterjee K, Parmley WW (1972) Hemodynamic spectrum of myocardial infarction and cardiogenic shock. Circulation 45:1097
84. Takkunen J, Oilinki O, Huhti E, Vuopala V, Koivisto O (1972) Medical treatment and mortality in cardiogenic shock. Metaraminol compared with combined phentolamine and norepinephrine glucagon therapy. Acta Med Scand 192:165
85. Talley RC, Goldberg LI, Johnson CE, McNay JL (1969) A hemodynamic comparison of dopamine and isoproterenol in patients in shock. Circulation 39:361
86. Thal AP, Kinney JM (1967) On the definition and classification of shock. Prog Cardiovasc Dis 9:527
87. Tuttle RR, Mills J (1975) Development of a new catecholamine to selectively increase cardiac contractility. Circ Res 36:185
88. Tuttle RR, Pollock D, Todd G, MacDonald B, Trust R, Dusenberry W (1977) The effect of dobutamine on cardiac oxygen balance, regional blood flow and infarction severity after coronary artery narrowing in dogs. Circ Res 41:357
89. Weil MH, Abdelmonen AA (1970) Experimental and clinical studies on lactate and pyruvate as indicators of the severity of acute circulatory failure (shock). Circulation 41:989
90. Wilson RF, Thal AP, Kindling PH, Grifka T, Ackermann E (1965) Hemodynamic measurements in septic shock. Arch Surg 91:91
91. Wilson RF, Sarrex E, Birks R (1971) Central venous pressure and blood volume determination in clinical shock. Surg Gynaecol Obstet 132:631
92. Winslow EJ, Loeb HS, Rahimtoola SH, Kamath S, Gunnar RM (1973) Hemodynamic studies and results on therapy in 50 patients with bacteremic shock. Am J Med 54:421
93. Wollschläger H, Löllgen H, Just H, (1982) Therapie des kardiogenen Schocks bei akutem Myokardinfarkt. Dtsch Med Wochenschr 107:743–745

Sympathikomimetika bei Herzinsuffizienz

F. Kersting

Herzinsuffizienz

Definition und Einleitung

Die Herzinsuffizienz ist als pathophysiologischer Zustand durch ein Mißverhältnis von Pumpleistung auf der einen Seite und Erfordernissen der stoffwechselaktiven peripheren Gewebe auf der anderen Seite charakterisiert. Wenn auch die Symptomatik bei den betroffenen Patienten je nach Schweregrad durch wesentliche Gemeinsamkeiten (Ruhe-, Belastungsdyspnoe, allgemeine Schwäche etc.) gekennzeichnet ist, so kann doch die Ätiologie sehr unterschiedlich sein. Zu den häufigsten Ursachen einer Herzinsuffizienz gehören die koronare Herzkrankheit bzw. ein Zustand nach Myokardinfarkt, Klappendysfunktionen (valvuläre Stenosen oder Insuffizienzen bzw. Kombinationen von beiden) sowie Kardiomyopathien.

Die Anzahl der herzinsuffizienten Patienten, die kausal therapiert werden kann, ist gering. Dies sind z. B. Patienten mit einer Anämie oder Thyreotoxikose und damit einhergehender Herzinsuffizienz. Mit Einschränkung gilt diese Möglichkeit einer kausalen Therapie auch für einen Teil der Patienten, die einer Wiederherstellung einer defekten Klappenfunktion durch Klappenersatz oder – im Falle kongenitaler Vitien – anderen korrigierenden Verfahren zugeführt werden können. Die Mehrzahl dieser Patienten mit valvulärer Dysfunktion wird aber spätestens in fortgeschrittenen Stadien der Erkrankung auf eine medikamentöse Therapie der Herzinsuffizienz angewiesen sein.

Die Notwendigkeit einer medikamentösen Therapie besteht v. a. für die schweren Formen der Herzinsuffizienz bei koronarer Herzkrankheit und bei Kardiomyopathien, wenn nicht ausnahmsweise die Möglichkeit einer Behandlung durch andere Maßnahmen, wie z. B. durch eine Herztransplantation, besteht. Inhalt des folgenden Kapitels soll im wesentlichen die Therapie mit Sympathikomimetika im Rahmen des "Low-cardiac-output-Syndroms" nach kardiochirurgischen Eingriffen und der sog. therapierefraktären Herzinsuffizienz, d. h. der durch konventionelle Behandlung mit Bettruhe, Digitalis und Diuretika nicht ausreichend kompensierbaren chronischen Herzinsuffizienz, sein. Hinsichtlich der Anwendung der Sympathikomimetika zur Behandlung der akuten Herzinsuffizienz bei Myokardinfarkt, Schock und Herzrhythmusstörungen wird auf die entsprechenden Kapitel verwiesen.

Pathophysiologie – adrenerge Regulation

Für den rationellen Einsatz von Sympathikomimetika bei der Herzinsuffizienz ist die Kenntnis einiger pathophysiologischer Regulationsmechanismen von Bedeutung.

Die Pumpleistung des Herzens unterliegt im wesentlichen 4 voneinander abhängigen bzw. sich gegenseitig beeinflussenden Determinanten. Es sind dies: die *Kontraktilität, Herzfrequenz, Nachlast* ("afterload") und *Vorlast* ("preload").

Sympathikomimetika sind Substanzen mit pharmakologisch gut definierbaren Eigenschaften. Als Katecholamine bzw. als deren Derivate verändern sie über eine differenzierte Stimulation von adrenergen Rezeptoren die oben genannten Parameter in unterschiedlichem Maße direkt und/oder indirekt. So werden einerseits direkt durch überwiegend β_1-adrenerg vermittelte Mechanismen eine Kontraktilitätssteigerung, d. h. ein positiv inotroper Effekt, oder eine Frequenzerhöhung, d. h. ein positiv chronotroper Effekt, erzielt. Über eine α-Rezeptorenstimulation wird direkt ein vasokonstriktiver, u. a. die Nachlast steigernder Effekt erreicht. Andererseits geht eine β-adrenerg vermittelte positiv inotrope Wirkung entsprechend dem pharmakologischen Profil des Sympathikomimetikums bis zu einem gewissen Grade aber auch mit einer β_2-rezeptorenvermittelten Vasodilatation der Gefäßmuskulatur, also einer Nachlastsenkung, einher. Diese Vasodilatation führt wiederum z. T. reflektorisch, d. h. indirekt, zu einer Frequenzerhöhung und damit auch zu einer weiteren, zusätzlichen indirekten Beeinflussung der Kontraktilität. Die erwähnten Wirkungen lassen sich aufgrund des von Ahlquist [1] und Lands et al. [24] entwickelten Konzeptes der adrenozeptorvermittelten Wirkung von Sympathikomimetika unter tierexperimentellen Bedingungen an isolierten Organen kontrolliert nachvollziehen. Komplexer werden die Untersuchungen am gesamten Tier und v. a. am menschlichen Organismus.

Im letzten Fall ist es äußerst schwierig, z. B. die Kontraktilität als dp/dt_{max} unter exakt definierten Bedingungen einer konstanten Herzfrequenz, Vor- und Nachlast zu messen. In einem großen Teil der klinischen Studien zur Wirkung von Sympathikomimetika werden z. T. erheblich vereinfachend Parameter wie Herzzeitvolumen und Blutdruck zur Beurteilung inotroper bzw. nachlaststeigernder Effekte herangezogen. Dies schränkt aber letztlich nur unwesentlich die bei Sympathikomimetika in besonderem Maße ausgeprägte therapeutische Kontrollierbarkeit ein. Diese beruht teilweise auf der spezifischen agonistischen, rezeptorvermittelten Wirkung und auf den in wesentlichen therapeutischen Bereichen fast linearen Dosis-Wirkungs-Beziehungen [20]. Wichtig ist, inwieweit am gesunden Organismus gewonnene Kenntnisse über die Wirkung von Sympathikomimetika auch auf den herzinsuffizienten Patienten übertragbar sind. Darüber hinaus stellt sich auch die Frage, ob die Behandlung der schweren myokardialen Insuffizienz mit Sympathikomimetika überhaupt sinnvoll ist. Die Konzentrationen der natürlichen im Blut zirkulierenden Katecholamine sind nämlich beim herzinsuffizienten Patienten deutlich erhöht [6, 15, 40]. Thomas u. Marks [40] diskutieren, daß β-adrenerge Rezeptoren am insuffizienten menschlichen Herzen desensibilisiert sind, eine Vorstellung, die durch neuere Befunde von Colucci et al. [8] und Bristow et al. [5] unterstützt wird. Diese Arbeitsgruppen fanden darüber hinaus auch eine zahlenmäßige Reduzierung von lymphozytären bzw. myokardialen β-adrenergen Rezeptoren bei Untersuchungen an myokardinsuffizienten Patienten. Schließlich ist bekannt, daß das insuffiziente Myokard an gespeichertem Noradrena-

Tabelle 1. Wirkungen und Dosierungen einiger sympathikomimetischer Amine

Sympathikomimetische Amine	Rezeptoraktivierung			Klinische Effekte			Dosierungen i.v.
	α	β_2	β_1	Herzfrequenz	Blutdruck	Periph. Widerst.	µg/kg KG/min
1. Noradrenalin (Arterenol)	++++	O	++	↓	↑	↑	0,01 - 0,2
2. Adrenalin (Suprarenin)	+++	++	++	↑	⟷	(↓)	0,02 - 0,2
3. Isoproterenol (Aludrin)	O	++++	+++	↑	⟷	↓	0,005- 0,1
4. Etilefrin (Effortil)	+++	+	++	↓	↑	↑	2,0 -10,0
5. Dopamin	++	++	+	(↑)	↑	↑	2,0 -15,0
6. Dobutamin (Dobutrex)	+	+++	++++	(↑)	(↑)	↓	2,0 -15,0

lin verarmt ist [7]. Aufgrund dieser Befunde ist zu erwarten, daß die Katecholaminwirkungen am normalen und am insuffizienten Myokard unterschiedlich sind, so wie es für Isoproterenol [5] und Pirbuterol [8] gezeigt werden konnte.

Dieser Effekt wird als sog. “down regulation” interpretiert. Wenn auch von Goldstein et al. [19] bei Patienten mit Herzklappenfehlern und geringeren Schweregraden der Herzinsuffizienz (Klasse IV der New York Heart Association) keine Hinweise für ein unterschiedliches Verhalten der Herzfrequenz nach Isoproterenol gegenüber Gesunden gefunden wurde, so besteht doch insgesamt mehr Grund zu der Annahme, daß u. a. aus den oben genannten pathophysiologischen Veränderungen der adrenergen Regulation auch entsprechend modifizierte Wirkungen von Sympathikomimetika bei herzinsuffizienten Patienten resultieren. So ist bei längerfristiger Anwendung von Sympathikomimetika – z. T. in Abhängigkeit vom Schweregrad der Herzinsuffizienz – mit einem Nachlassen der Wirkung, d. h. der Entwicklung einer Toleranz, zu rechnen, wie es z. B. für Noradrenalin, Terbutalin und Dobutamin demonstriert werden konnte [16, 32, 41]. Die Effekte von Sympathikomimetika werden bei der Behandlung der Myokardinsuffizienz um so unberechenbarer, je stärker diese von indirekten Wirkungen, wie z. B. der Freisetzung von Noradrenalin aus neuronalen Speichern, abhängig sind. Aus diesem Grunde haben indirekt wirkende Sympathikomimetika, wie z. B. Metaraminol, Phenylephrin oder Ephedrin, in den vergangenen Jahren an klinischer Bedeutung verloren. Auch Dopamin entfaltet einen Teil seiner hämodynamischen Wirkung über eine Freisetzung von gespeichertem Noradrenalin und bietet damit eine Grundlage für nicht sicher vorhersehbare Effekte bei der Behandlung von herzinsuffizienten Patienten [23].

Sympathikomimetika bei Herzinsuffizienz

Sympathikomimetika mit α- und β-adrenerger Stimulation

Noradrenalin

Im Rahmen der Behandlung der Herzinsuffizienz spielt Noradrenalin eine untergeordnete Rolle. Es ist indiziert bei Patienten mit niedrigem arteriellem Mitteldruck und diastolischem Druck. Die Dosierung (0,01–0,2 μg/kg KG/min) sollte einen Blutdruckanstieg auf Werte begrenzen, die zur Perfusion vitaler Organe notwendig sind. Es erscheint nicht sinnvoll, den systolischen Blutdruck über 100 mmHg zu steigern; in diesem Fall werden trotz erheblicher Arbeitsbelastung das Herzzeitvolumen und die periphere Durchblutung nicht gebessert. In niedriger Dosierung ist der dominierende Effekt β-adrenerger Art und führt zu einer Steigerung von Schlagvolumen und Herzfrequenz. Mit einer Dosiserhöhung kommt es zu einer zunehmenden α-adrenergen Vasokonstriktion [3]. Daraus resultieren oft unerwünschte Effekte wie Hypertension und gesteigerte Impedanz sowie ein reduzierter koronarer und renaler Blutfluß.

Adrenalin

Die hämodynamischen Wirkungen von Adrenalin sind durch die gleichzeitige Stimulation von adrenergen α- und β-Rezeptoren gekennzeichnet. Im Dosisbereich von 0,25 bis 0,30 μg/kg KG/min werden Kontraktilität und Herzfrequenz erhöht (β-adrenerg) und der periphere Widerstand gesenkt (α- und β-adrenerg). Höhere Dosen führen über eine dann zunehmende α-adrenerge Vasokonstriktion zu einer Erhöhung des peripheren Widerstandes [3]. Die klinische Anwendung beschränkt sich im wesentlichen auf Patienten, an denen kardiochirurgische Eingriffe vorgenommen wurden. In einer vergleichenden Studie konnte an jeweils 8 Patienten gezeigt werden, daß die intravenöse Injektion mit 0,075 und 0,15 μg/kg KG/min Adrenalin zu vergleichbaren Frequenzsteigerungen wie nach Dobutamin mit 2,5 und 5,0 μg/kg KG/min führte. Der Herzindex stieg allerdings unter Adrenalin mit +47% und +69% deutlicher an als unter Dobutamin mit +30% und +50%. Der periphere Widerstand fiel unter Adrenalin um −20% bzw. −26% ab, während unter Dobutamin der periphere Widerstand nur geringfügig gesenkt wurde. In dem verwendeten Dosisbereich mit überwiegender β-adrenerger Wirkung von Adrenalin scheint sich dieses bei der peri-operativen Behandlung des kardiochirurgischen Patienten dem Dobutamin aus hämodynamischer Sicht als überlegen oder zumindest als gleichwertig zu erweisen [33] und wird u. a. deshalb von vielen Anästhesisten noch benutzt (s. Beitrag Gattiker, Schmid, S. 138). In der Behandlung der chronischen Herzinsuffizienz wird es teils wegen seiner arrythmogenen Wirkung und teils wegen seiner in höheren Dosen ausgeprägten Vasokonstriktion nicht mehr eingesetzt.

Isoproterenol

Als potenter Stimulator von β-adrenergen Rezeptoren wird Isoproterenol seit mehr als 20 Jahren bei ätiologisch verschiedenen Formen der Herzinsuffizienz verwendet [11]. Bei Patienten mit Mitral- und Aortenklappenfehlern sowie Kardiomyopathien und koronarer Herzkrankheit wurde Isoproterenol in Dosen von 1–4 μg/min im Rahmen routinemäßiger Herzkatheteruntersuchungen infundiert. Es führte generell zur Senkung der enddiastolischen linksventrikulären Drücke und zur Steigerung des Herzminutenvolumens und der Ejektionsrate außer bei Patienten mit Aortenstenose, deren Ejektionsraten und Blutdrücke z. T. reduziert wurden [13]. Hinsichtlich einer Diuresesteigerung ist die Rolle von Isoproterenol nicht unumstritten. Der Anstieg der effektiven renalen Durchblutung, der glomerulären Filtration und Natriurese konnte jedoch bei einer Anzahl von Patienten auch unabhängig von dem gleichzeitig erhöhten Herzzeitvolumen nachgewiesen werden [34]. Isoproterenol wurde bislang mit gutem Erfolg zur Behandlung des "Low-cardiac-output-Syndroms" eingesetzt. Selbst die neu eingeführte synthetische sympathikomimetische Substanz Dobutamin zeigte in diesem Indikationsbereich keine eindeutigen Vorteile gegenüber Isoproterenol. Intravenöse Dobutamininfusionen in einer Dosierung von 1,25–10,0 µg/kg KG/min waren im Vergleich mit intravenösen Infusionen von Isoproterenol (0,005–0,04 µg/kg KG/min) bei vergleichbaren Frequenzerhöhungen statistisch nicht hinsichtlich der Steigerungen der Herzzeitvolumina zu unterscheiden [22]. Angesichts der oft unerwünschten frequenzsteigernden Effekte – durch Wirkungen auf den sinuatrialen und atrioventrikulären Knoten – liegt wahrscheinlich der größte klinische Nutzen von Isoproterenol bei der Anwendung im Rahmen der Herzinsuffizienz mit Bradykardie und beim "Low-cardiac-output-Syndrom".

Etilefrin

Obgleich Etilefrin seit über 30 Jahren in die Therapie der Hypotension und orthostatischen Dysregulation eingeführt worden ist, hat es trotz bekannter positiv inotroper Wirkungen [39] bis heute kaum Beachtung als Mittel zur Behandlung der Herzinsuffizienz gefunden. Die hämodynamischen Wirkungen von Etilefrin sind von Limbourg et al. [27] an Patienten mit normaler und gestörter Pumpfunktion der linken Kammer untersucht worden. Hierbei fand sich grundsätzlich in allen 12 untersuchten Fällen ein positiv inotroper Effekt, der bei starker Beeinträchtigung der linksventrikulären Funktion geringer ausgeprägt war als bei normaler Kammerfunktion. Unter einer 20minütigen Infusion von 0,5 mg Etilefrin/min stiegen der Herzindex von 3,0 auf 3,7 l/min, der systolische bzw. mittlere Aortendruck von 111 auf 134 bzw. von 87 auf 110 mm Hg. Bei einer durchschnittlichen systolischen Drucksteigerung um 32 mm Hg betrug der Anstieg der Herzfrequenz in einer Untergruppe der untersuchten Patienten nur 3 Schläge/min, bei einer Drucksteigerung um durchschnittlich 10 mm Hg in einer anderen Untergruppe dagegen um 12 Schläge/min. Der linksventrikuläre enddiastolische Druck war bei den Patienten mit normaler oder nur gering eingeschränkter Pumpfunktion angestiegen, bei den Patienten mit deutlich eingeschränkter Pumpfunktion gering gesenkt worden. Die hämodynamischen Wirkungen von Etilefrin lassen insgesamt deutliche individuelle Unterschiede erkennen. Die Substanz bietet sich zur Therapie der Herzinsuffizienz v. a. dann an, wenn mit der Steigerung der Pumpfunktion eine Erhöhung des arteriellen Drucks zur Verbesserung der Organperfusion einschließlich des Koronarsystems gewünscht wird. Im Gegensatz zu Noradrenalin scheint Etilefrin an Kreislaufgesunden keine Abnahme des effektiven Nierenplasmastroms und des Glomerulumfiltrates zu verursachen [27].

Wenn auch Etilefrin, das fast vollständig nach oraler Einnahme resorbiert wird, zur langfristigen chronischen Therapie verfügbar ist, so liegen bisher keine ausreichenden Daten vor, die eine derartige Therapie zu empfehlen erlauben.

Dopamin

Dopamin, ein endogenes Katecholamin, ist in den vergangenen 10 Jahren zunehmend häufig bei der Behandlung der Herzinsuffizienz eingesetzt worden, weil es weniger chronotrope und geringere periphere vaskuläre Wirkungen als die bisher besprochenen Katecholamine zeigte [17].

In zahlreichen Untersuchungen konnte gezeigt werden, daß Dopamin bei Patienten mit Digitalis- und Diuretikatherapie einer refraktären kongestiven Herzinsuffizienz Steigerungen des Herzzeitvolumens, des renalen Plasmaflusses, der glomerulären Filtrationsrate und der Natriurese bewirkt [18, 30]. Dopamin unterscheidet sich von Noradrenalin durch einen fehlenden oder deutlich geringeren Anstieg des peripheren Widerstandes bei vergleichbarer Steigerung des Herzzeitvolumens [17]. Adrenalin erhöht zwar wie Dopamin das Herzzeitvolumen und senkt den peripheren Widerstand, aber – im Gegensatz zu Dopamin – reduziert es den renalen Blutfluß und erhöht die Herzfrequenz [17]. Im Vergleich zu Dobutamin besitzt Dopamin v. a. im niedrigen Dosisbereich von 2,0–3,0 μg/kg KG/min die Eigenschaft, selektiv über dopaminerge Rezeptoren die renalen Gefäße zu dilatieren.

Ein weiterer klinisch bedeutungsvoller Unterschied zwischen Dopamin und Dobutamin besteht darin, daß unter der Behandlung der Herzinsuffizienz mit vergleichbaren Dosen beider Substanzen der Pulmonalkapillardruck unter Dopamin ansteigt und unter Dobutamin gesenkt wird (Abb. 1) [26, 42]. Leier et al. [26] fanden, daß unter

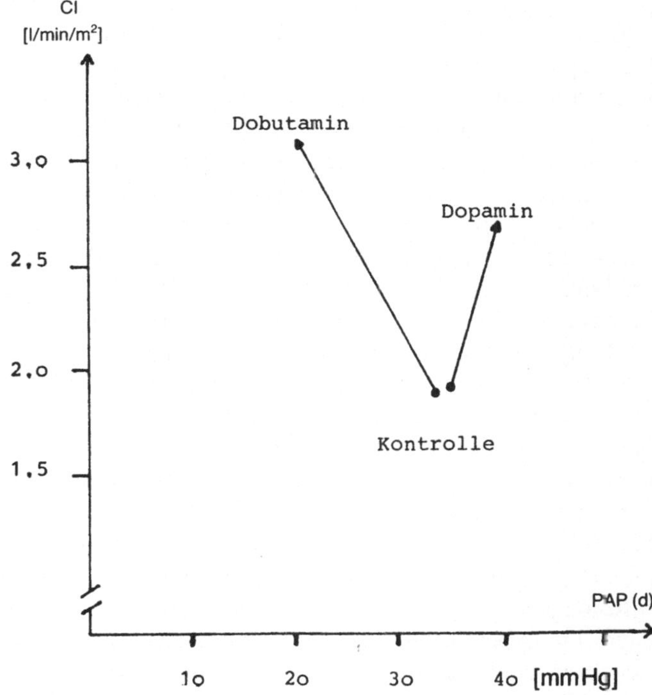

Abb. 1. Wirkung von Dobutamin (7,5 μg/kg KG/min) und Dopamin (5 μg/kg KG/min) auf den Herzindex (CI) und den diastolischen Pulmonalarteriendruck (PAP (d)) in einem exemplarischen Fall eines Patienten mit kongestiver Kardiomyopathie

einer 24stündigen Erhaltungsdosis mit intravenösen Infusionen von 5–10 µg/kg KG/min Dobutamin und 2–6 µg/kg KG/min Dopamin der renale Blutfluß unter beiden Substanzen etwa gleich stark erhöht wurde und die Kreatininclearance, der Urinfluß wie auch die Natriurese unter Dobutamin statistisch signifikanter als unter Dopamin gesteigert wurden. In höheren Dosierungen als 4–5 µg/kg KG/min tritt zunehmend eine α-adrenerg vermittelte Vasokonstriktion auf, die zur evtl. erwünschten Blutdrucksteigerung bei herzinsuffizienten Patienten genutzt werden kann.

Um die unerwünschten Nebenwirkungen von Dopamin (Vasokonstriktionen, Herzrhythmusstörungen) möglichst zu vermeiden und den Vorteil der substanzspezifischen renovaskulären Durchblutungssteigerung bei ausgeprägter Steigerung des Herzminutenvolumens zu erhalten, wurde die Kombination von Dopamin mit Dobutamin in der jeweiligen Dosis von 5 µg/kg KG/min empfohlen [38]. Eine andere sinnvolle Kombination ist die von Dopamin mit einem Vasodilatator. Hierbei wird eine deutliche Steigerung des Herzzeitvolumens und gleichzeitig eine sehr günstige Senkung des erhöhten linksventrikulären Füllungsdrucks bzw. des Pulmonalkapillardrucks erreicht [31].

Dobutamin

In vielen Untersuchungen sind dosisabhängige Anstiege des Herzminutenvolumens bei Patienten mit Herzinsuffizienz unterschiedlichen Schweregrades gezeigt worden [2, 25, 28]. Dobutamin zeigte sich im Vergleich mit Dopamin sowohl bei Patienten mit "Low-cardiac-output-Syndrom" wie auch mit schwerer Herzinsuffizienz überlegen [26, 29], überwiegend deshalb, weil mit einer vergleichbaren Steigerung des Herzminutenvolumens eine Senkung des linksventrikulären enddiastolischen Drucks einhergeht. Die geringe chronotrope Wirkung von Dobutamin konnte im Rahmen der Behandlung des "Low-cardiac-output-Syndroms" weder gegenüber Dopamin [29] noch gegenüber Isoproterenol [27] bestätigt werden. Dagegen scheint sich die bei der Entwicklung von Dobutamin beabsichtigte geringere Chronotropie bei chronisch herzinsuffizienten Patienten zu bestätigen [37]. Daß die direkte positiv inotrope Wirkung von Dobutamin und dessen Unabhängigkeit vom neuronalen Uptake der indirekten, z. T. auf Freisetzung von Noradrenalin angewiesenen positiv inotropen Wirkung von Dopamin und dessen Abhängigkeit vom neuralen Uptake von klinischer Bedeutung sein kann, haben Untersuchungen an Patienten mit Herzinsuffizienz und teilweiser Blockierung des neuronalen Uptakes mit einem trizyklischen Antidepressivum gezeigt [23]. Diskrepant sind die Befunde einer 72stündigen Infusionstherapie mit Dobutamin bei Patienten mit schwergradiger Herzinsuffizienz. Während bei Verwendung von Dosen zwischen 2,5 und 15 µg/kg KG/min Dobutamin der Effekt hinsichtlich der Steigerung des Herzzeitvolumens und der Senkung des Pulmonalkapillardrucks aufrecht erhalten werden konnte [25], wird in einer anderen Studie mit Infusionen von 10 µg/kg KG/min Dobutamin über 72 und 96 Stunden eine Toleranzentwicklung beschrieben [41], d. h. die Steigerung des Herzzeitvolumens war nach 72stündiger Infusion um 28% und nach 96stündiger Infusion um 32% gegenüber der Steigerung des Herzzeitvolumens nach 2stündiger Infusion mit 10 µg/kg KG/min Dobutamin gesunken. Die bei der Behandlung der hochgradigen Linksherzinsuffizienz gewünschten Effekte einer Senkung des linksventrikulären Füllungsdrucks und einer Steigerung des Herzzeitvolumens werden durch Kombination mit einem Vasodilator, z. B. Nitroprussidnatrium, deutlich verstärkt [9]. Ob Dobutamin geringere arrhythmogene Eigenschaften als andere Sympathikomimetika hat, kann z. Z. nicht eindeutig beurteilt werden.

Prenalterol

Die bisher erwähnten β-Sympathikomimetika Noradrenalin, Adrenalin, Isoproterenol, Dopamin und Dobutamin sind nur parenteral applizierbar und nur kurz wirksam. Somit eignen sie sich nicht für eine langfristige, chronische Behandlung der Myokardinsuffizienz. Mit Prenalterol steht eine oral applizierbare Substanz (Dosis 20–80 mg/Tag) zur Verfügung, die sympathikomimetische Wirkungen entfaltet.

Sie führt nach intravenöser Gabe von 12 mg zu einem deutlichen positiv inotropen Effekt mit einem Anstieg von dp/dt von 1084 ± 95 mmHg/s auf 1493 ± 171 mmHg/s bei Patienten mit Herzinsuffizienz infolge koronarer Herzkrankheit bzw. kongestiver Kardiomyopathie [14]. Bei ausgeprägter Herzinsuffizienz ist die Verbesserung der linksventrikulären Funktion ohne wesentlichen Anstieg der Herzfrequenz nicht nur in zahlreichen Untersuchungen nach parenteraler Gabe nachgewiesen worden, sie konnte auch nach oraler Anwendung akut z. B. nach 4wöchiger Behandlung demonstriert werden; dabei ließ sich die linksventrikuläre Pumpleistung durch Kombination mit Hydralazin noch steigern [12]. Ob Prenalterol sich als oral verfügbares Mittel zur Behandlung der chronischen therapierefraktären Herzinsuffizienz durchsetzen wird, hängt u. a. von weiteren Untersuchungen hinsichtlich einer Toleranzentwicklung ab. Darüber hinaus weisen neuere Untersuchungsergebnisse darauf hin, daß Prenalterol pharmakologisch weniger ein β-Sympathikomimetikum als ein β-Rezeptorenblocker mit intrinsischer sympathikomimetischer Aktivität ist [4, 43].

Sympathikomimetika mit β_2-adrenerger Stimulation

Die Wirkungen der Kombinationen eines Vasodilatators mit einem Katecholamin sind in den Substanzen mit relativ selektiver β_2-adrenerger Affinität vereint. Die positiv inotrope und die gleichzeitige vasodilatatorische Wirkung mit globaler Verbesserung der linksventrikulären Funktion sind generell bei verschiedenen Formen der Herzinsuffizienz nach Gabe der β_2-Sympathikomimetika nachgewiesen worden. Dies gilt für Pirbuterol [10], Fenoterol [21], Terbutalin [36] und Salbutamol [35]. Offen bleibt, ob diese Substanzen, die oral verfügbar sind und eine Wirkungsdauer von 4–8 h haben, auch klinische Bedeutung im Rahmen der Therapie der chronischen Herzinsuffizienz erlangen werden.

Literatur

1. Ahlquist RP (1948) A study of the adrenotropic receptors. Am J Physiol 153:163–206
2. Akthar N, Mikulic E, Cohn JN, Chaudhry MH (1975) Hemodynamic effects of dobutamine in patients with severe heart failure. Am J Cardiol 36:202–205
3. Antonaccio MJ (1977) Cardiovascular pharmacology. Raven, New York

4. Baumann G, Felix B (1983) Zur pharmakologischen Stellung von Prenalterol II. Versuch einer kritischen Wertung aus experimenteller und klinischer Sicht. Herz-Kreislauf 2/83:65–73
5. Bristow MR, Ginsburg R, Minobe W et al. (1982) Decreased catecholamine sensitivity and beta-adrenergic-receptor density in failing human hearts. N Engl J Med 307:205–211
6. Chidsey CA, Harrison DC, Braunwald E (1962) Augmentation of the plasma norepinephrine response to exercise in patients with congestive heart failure. N Engl J Med 267:650–654
7. Chidsey CA, Braunwald E, Morrow AG (1965) Catecholamine excretion and cardiac stores of norepinephrine in congestive heart failure. Am J Med 39:442–451
8. Colucci WS, Alexander RW, Williams GH et al. (1981) Decreased lymphocyte beta-adrenergic-receptor density in patients with heart failure and tolerance to the beta-adrenergic agonist pirbuterol. N Engl J Med 305:185–190
9. Cyran J, Bolte HD (1979) Kombinierte Infusion von Nitroprussid-Natrium und Dobutamin zur Behandlung der hochgradigen Linksherzinsuffizienz bei koronarer Herzkrankheit. Klin Wochenschr 57:883–891
10. Dawson JR, Canepa-Anson R, Kuan P et al. (1981) Treatment of chronic heart failure with pirbuterol: Acute haemodynamic responses. Br Med J 282:1423–1426
11. Dodge HT, Lord JD, Sandler H (1960) Cardiovascular effects of isoproterenol in normal subjects and subjects with congestive heart failure. Am Heart J 60:94–105
12. Drexler H, Löllgen H, Just H (1983) Hemodynamic effects of combined inotropic and vasodilator drugs in severe congestive heart failure: Hydralazine and prenalterol. In: Just H, Bussmann WD (eds) Vasodilators in chronic heart failure. Springer, Berlin Heidelberg New York, pp 176–184
13. Elliott W, Gorlin R (1966) Isoproterenol in treatment of heart disease. JAMA 197:315–320
14. Erbel R, Meyer J, Lambertz H et al. (1982) Hemodynamic effects of prenalterol in patients with ischemic heart disease and congestive cardiomyopathy. Circulation 66:361–369
15. Francis GS, Goldsmith SR, Ziesche SM, Cohn JN (1982) Response of plasma norepinephrine and epinephrine to dynamic exercise in patients with congestive heart failure. Am J Cardiol 49:1152–1156
16. Galant SP, Duriseti L, Underwood S, Insel PA (1978) Decreased beta-adrenergic receptors on polymorphonuclear leukocytes after adrenergic therapy. N Engl J Med 299:933–936
17. Goldberg LJ (1972) Cardiovascular and renal actions of dopamine: Potential clinical applications. Pharmacol Rev 24:1–29
18. Goldberg LJ, McDonald RH Jr, Zimmermann AM (1972) Sodium diuresis produced by dopamine in patients with congestive heart failure. N Engl J Med 269:1060–1064
19. Goldstein RE, Beiser GD, Stampfer M, Epstein SE (1975) Impairment of autonomically mediated heart rate control in patients with cardiac dysfunction. Circ Res 36:571–578
20. Goodman Gilman A, Goodman LS, Gilman A (1980) The pharmacological basis of therapeutics. MacMillan, New York
21. Irmer M, Wollschläger H, Just H (1981) Behandlung der schweren Herzinsuffizienz mit dem Beta-Stimulator Fenoterol. Klin Wochenschr 59:639–645
22. Kersting F, Follath F, Moulds R, Mucklow J, McCloy R, Sheares J, Dollery C (1976) A comparison of cardiovascular effects of dobutamine and isoprenaline after open heart surgery. Br Heart J 28:622–626
23. Kersting F, Gilfrich HJ, Kasper W, Meinertz T, Just H. (1979) Comparison of clinical cardiovascular effects of dobutamine, dopamine and etilefrine before and after blockade of $reuptake_1$. Naunyn Schmiedebergs Arch Pharmacol [Suppl] 307:R75
24. Lands AM, Arnold A, McAuliff JP, Luduena FP, Brown TG Jr (1967) Differentiation of receptor systems activated by sympathomimetic amines. Nature 214:597–598
25. Leier CV, Webel J, Bush CA (1977) The cardiovascular effects of the continuous infusion of dobutamine in patients with severe cardiac failure. Circulation 56:468–472
26. Leier CV, Heban PT, Huss PRN, Bush CA, Lewis RP (1978) Comparative systemic and regional hemodynamic effects of dopamine and dobutamine in patients with cardiomyopathie heart failure. Circulation 58:466–475
27. Limbourg P, Just H, Lang KF (1973) Positiv inotrope Wirkung von Etilefrin-hydrochlorid (Effortil). Cardiology 63:530–541
28. Limbourg P, Just H, Kersting F, Lang KF (1978) Kardiovaskuläre Effekte von Dobutamin. Klin Wochenschr 56:551–557

29. Loeb HS, Bredakis J, Gonnas RM (1977) Superiority of dobutamine over dopamine for augmentation of cardiac output in patients with chronic low output cardiac failure. Circulation 55:375–381
30. McDonald RH Jr, Goldberg LI, McNay JL, Tuttle EP Jr (1964) Effects of dopamine in man: Augmentation of sodium excretion, glomerularfiltration rate and renal plasma flow. J Clin Invest 43:1116–1124
31. Miller RR, Wan NA, Joye JA, Maxwell KS, DeMaria AN, Amsterdam EA, Mason DT (1977) Combined dopamine and nitroprussid therapy in congestive heart failure. Circulation 55:881–884
32. Mukherjee C, Caron MG, Lefkowitz RJ (1975) Catecholamineinduced subsensitivity of adenylate cyclase associated with loss of beta-adrenergic binding sites. Proc Natl Acad Sci USA 72:1945–1949
33. Piepenbrock S, Reichelt W, Schleussner E, Schaps D (1979) Hämodynamische Effekte von Dobutamin und Adrenalin bei coronar-chirurgischen Patienten unter Narkosebedingungen. In: Bleifeld W, Gattiker R, Schaper W, Brade W (Hrsg) Internationales Dobutamin Symposium. Urban & Schwarzenberg, München Wien Baltimore 123–135
34. Sandler H, Dodge HT, Murdaugh HV (1961) Effect of isoproterenol on cardiac output and renal function in congestive heart failure. Am Heart J 62:643–651
35. Sharma B, Goodwin JF (1978) Beneficial effect of solbutamol on cardiac function in severe congestive cardiomyopathy. Circulation 58:449–460
36. Slutsky R, Hooper W, Gerber K, Curtis G, Karliner J, Ashburn W (1980) The effect of terbutaline on left ventricular function and size. Am J Cardiol 45:412
37. Sonnenblick EH, Frishman WH, Le Jemtel TH (1979) Dobutamine: A new synthetic cardioactive sympathetic amine. N Engl J Med 300:17–22
38. Spannbrucker N, Vogel F, Kleinschmidt R, Klehr U (1981) Hämodynamische Auswirkungen einer Kombinationsbehandlung mit Dobutamin und Dopamin bei Patienten mit therapierefraktärer Herzinsuffizienz. Intensivmedizin 18:219–222
39. Tarnow J, Brückner JB, Eberlein HG, Patschke D, Reinecke A, Schmicke P (1973) Experimentelle Untersuchungen zur Beeinflussung der Hämodynamik in tiefer Halothannarkose durch Dopamin, Glucagon, Effortil, Noradrenalin und Dextran. Anaesthesist 22:8–15
40. Thomas JA, Marks BH (1978) Plasma norepinephrine in congestive heart failure. Am J Cardiol 41:233–243
41. Unverferth D, Blanford M, Kates RE, Leier CV (1980) Tolerance to dobutamine after a 72 hour continuous infusion. Am J Med 69:262–266
42. Wirtzfeld A, Klein G, Delius W, Himmler C, Volger E, Davidson J (1978) Dopamin und Dobutamin in der Behandlung der schweren Herzinsuffizienz. Dtsch Med Wochenschr 103:1915–1921
43. Wirtzfeld A, Klein G, Bibra von H, Sauer E (1983) Zur pharmakologischen Stellung von Prenalterol. I. Partieller $Beta_1$-Adrenozeptoragonist und Betablocker mit "Intrinsic activity"? Herz-Kreislauf 2/83:57–64

Sympathikomimetika bei Bradykardie und AV-Block

W. Delius

Die medikamentöse Therapie bradykarder Rhythmusstörungen ist in der Regel als Kurzzeittherapie zu betrachten. Sie kann indiziert sein, wenn die Rhythmusstörung aller Wahrscheinlichkeit nach nur passageren Charakter hat (z.B. beim akuten Hinterwandinfarkt); sie stellt ferner eine Möglichkeit dar, die Zeit bis zur Versorgung eines Patienten mit einem temporären oder permanenten Schrittmacher zu überbrükken; sie wird schließlich notgedrungen dann eingesetzt, wenn ein Patient eine an sich notwendige Schrittmacherimplantation verweigert. Eine medikamentöse Dauertherapie einer symptomatischen Bradykardie wird jedoch nur in Ausnahmefällen befriedigen, zumal Nebenwirkungen und Patientencompliance neue Probleme schaffen.

Die Anzahl der klinisch eingesetzten, oral wirksamen Pharmaka ist klein. Es handelt sich im wesentlichen um das Sympathikomimetikum Orciprenalin sowie um das Vagolytikum Atropin bzw. den Atropinester Ipratropriumbromid.

Wichtig ist es, daß v.a. die bradykarden Rhythmusstörungen auch hinsichtlich ihrer Prognose richtig beurteilt werden, um den Patienten vor der evtl. drohenden Komplikation eines Adams-Stokes-Anfalls zu schützen. Steht der chronische Charakter einer bradykarden Rhythmusstörung (z.B. AV-Block II, Typ II; klinisch symptomatisches Sinusknotensyndrom) fest, so ist die Implantation eines permanenten Schrittmachers indiziert.

Im folgenden werden die wichtigsten Formen bradykarder Rhythmusstörungen hauptsächlich unter den differentialtherapeutisch abzuwägenden Gesichtspunkten: medikamentöse Therapie – Schrittmachertherapie – abwartende Haltung – keine Therapie, besprochen. Da sich die Möglichkeiten der medikamentösen Therapie bei den verschiedenen Bradykardieformen nicht wesentlich unterscheiden, und da die Auswahl an Medikamenten gering ist, werden Besonderheiten und Dosierungen der in Frage kommenden Präparate vorweggenommen.

Medikamentöse Therapie bradykarder Rhythmusstörungen

Sympathikomimetika

Orciprenalin (Alupent)
Tabletten à 20 mg
Depotdragée à 90 mg
Injektionslösung: 0,5 mg/ml
Infusionslösung: 5 mg/10 ml

Dosierung von Orciprenalin bei bradykarder Rhythmusstörung:
Orale Applikation: ½–1 Tbl. Orciprenalin à 20 mg alle 4–6 h
oder: 2- bis 4mal tgl. 1 Depotdragée

Als Notfalltherapie:

1–2 Amp. Orciprenalin à 0,5 mg s.c. oder ½ Amp. langsam i.v.
oder: 5–10 mg Orciprenalin in 500 ml Infusionslösung. Tropfgeschwindigkeit nach Wirkung (5–50 μg/min)

Wirkungsweise

Orciprenalin beschleunigt wie die übrigen Sympathikomimetika die Anstiegssteilheit der Phase IV des Aktionspotentials der Sinusknotenzellen und verursacht dadurch einen Frequenzanstieg. Dieser Effekt kommt über eine Stimulation der β-Rezeptoren des Sinusknotens zustande. Gleichzeitig nehmen auch die Kontraktilität und die Erregbarkeit heterotoper Automatiezentren zu; ferner wird die Erregungsleitung im Vorhof, AV-Knoten und His-Purkinje-System beschleunigt. Die β_2-Rezeptorenstimulation an den peripheren Gefäßen führt zu einer Widerstandsabnahme und damit v.a. bei herzinsuffizienten Patienten zu einer weiteren Minutenvolumensteigerung. Es versteht sich jedoch, daß beim Einsatz von Orciprenalin v.a. bei gefährdeten Patienten (Myokardischämie, Digitalisiüberdosierung) mit neuen Problemen in Form ventrikulärer Tachyarrhythmien (Extrasystolen, Tachykardien, Ventrikelflimmern) gerechnet werden muß (s. Beitrag Meuret, Wiemers, S. 65). Sympathikomimetika mit ausgeprägter (Noradrenalin) oder ausschließlicher (Phenylephrin, Methoxamin) α-Rezeptorenwirkung führen über einen Blutdruckanstieg und Auslösung des Karotissinusreflexes zu einer Vagotonie mit Abfall der Herzfrequenz.

Die übrigen derzeit verfügbaren Sympathikomimetika sind in der hier gewünschten speziellen Indikation bei oraler Applikation nicht ausreichend und anhaltend genug wirksam. Intravenös gegeben kann mit Oxyfedrin (Ildamen, 4–8 mg i.v.) eine Beschleunigung der Herzfrequenz erreicht werden, die aber im Vergleich zu Orciprenalin wesentlich schwächer ist. Die positiv chronotrope Wirkung von Dopamin und Dobutamin kann bei herzinsuffizienten Patienten mit niedriger Ausgangsfrequenz erwünscht sein; beide Substanzen werden jedoch nicht primär zur Therapie von Bradykardien und AV-Überleitungsstörungen eingesetzt.

Vagolytika

Atropinsulfat: Amp. à 0,5 mg, 1,0 mg, 2,0 mg/ml
Dosierung: 0,5–1,0/1,5 mg i.v. oder s.c.
Ipratropiumbromid (Itrop): Amp. à 0,5 mg/ml
Dosierung: 0,5–1,0 mg i.v., Tbl. à 10 mg
Dosierung: 2- bis 3mal 10 mg bzw. 2- bis 3mal 15 mg tgl.

Wirkungsweise

Beide Substanzen führen als Anticholinergika (Blockierung der Acetylcholinwirkung) zu einer Zunahme des Sympathikotonus und damit zu einer Steigerung der Herzfrequenz und der AV-Überleitung. Im Gegensatz zur Orciprenalinwirkung werden Reizbildung und Reizleitung des His-Purkinje-Systems und der Ventrikelmuskulatur nicht beeinflußt, da diese Strukturen parasympathisch praktisch nicht innerviert sind.

Ipratropiumbromid i. v. hat die gleiche Wirkung wie Atropinsulfat [4]; der Unterschied besteht hauptsächlich in der über 4 h anhaltenden längeren Wirkungsdauer des Ipratropiumbromids [13]. Nach bisherigen Beobachtungen ist nach 0,5–1,0 mg i. v. bei Sinusbradykardie ein mittlerer Anstieg der Herzfrequenz um 60–70% zu erwarten, bei Patienten mit Bradyarrhythmie mit Vorhofflimmern ein Anstieg der Kammerfrequenz um 45–50%. Die Gesamtresorption von Ipratropiumbromid aus dem Gastrointestinaltrakt nach oraler Zufuhr liegt bei 10–32% der verabreichten Dosis. Bei oraler Langzeittherapie mit 3mal 10 mg tgl. ist von Avenhaus et al. [1] bei Patienten mit Sinusbradykardie einschließlich Sinusknotensyndrom ein Anstieg der Herzfrequenz von 50 ± 7/min auf 66 ± 10/min, d. h. um 33% beobachtet worden, bei absoluter Bradyarrhythmie von 52 ± 10/min auf 73 ± 12/min, d. h. von 41%. Bei oraler Anwendung einer Einzeldosis von 10 mg waren nach 2,5 und 6 h noch deutlich über dem Kontrollwert liegende Herzfrequenzen gemessen worden.

Die typischen extrakardialen Wirkungen von Atropin bzw. Ipratropiumbromid sind Mundtrockenheit, Völlegefühl, Appetitlosigkeit, Minderung der Schweißdrüsensekretion, Akkommodationsstörungen, Auslösen eines Glaukomanfalles, Obstipation. Glaukom und Prostatahypertrophie gehören deshalb zu den Kontraindikationen einer Atropintherapie.

Sinusbradykardie

Sie liegt definitionsgemäß vor bei Absinken der Sinusfrequenz unter 60/min. Unter erhöhtem Vaguseinfluß, wie z. B. während des Schlafes und bei trainierten Sportlern, können Sinusfrequenzen zwischen 35–50/min physiologischerweise auftreten. Die hämodynamischen Konsequenzen sind minimal, da das gesunde Herz die niedrige Herzfrequenz durch eine entsprechende Steigerung des Schlagvolumens zu kompensieren vermag. Charakteristisch ist der sofortige, normale Anstieg der Herzfrequenz bei Belastung. Bei vorgeschädigtem Organismus treten Symptome bereits bei Frequenzen um 45/min auf. Eine mehrere Stunden andauernde Herzfrequenz von $\leqq$ 20/min ist mit dem Leben nicht vereinbar. Eine Sinusbradykardie kann ferner durch eine Reihe extrakardialer Mechanismen, die zumindest teilweise ebenfalls über einen erhöhten Vagotonus wirksam werden, bedingt sein. Hierher gehören das Karotissinussyndrom und Erkrankungen mit gesteigertem Hirndruck; sie kann ferner ausgelöst werden durch Schmerz, Schock oder auch Emotionen und eine vagovasale Synkope einleiten [5]. Extreme Sinusbradykardien, häufig auch länger anhaltende Asystolien, sind bei Manipulationen im Nasen-Rachen-Raum bekannt; hierher gehören ferner durch Schlucken ausgelöste Bradykardien und Synkopen.

Sinusbradykardie beim akuten Myokardinfarkt

Während der frühen Infarktphase werden Sinusbradykardien (oder Knotenrhythmen) v. a. bei Patienten mit Hinterwandinfarkt festgestellt. Die Angaben über deren Häufigkeit variieren; offenbar sind Bradykardien mit oder ohne Abfall des systolischen Blutdrucks am häufigsten unmittelbar nach Infarkteintritt. Pantridge et al. [10] fanden bei 38% ihrer Patienten mit Hinterwandinfarkt, die während der 1. h nach Infarkteintritt gesehen wurden, eine Sinus- (oder Knoten-)bradykardie, dagegen nur bei 4% der während der 3. und 4. h gesehenen Patienten. Die entsprechenden Zahlen der Patienten mit Vorderwandinfarkt betrugen 17,5% und 1%. Wenn auch die Mechanismen, die letztlich die Ursache dieser Bradykardien sind, noch nicht voll gesichert werden konnten, so spielt doch sicherlich der Vagus hierbei eine entscheidende Rolle.

Ziemlich kontrovers werden heute potentieller Nutzen und Schaden von Atropin zur Behandlung der Bradykardie beim frischen Infarkt diskutiert [6, 10]. Beobachtungen, nach denen durch Anheben der Sinusfrequenz mit Atropin heterotope Zentren (ventrikuläre Extrasystolen, idionodale und idioventrikuläre Rhythmen, AV-Dissoziation) unterdrückt werden können [14], stehen andere gegenüber, nach denen bei einem kleineren Prozentsatz der mit Atropin behandelten Patienten nachteilige Effekte in Form einer anhaltenden Sinustachykardie, ventrikulären Tachykardie oder Ventrikelflimmern auftreten [10]. Ebenso schwierig abschätzbar ist, ob im Einzelfall die Verabreichung von Atropin dem Ziel, die Infarktgröße möglichst klein zu halten, förderlich oder abträglich ist. Eine verbindliche Empfehlung, wann und wieviel Atropin beim akuten Infarkt mit Bradykardie injiziert werden soll, kann somit nicht gegeben werden. In praxi wird jedoch häufig so verfahren, daß nur Patienten mit symptomatischer Bradykardie, d.h. gewöhnlich mit einer Herzfrequenz unter 50/min und einem unter 80 mmHg abfallenden systolischen Druck mit 0,5–1,0 mg Atropin i. v. behandelt werden. Als Indikation werden auch ventrikuläre Extrasystolen bei Sinusbradykardie angesehen. Mit einer Dosis von 0,5 mg Atropin kann die Sinusfrequenz meist anhaltend auf 50–70/min beschleunigt werden. Sollte sich die Frequenz auch bei wiederholter Injektion nicht anheben lassen oder im Laufe der nächsten Stunden ein Sinusarrest mit Pausen von über 2 s eintreten, muß eine ernsthaftere Sinusknotenschädigung angenommen werden und eine temporäre Schrittmacherbehandlung begonnen werden. Eine persistierende Sinusknotenschädigung nach Infarkt ist jedoch selten, somit auch die Notwendigkeit einer permanenten Schrittmacherbehandlung [6].

Sinusbradykardien treten ferner auf bei einer Reihe von Erkrankungen wie z. B. bei Hypothyreose, Ikterus (Gallensäuren bewirken eine Frequenzsenkung durch Abflachung der diastolischen Depolarisation des Membranpotentials) und beim Typhus abdominalis. Relativ ausgeprägte Sinusbradykardien findet man schließlich beim älteren Menschen, ohne daß medikamentöse Ursachen oder andere kardiale Erkrankungen nachzuweisen wären. Sofern eine Behandlungsbedürftigkeit dieser Sinusbradykardien gegeben ist, wird man versuchen, mit Sympathikomimetika, ggf. auch mit Ipratropiumbromid (Itrop), auszukommen, im übrigen aber die Grundkrankheit behandeln.

Differentialdiagnostisch ist immer auch an medikamentös induzierte Bradykardien zu denken. In Betracht kommen v. a. Patienten, die mit Digitalisglykosiden, β-Rezeptorenblockern, Reserpin, Clonidin oder Guanethidin behandelt werden. Sollten symptomatische Bradykardien durch Änderung der Dosis oder des Präparates nicht ausreichend beeinflußt werden können, kommt vorübergehend eine Therapie mit Sympathikomimetika, Atropin oder Ipratropiumbromid in Betracht. Bei Verdacht auf Digitalisüberdosierung sind aufgrund gesteigerter Erregbarkeit des Myokards zunächst Vagolytika den Sympathikomimetika vorzuziehen.

Sinusknotensyndrom

Die Bezeichnung Sinusknotensyndrom wird für ein ganzes Bündel von klinischen Störungen der Sinusknotenfunktion verwendet: persistierende Sinusknotenbradykardie, sinuatrialer Block, Sinusarrest, Bradykardie-Tachykardie-Syndrom [3]. Es versteht sich, daß dieses Spektrum von Rhythmusstörungen keine einheitliche Pathogenese hat. Charakteristisch ist jedoch das Unvermögen des Sinusknotens, seine Schrittmacherfunktion aufgrund einer Automatiestörung und/oder einer sinuatrialen Leitungsstörung auszuüben. Die Sinusknotendysfunktion ist häufig von weiteren Leitungsstörungen im AV-Knoten, His-Purkinje-System und den Kammern sowie einer herabgesetzten Automatie tieferer Schrittmacherzentren begleitet. Die Sinusbradykardie, die mit Frequenzen zwischen 25–40/min sehr ausgeprägt sein kann, ist überwiegend intrinsischer Natur, wie die mangelnde Beschleunigung nach Atropin i. v. erkennen läßt. Die Therapie des Sinusknotensyndroms besteht heute bei schwerer klinischer Symptomatik und eindeutigen EKG-Kriterien in der Schrittmacherimplantation. Typische Symptome sind Schwindel, Synkopen, Herzinsuffizienz und extreme Schwäche; als EKG-Kriterien werden im Routine- oder Langzeit-EKG bzw. bei elektrophysiologischen Untersuchungen der Nachweis längerer asystolischer Pausen (über 3 s) durch Sinusstillstand, sinuatrialen Exitblock oder verlängerter Sinusknotenerholungszeiten oder schließlich der Nachweis einer persistierenden schweren Sinusbradykardie (unter 45/min) gefordert. Im allgemeinen werden die Ergebnisse der Schrittmachertherapie beim Sinusknotensyndrom, v. a. bei Patienten mit Sinusarrest oder schwerer Sinusbradykardie, als sehr günstig beurteilt. Die Absterberate scheint jedoch beim Sinusknotensyndrom im Gegensatz zu Schrittmacherträgern bei AV-Überleitungsstörungen nicht wesentlich beeinflußt zu werden. Die weitere Prognose nach einer Schrittmacherimplantation wird somit nicht von dem Sinusknotensyndrom bzw. seinen Herzrhythmusstörungen bestimmt; ausschlaggebend sind vielmehr die kardiale Grunderkrankung und der Zustand der übrigen Organe [15]. Die Mortalität 1 Jahr nach Schrittmacherimplantation wegen Sinusknotensyndroms liegt bei 15–33%, die Zweijahresmortalität bei fast 50% [2]. Hauptsächliche Todesursachen sind Myokardinfarkte, Herzinsuffizienz, Schlaganfall, ventrikuläre Arrhythmien, Nierenversagen und Sepsis.

Gerade beim Sinusknotensyndrom ergeben sich jedoch sehr häufig therapeutische Probleme, wenn die kardiale oder zerebrale Genese von Symptomen, wie z. B. Schwindel, ungeklärt ist und die EKG-Kriterien für eine Schrittmachertherapie nicht zwingend erscheinen (z. B. Sinusbradykardie zwischen 40–50/min). Umgekehrt werden nicht selten Sinusarrest oder sinuatriale Blockierungen beim asymptomatischen Patienten gefunden. In der Klinik wird man durch Langzeit-EKG und elektrophysiologische Tests versuchen, der Entscheidung pro oder kontra Schrittmacher näher zu kommen. In Grenzfällen erscheint es uns gerechtfertigt, mit der Schrittmacherimplantation abzuwarten und zumindest vorübergehend durch Änderung der Begleitmedikation oder durch Gabe von Sympathikomimetika, bei ausreichendem Frequenzanstieg auch mit Ipratropiumbromid, eine Beschleunigung der Herzfrequenz zu erzielen. Prinzipiell ist jedoch die medikamentöse Therapie zur Langzeitbehandlung des symptomatischen Sinusknotensyndroms nicht geeignet. Handelt es sich um ein Bradykardie-Tachykardie-Syndrom, so verstärken β-adrenerge Pharmaka die Neigung zu Tachyarrhyhtmien und sind somit relativ kontraindiziert. Auf der anderen Seite induzieren Antiarrhythmika, gegeben zur Unterdrückung tachykarder Episoden, bradykarde Rhythmusstörungen und können zu einem weiteren Abfall der Herzfrequenz führen. Eine Pharmakotherapie des Sinusknotensyndroms schafft deshalb häufig mehr neue Probleme als sie zu lösen vermag [3].

Bradyarrhythmie

Fällt bei Vorhofflimmern die mittlere Kammerfrequenz unter 60/min ab, wird von Bradyarrhythmie gesprochen. Wird bei Patienten mit Vorhofflimmern eine Regularisierung der Ventrikeltätigkeit beobachtet, so ist eine AV-Dissoziation meistens durch eine AV-Blockierung anzunehmen, wobei die Führung der Herzkammern jetzt von einem übergeordneten Ersatzzentrum übernommen worden ist. Zur Steigerung des Herzminutenvolumens und zur Therapie der Herzinsuffizienz ist bei diesen Patienten häufig eine Beschleunigung der Herzfrequenz notwendig, die zunächst medikamentös (Sympathikomimetika) versucht, letztlich aber doch meist erst mittels Schrittmacherimplantation erreicht wird.

Atrioventrikuläre Leitungsstörungen

Isolierter AV-Block I. Grades

Er ist gekennzeichnet durch eine Verlängerung der PQ-Zeit (>0,20 s) bei normalem QRS-Komplex. Die Leitungsstörung ist in den allermeisten Fällen im Bereich des AV-Knotens lokalisiert; gelegentlich kann die PQ-Verlängerung auch durch eine intraatriale Leitungsstörung bedingt sein [12].

Chronische AV-Blockierungen I. Grades sind nicht selten bei trainierten Sportlern und sind, wie die Normalisierung der PQ-Zeit nach Atropin zeigt, auf erhöhten Vagotonus zurückzuführen. Funktionelle AV-Blockierungen 1. Grades findet man bei früh einfallenden Vorhofextrasystolen oder bei höherfrequenter Vorhofstimulation. Akut auftretende PQ-Zeitverlängerungen können jedoch auch durch Myokarditis, Herzinfarkt oder Digitalisüberdosierung verursacht sein. Eine organische Schädigung der AV-Überleitung ist anzunehmen, wenn sich z.B. durch Atropin die PQ-Zeit (genauer die AH-Zeit im His-Bündel-EKG) nicht verkürzen läßt. Der AV-Block I. Grades macht gewöhnlich keine Symptome und bedarf keiner Therapie. Ist er neu aufgetreten, so ist das Verhalten der AV-Überleitungszeit jedoch genau zu beobachten.

AV-Block II. Grades, Typ I

Beim AV-Block II. Grades, Typ I (auch als Mobitz-Typ-I-Block, Wenckebach-AV-Block, bezeichnet), ist die Erregungsausbreitungsstörung bzw. Blockierung mit großer Wahrscheinlichkeit im Bereich des AV-Knotens lokalisiert. (Sie kann jedoch nach neueren elektrophysiologischen Untersuchungen auch im His-Purkinje-System auftreten [12]).

Die Wenckebach Periodik ist meist leicht an der sukzessiven Verzögerung der Reizleitung (Verlängerung der PQ-Zeit) zu erkennen, bis schließlich eine Vorhoferregung (P-Welle) auf die absolute Refraktärphase des AV-Knotens trifft und die Überleitung ganz ausfällt. Der Grad der Blockierung ist sehr wechselnd; kurze Perioden mit 3:2- oder 4:3-Überleitung sind häufiger als lange Zyklen, wobei jedoch nicht selten stark wechselnde Blockierungsverhältnisse angetroffen werden [14]. Wenn die Kammerfrequenz nicht sehr stark absinkt, verursacht der AV-Block II. Grades geringe oder keine Symptome. Der Mobitz-Typ-I-Block tritt auf bei akuten, meist aber passageren Erkrankungen, wie z. B. beim akuten rheumatischen Fieber, beim akuten Hinterwandinfarkt oder bei Digitalisintoxikation. Die Therapie richtet sich nach der Grundkrankheit. Nur selten ist eine Therapie mit Atropin oder Sympathikomimetika oder gar einem passageren Schrittmacher notwendig, um die Kammerfrequenz anzuheben. Mit ein Grund dafür, daß eine Therapie der AV-Überleitungsstörung selten notwendig wird, ist die Beobachtung, daß während des Überleitungsausfalles Knotenersatzsystolen auftreten können, die die Kammerfrequenz praktisch unverändert lassen. Wenn der Mobitz-Typ-I-Block als Folge einer chronischen AV-Leitungserkrankung auftritt, ist ein Fortschreiten zur totalen Blockierung zu befürchten.

AV-Block II. Grades, Typ II

Beim Typ II ist die Blockierung im Bereich des His-Purkinje-Systems lokalisiert. Die Diagnose sollte nur gestellt werden, wenn eine konstante (u. U. auch verlängerte) PQ-Zeit sowohl vor der Blockierung als auch nach der Pause gemessen wird. Da der Typ-II-AV-Block praktisch immer nur bei Patienten mit organischer Erkrankung des Reizleitungssystems auftritt, ist ein über die Norm verbreiterter QRS-Komplex fast immer vorhanden (normale Kammerkomplexe sprechen aber nicht gegen einen Typ-II-Block).

Der AV-Block II, Typ II, ist wesentlich seltener als der Typ I, seine Prognose aber wesentlich ernster. Er ist in der Regel nicht Symptom einer interkurrenten, akuten Erkrankung, sondern Hinweis auf eine chronische destruktive Affektion des Reizleitungssystems. Die Gefahr des Übergangs in einen totalen AV-Block ist groß, im Einzelfall nicht abschätzbar. Zu bedenken ist ferner, daß bei vollständiger Blockierung nur noch tertiäre ventrikuläre Schrittmacherzentren mit niedriger Frequenz zur Verfügung stehen.

Die Therapie des AV-Blocks II, Typ II, besteht in einer möglichst umgehenden Schrittmacherimplantation. Sympathikomimetika können zur Überbrückung von Nutzen sein, da in vielen Fällen eine Verbesserung der Erregungsleitung im Sinne einer Abnahme des Blockierungsgrades, teils einer Akzeleration sekundärer oder tertiärer Ersatzzentren (beim totalen AV-Block), erreicht werden kann. Mit Atropin kann die Blockierung beim AV-Block Typ II nicht beeinflußt werden; im Gegenteil, infolge Anstiegs der Sinusfrequenz, könnte der Blockierungsgrad sogar noch weiter zunehmen.

AV-Block III. Grades

Die totale Unterbrechung der transnodalen Erregungsleitung kann sowohl im AV-Knoten als auch im His-Purkinje-System lokalisiert sein [12]. Erworbene totale AV-Blockierungen treten hauptsächlich im His-Purkinje-System auf, angeborene AV-Blockierungen in Höhe des AV-Knotens. Die Diagnose eines totalen AV-Blocks ist im Elektrokardiogramm leicht zu stellen. Es besteht eine völlige Dissoziation von Vorhof- und Kammerrhythmus. Die QRS-Komplexe sind gewöhnlich verbreitert, die Kammerfrequenz liegt bei 30–35/min.

Die Ursachen des akut aufgetretenen AV-Blocks III können die gleichen sein wie beim AV-Block I und Mobitz-I-Block, d. h. am häufigsten Myokarditis, Hinterwandinfarkt oder Digitalisintoxikation. Diese Formen des AV-Blocks III sind meist voll reversibel. Vorübergehend sollten diese Patienten mit einer Schrittmachersonde versorgt werden. Als überbrückende Maßnahme kommen wiederum Sympathikomimetika in Betracht.

Für Prognose und Therapie der chronischen Form des AV-Blocks III ist die Unterscheidung zwischen angeborenem und erworbenem Block wichtig. Bei den erworbenen Formen mit der Leitungsunterbrechung distal des His-Bündels ist in jedem Fall eine Schrittmachertherapie indiziert. Bei den angeborenen Formen, die häufig wenig oder keine subjektive Beschwerden verursachen, ist v. a. bei jüngeren Patienten zunächst keine Therapie notwendig. Treten bradykardiebedingte Beschwerden auf, so kann vor der endgültigen Schrittmacherimplantation vorübergehend versucht werden, mit Sympathikomimetika eine ausreichende Beschleunigung der Kammerfrequenz zu erzielen.

AV-Blockierungen beim akuten Myokardinfarkt

Hinterwandinfarkt

Nodale AV-Leitungsstörungen treten praktisch nur beim akuten Hinterwandinfarkt auf. Bei der Mehrzahl der Patinenten sind sie schon während der ersten Stunden nach Infarkteintritt feststellbar. Wenn eine Infarktausdehnung ausgeschlossen ist, sind nach dem 5. Tag auftretende nodale Leitungsstörungen eine Seltenheit. Nach Beobachtungen von Lie u. Durrer [7, 9] ist bei etwa der Hälfte der Patienten mit einem AV-Block II. Grades beim akuten Hinterwandinfarkt mit einer Progression zur höhergradigen oder totalen AV-Blockierung zu rechnen. Nach den gleichen Autoren variierte die Dauer der höhergradigen Blockierung zwischen Minuten und 16 Tagen. Von 144 Patienten mit AV-Block II oder III und Hinterwandinfarkt hielt die Überleitungsstörung bei 37% für weniger als 24 h an, bei etwa 33% der Patienten dagegen länger als 3

Tage. Alle Patienten, die die Phase der höhergradigen AV-Leitungsstörungen überlebten, kehrten zu einer 1:1-AV-Überleitung zurück.

Obwohl somit die Prognose der AV-Leitungsstörungen beim Hinterwandinfarkt in der Regel gut ist, kann vorübergehend bei höhergradiger Blockierung eine medikamentöse oder elektrische Frequenzanhebung wünschenswert sein. Dies gilt insbesondere dann, wenn die Frequenz des ventrikulären Ersatzzentrums unter 50/min absinkt, da mit diesem Frequenzabfall meist eine hämodynamische Verschlechterung einhergeht oder gar Adam-Stokes-Anfälle auftreten können. Wie oben besprochen, können auch bradykardiebedingte ventrikuläre Arrhythmien eine Indikation zur therapeutischen Intervention darstellen. Diese besteht bei höhergradiger Blockierung am sichersten in einer temporären Schrittmacherbehandlung; gelegentlich reicht jedoch auch eine medikamentöse Therapie mit Atropin aus.

Vorderwandinfarkt

Beim anteroseptalen Infarkt mit neu aufgetretenem Rechtsschenkelblock und mit linksanteriorem oder posteriorem Hemiblock besteht ein hohes Risiko, daß plötzlich ohne Vorwarnung ein kompletter AV-Block mit Asystolie auftritt. Als prophylaktische Maßnahme kommt deshalb auch nur eine Schrittmacherbehandlung in Betracht. Ob es sich dabei, wenn die ersten 8 Tage nach Infarkteintritt ohne höhergradige AV-Blockierung vorübergegangen sind, immer um die Implantation eines permanenten Schrittmachers handeln sollte, wird in der Literatur unteschiedlich gesehen und bedarf noch der Klärung durch weitere Langzeitstudien. In jedem Fall ist die Letalität dieser Patienten mit und ohne Schrittmachertherapie aufgrund von Pumpversagen und auch plötzlichem Herztod durch Ventrikelflimmern hoch [8].

Literatur

1. Avenhaus H, Medau HJ, Böckh S (1982) Akut- und Langzeittherapie bradykarder Rhythmusstörungen mit Ipratropiumbromid. In: Brisse B, Bender F (Hrsg) Autonome Innervation des Herzens. Steinkopff, Darmstadt
2. Bigger IT (1980) Mechanisms and diagnosis of arrhythmias. In: Braunwald E (ed) Heart disease. Saunders, Philadelphia
3. Blömer H, Wirtzfeld A, Delius W, Sebening H (1977) Das Sinusknoten-Syndrom. Perimed, Erlangen
4. Brisse B, Bender F, Gülker H, Bramann H, Neumann K, Tigges A (1979) Medikamentöse Therapie der Bradykardien. Intern Welt 3:67
5. Delius W (1982) Pathophysiologie und Klinik des Carotissinusreflexes. In: Brisse B, Bender F (Hrsg) Autonome Innervation des Herzens. Steinkopff, Darmstadt
6. Gann D, El-Sherif N, Samet P (1980) Indications for cardiac pacing. In: Samet P (ed) Cardiac pacing. Grune & Stratton, New York
7. Lie KI, Durrer D (1980) Atrioventricular and intraventricular conduction disturbances in acute myocardial infarction: Clinical aspects. In: Samet P (ed) Cardiac pacing. Grune & Stratton, New York
8. Lie KI, Durrer D (1980) Indications for temporary and permanent pacing in ischemic conduction disturbances. In: Cardiac pacing. Samet P (ed) Grune & Stratton, New York

9. Lie KI, Liem KL, Durrer D (1977) A 5 ½ year retro- and prospective study on early identification of candidates for development of late in-hospital ventricular fibrillation complicating acute myocardial infarction. Circulation (Abstract)
10. Pantridge IF, Webb SW, Adgey AI (1981) Arrhythmias in the first hours of acute myocardial infarction. Prog Cardiovasc Dis 23:265
11. Scheinmann MM, Thorburn D, Abott JA (1975) Use of atropine in patients with acute myocardial infarction and sinusbradycardia. Circulation 52:627
12. Seipel L (1978) His-Bündel-Elektrographie und intrakardiale Stimulation. Thieme, Stuttgart
13. Wahl D (1982) Pharmakokinetik und Metabolismus von Ipratropiumbromid. In: Brisse U, Bender F (Hrsg) Autonome Innervation des Herzens. Steinkopff, Darmstadt
14. Wirtzfeld A, Baedeker WD (1976) Rhythmusstörungen des Herzens. Urban & Schwarzenberg, München
15. Wirtzfeld A, Himmler FC, Blömer H (1981) Klinische Gesichtspunkte der Schrittmachertherapie bei bradykarden Herzrhythmusstörungen. Verh Dtsch Ges Herz Kreislaufforsch 47:98

Sympathikomimetika bei Hypotonie und Orthostasesyndrom

W. Delius

Die Pharmakotherapie der Hypotonie, womit im deutschsprachigen Gebiet der chronisch niedrige Blutdruck gemeint ist, sieht sich einer zunehmend kritischen Beurteilung ausgesetzt. Dennoch nimmt zumindest die Diagnose „Hypotonie" in der Krankheitsstatistik der Berufstätigen in der Bundesrepublik weiterhin einen führenden Platz ein. Der zusätzliche Ausfall am Arbeitsplatz durch kurzfristige Abwesenheit oder durch Leistungsminderung wegen Schwindel, Müdigkeit oder anderen der Hypotonie zugeordneten Symptomen läßt sich nur schwer abschätzen. Ohne Zweifel ist bei der überwiegenden Zahl dieser Patienten der niedrige Blutdruck, die „Hypotonie", lediglich ein Symptom, jedoch nicht die ausschließliche Ursache der Beschwerden. Das Wissen der behandelnden Ärzte um die begriffliche Unzulänglichkeit der Diagnose „Hypotonie" für die Vielzahl der Beschwerden äußert sich daher auch in einer sehr reichhaltigen medizinischen Nomenklatur, die u. a. pathophysiologische, psychosomatische und klinische Zusatzbezeichnungen mit dem Begriff „Hypotonie" zu verbinden sucht. Die Unsicherheit spiegelt sich nicht zuletzt auch in der fehlenden numerischen Definition des den Hypo- vom Normotoniker unterscheidenden Blutdrucks wider. Stehen, wie hier angedeutet, die Definition der „Hypotonie" und die ätiologische Einordnung der Beschwerden auf unsicheren Füßen, so gilt das leider auch für die therapeutischen Empfehlungen und die Beurteilung des therapeutischen Erfolges. Letztere wird z. B. erschwert durch die fragliche therapeutische Wirksamkeit vieler oral verabreichbarer „Antihypotonika" einerseits und die Beobachtung, daß bei vielen Patienten eine Anhebung des Blutdrucks ohne Symptombeeinflussung ebenso vorkommt wie ein Rückgang der Beschwerden ohne faßbare Blutdruckerhöhung [24].

Die aus solchen Gründen gebotene therapeutische Zurückhaltung setzt voraus, daß der Arzt den pathophysiologischen Hintergrund der jeweiligen Blutdruckregulationsstörung zu erkennen vermag. Im folgenden werden deshalb zunächst die normalerweise beim Aufrichten vom Liegen zum Stehen ablaufenden Regulationsvorgänge sowie deren häufigste Störung in Form von sympathikotonen oder vagovasalen Reaktionen besprochen. Auf die sekundären Hypotonieformen und ihre Therapie, wie z. B. die Therapie der endokrin bedingten Hypotonie, der hypovolämisch, kardiogen, pulmonal oder neurogen bedingten Hypotonie, wird nicht oder nur am Rande eingegangen, da hier die Therapie der Grundkrankheit im Vordergrund steht oder die Therapieprinzipien in anderen Kapiteln dieses Buches besprochen werden. Die Übersicht zeigt die Einteilung der Hypotonie und die Ursachen der sekundären Formen:

Chronische Hypotonie

a) Primäre (konstitutionelle) Hypotonie.
b) sekundäre Hypotonie:
kardiovaskulär: Herzinsuffizienz mit Low-output-Syndrom, Aortenklappenstenose, Perikarderguß;
neurogen: Idiopathische, posturale Hypotension (Asympathikotonie), Shy-Drager-Syndrom, Polyneuropathie, z. B. diabetische Neuropathie, alkoholische Neuro- und Enzephalopathie, Tabes dorsalis, Syringomyelie, Querschnittsläsionen, Sympathektomie, postkommotionelles Syndrom;
endokrin: Nebennierenrindeninsuffizienz, Hypothyreose, Hypophysenvorderlappeninsuffizienz, Adrenogenitales Syndrom, Bartter-Syndrom;
hypovolämisch: chronische Dehydratation, Anämie, Hypalbuminämie (nephrotisches Syndrom, Malabsorption);
medikamentös: Antihypertensiva, Neuroleptika, Tranquilizer, Sedativa, Diuretika, Vasodilatanzien.

Hämodynamische und reflektorische Vorgänge beim Aufrichten vom Liegen zum Stehen

Die unmittelbare Folge ist ein Versacken von Blut und ein plötzlicher Druckanstieg in den arteriellen und venösen Gefäßen der unteren Extremitäten. Entsprechend der Höhe der hydrostatischen Blutsäule erreicht der Druck in einer Fußrückenarterie 170–200 mmHg. Der in Herzhöhe gemessene arterielle Mitteldruck ändert sich beim Aufrichten nur unbedeutend; oberhalb des Herzniveaus, wo auch die für die Akutregulation des Blutdrucks wichtigen Barorezeptoren lokalisiert sind (Aortenbogen, Karotissinus), fällt der Druck gegenüber dem Liegen ab. Das Venensystem der unteren Extremitäten füllt sich bei erhaltenen Venenklappen von der arteriellen Seite her rasch auf, so daß die ursprüngliche arteriovenöse Druckdifferenz sehr bald wieder hergestellt ist – allerdings auf einem entsprechend höheren Druckniveau [18]. Dieser erhöhte hydrostatische Druck führt bei längerem Stehen im Kapillargebiet zu vermehrtem Flüssigkeitsaustritt in das Gewebe, sofort nach dem Aufrichten aber schon zur Dehnung der nachgiebigen Venenwände. Beim gesunden Erwachsenen können sich im Stehen zusätzlich etwa 500–600 ml Blut in der unteren Körperhälfte ansammeln, d. h. praktisch alles Blut sammelt sich in den venösen Haut- und Muskelgefäßen der Beine, da im Abdomen einer venösen Gefäßdehnung durch den gleichzeitig ansteigenden intraabdominellen Druck vorgebeugt ist. Bis zum Wirksamwerden der Gegenregulationsmechanismen fällt während der ersten Minuten nach dem Aufrichten infolge des verminderten venösen Rückstromes das Herzminutenvolumen deutlich ab, um sich dann bei einem 10–30% niedrigerem Wert als im Liegen einzupendeln. Diese im folgenden näher beschriebenen Kompensationsmechanismen sind im übrigen so wirksam, daß der systolische Blutdruck bei normaler orthostatischer Regulation einen nur vorübergehenden, geringen Abfall von 5–15 mmHg zeigt.

Kompensationsmechanismen – Aktivierung des Sympathikus

Die Aktivierung des Sympathikus im Stehen ist am Anstieg der Herzfrequenz (bei normaler Stehreaktion ca. 10–15 Schläge/min höher als im Liegen) und an einem leichten Anstieg des diastolischen Blutdrucks (periphere Vasokonstriktion) zu erkennen. Der Zunahme der sympathischen Aktivität im Stehen liegt hauptsächlich ein autonomer Reflex, der Barorezeptorenreflex, zugrunde. Da die Barorezeptoren am Karotissinus und Aortenbogen im Stehen einem niedrigeren arteriellen Druck (statische Komponente des Stimulus), meist aber auch einer kleineren Pulsamplitude (dynamische Stimuluskomponente) ausgesetzt sind, erreichen das Kreislaufzentrum über den afferenten Schenkel des Reflexbogens, den N. glossopharyngeus und den N. vagus, weniger hemmende Impulse. Wird das Kreislaufzentrum nicht gleichzeitig durch übergeordnete zentralnervöse Zentren (Hypothalamus, Kortex), zu denen zahlreiche Verbindungen bestehen, beeinflußt, nimmt die sympathische Nervenaktivität, die den efferenten Teil des Reflexbogens darstellt, an Intensität zu; gleichzeitig wird die parasympathische Aktivität gehemmt. Besonders wichtig für eine funktionstüchtige orthostatische Kreislaufregulation ist, abgesehen von der Beschleunigung der Herzfrequenz, die Zunahme der sympathischen Vasokonstriktoraktivität zu den präkapillären Widerstandsgefäßen in der Skelettmuskulatur (Abb. 1) und zu den arteriellen Gefäßen des Intestinums [6, 7, 9, 10, 11, 23].

Umstritten war längere Zeit, ob der Baroreflex, der eine so wirksame Kontrolle des arteriellen Gefäßwiderstands ausübt, auch den venösen Gefäßtonus zu beeinflussen vermag. Inzwischen ist jedoch nachgewiesen, daß insbesondere die venösen Muskelgefäße, in geringerem Grad wahrscheinlich auch die venösen Hautgefäße, einer Baroreflexkontrolle unterliegen. Berücksichtigt man, daß sich über 50% des Gesamtblutvolumens auf der venösen Seite des Gefäßsystems befinden, so ist verständlich, daß schon geringe Schwankungen des venösen Vasokonstriktortonus erhebliche Veränderungen des venösen Rückstroms und damit des Schlagvolumens bedingen. Eine Störung in der für eine Orthostase richtigen Einstellung des Venentonus – sei sie nun

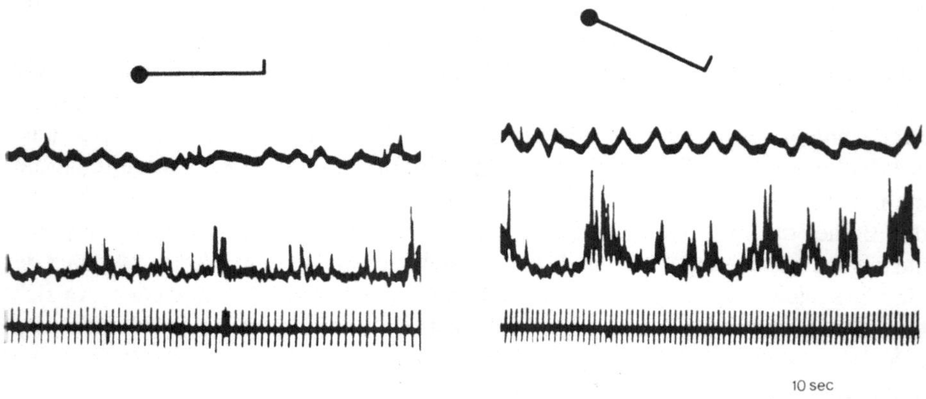

Abb. 1. Zunahme sympathischer Vasokonstriktoraktivität zu den Skelettmuskelgefäßen bei passivem Aufrichten einer Versuchsperson. Registriert sind von *oben* nach *unten:* Atembewegungen des Thorax, sympathische Muskelnervenaktivität (abgeleitet von N. peronaeus) und das Elektrokardiogramm. *Links:* Horizontallage, *rechts:* Kipptischneigung von + 30°. (Aus [10])

neurogen oder durch verminderte Ansprechbarkeit des Effektororganes (Rezeptor, glatte Muskulatur etc.) bedingt – muß also auch erheblich zur orthostatischen Labilität beitragen.

Der abfallende arterielle Druck und der Plasmavolumenverlust durch Filtration bei längerem Stehen aktivieren ferner über Druck- und Volumenrezeptoren eine Reihe humoraler Gegenregulationen wie z. B. die vermehrte Ausschüttung des antidiuretischen Hormons (ADH), von ACTH, Renin und Aldosteron.

Muskelpumpe

Die tiefen Beinvenen sind von kräftiger Muskulatur umgeben. Schon geringe Bewegungen der Beinmuskulatur, die im Stehen meist unwillkürlich geschehen, genügen, die Venen von außen zu komprimieren. Da die Venenklappen den Abfluß nach distal verhindern, wird das venöse Blut durch derartige Bewegungen nach proximal „ausgemolken". Nach den Messungen von Pollack u. Wood [17] nimmt der Druck in einer Fußrückenvene schon nach einem Schritt um 50% ab, kehrt aber sofort wieder zum Ausgangswert zurück, wenn kein weiterer Schritt folgt. Läuft die Versuchsperson, so fällt der periphere Venendruck auf 30–40 mmHg ab. Damit ist ein beträchtliches arteriovenöses Druckgefälle geschaffen. Aus diesem Grund kann auch die Unterschenkeldurchblutung bei schwerer rhythmischer Arbeit in aufrechter Körperhaltung um 50–60% größer sein als in liegender Stellung [12].

Myogene Reaktion der Gefäßwand

Die glatte Muskulatur arterieller und venöser Gefäße reagiert auf Druckerhöhung im Gefäßlumen direkt, d. h. ohne jegliche nervöse Vermittlung, mit einer Kontraktion (Vasokonstriktion), auf intravasalen Druckabfall mit Erschlaffung (Vasodilatation). Diese Reaktion der Gefäßwand wird als myogene Reaktion bezeichnet und ist hinsichtlich ihrer Effektivität hinter der neurogenen und metabolischen Kontrolle der Gefäßweite einzustufen. Die myogene Reaktion bewahrt den Organismus v. a. vor größeren Flüssigkeitsverlusten durch transkapilläre Filtration, so daß sich infolge des orthostatisch erhöhten intravasalen Druckes ein Teil der präkapillären Sphinktergefäße von selbst schließt. Würden diese Sphinktergefäße offen bleiben, wäre bei passivem Aufrechtstehen mit einem transkapillären Flüssigkeitsverlust von schätzungsweise 3 l/h zu rechnen [16]. Durch die myogene Reaktion wird die Filtrationsrate auf 600 ml/h reduziert. Der Großteil der so filtrierten Flüssigkeit wird über die Lymphgefäße der Blutbahn wieder zugeführt. Funktionieren diese wichtigsten Kompensationsmechanismen normal, so bleibt im Stehen der arterielle Mitteldruck gegenüber dem Liegen unverändert, während systolischer und diastolischer Druck leichte Schwankungen zeigen. Dennoch ist die Kreislaufregulation im Stehen ein so empfindliches System, daß auch während 24 h die orthostatische Blutdruckregulation zwischen normal und eindeutig pathologisch variieren kann, wie regelmäßig während 24 h durchgeführte Puls- und Blutdruckmessungen an gesunden Versuchspersonen gezeigt haben [1].

Klinik orthostatischer Blutdruckregulationsstörungen

Sympathikotones Orthostasesyndrom

Das Orthostasesyndrom mit den Zeichen sympathikotoner Aktivitätssteigerung, auch als sympathikotone oder hyperdiastolische [4, 15] Form bezeichnet, macht den größten Anteil aller orthostatischen Regulationsstörungen aus. Wichtigstes und leicht erkennbares Zeichen des erhöhten Sympathikotonus ist die Herzfrequenz, die stärker als normal (mehr als 20 Schläge/min) zunimmt. Das Blutdruckverhalten ist auch intraindividuell sehr unterschiedlich; die Einteilung der orthostatischen Regulationsstörungen nach den jeweiligen Änderungen des systolischen bzw. diastolischen Blutdrucks [5, 6, 13, 15, 22] haben daher auch mehr theoretische als therapeutische Bedeutung. Bei den meisten Patienten fällt der systolische Druck mehr oder weniger stark ab, eine Folge des verminderten venösen Rückstroms zum Herzen und damit Folge eines verminderten Schlag- und Minutenvolumens. Ein ansteigender diastolischer Druck ist ebenfalls ein Zeichen der sympathikotonen Gegenregulation, da durch ihn die zunehmende periphere Vasokonstriktion zum Ausdruck kommt. Bei ansteigender Herzfrequenz und kleiner werdender Blutdruckamplitude sind Schwindel, Schweißausbruch und Blässe die ersten Zeichen einer verminderten Gehirndurchblutung und der drohenden Synkope.

Ein Orthostasesyndrom mit gesteigerter sympathikotoner Gegenregulation tritt typischerweise auf bei größerem Blutverlust oder auch bei der Wärmedilatation peripherer Gefäße, z. B. nach einem heißen Bad oder bei Stillstehen in Sonnenhitze. Im Widerstreit zwischen baroreflektorisch induzierter peripherer Vasokonstriktion und thermoregulatorisch bedingter Wärmedilatation kann der Abfall des peripheren Gefäßwiderstandes so sehr überwiegen, daß es zum Kollaps kommt. Eine vergleichbare Reaktion kann auch nach Einnahme eines Vasodilatators, z. B. Nitroglyzerin, eintreten, wenn das aus falscher Indikation gegebene Medikament durch peripheres venöses Pooling den venösen Rückstrom und damit das Schlagvolumen zu stark abfallen läßt. Eine mehr oder weniger ausgeprägte Form des Syndroms ist fast regelmäßig nach einem längeren Krankenlager sowohl als Folge einer Inaktivitätsatrophie der Extremitätenmuskulatur (Muskelpumpe) als auch eines intravasalen Volumenverlustes zu beobachten. Besonders häufig sind orthostatische sympathikotone Regulationsstörungen auch nach Infektionskrankheiten, insbesondere nach Virusinfektionen des Respirationstrakts. Die genannten Beispiele wie auch die spontanen (zirkadianen) Schwankungen des Blutdrucks während eines Tages treffen das Individium mit chronisch (konstitutionell) niedrigem Blutdruck häufiger und schwerer als den Normotoniker.

Bei Patienten mit ausgeprägter Varikosis entfällt trotz intakten Reflexbogens eine neurogen induzierte Venentonussteigerung durch strukturelle Veränderungen der Gefäßwand. Auch ist bei diesen Patienten die Effektivität der Muskelpumpe aufgrund zerstörter Venenklappen reduziert. Dennoch ist ein Orthostasesyndrom nicht obligat, da häufig ein kompensatorisch vergrößertes Blutvolumen vorhanden ist.

Ein Charakteristikum vieler sog. sympathikotoner orthostatischer Reaktionen ist ihr phasenweises Auftreten; d. h. längeres Stehen in warmen Räumen, ein Schreck und anderes mehr wirken meist nur dann „pathogen“ als Auslöser orthostatischer

Regulationsstörungen, wenn eine latente Bereitschaft dazu besteht. So kann auch bei vielen Menschen das Erlebnis der Unsicherheit im Stehen, verbunden mit Schweißausbruch und Palpitationen komplizierend und konditionierend in die somatischen Vorgänge eingreifen, so daß das primum movens dieses circulus vitiosus oft gar nicht sicher erkennbar ist [8].

Therapie der sympathikotonen, orthostatischen Hypotonie

Wie oben aufgeführt, lassen sich mehrere Bedingungen aufzählen, die auch bei Normo- und Hypertonikern, gehäuft jedoch bei Patienten mit konstitutioneller Hypotonie, Ursache eines orthostatischen Blutdruckabfalles sein können. Gewöhnlich reagiert dann der Organismus mit einer sympathikotonen Gegenregulation, die, gemessen am Anstieg der Herzfrequenz und der arteriellen, präkapillären Vasokonstriktion, ausreichen müßte, einen ausreichenden orthostatischen Blutdruck wieder herzustellen. Da jedoch diese und die anderen obengenannten Gegenregulationsmechanismen häufig dennoch nicht genügen, ist zu vermuten, daß die Bereitstellung von Blut aus dem venösen System nicht ausreicht. Der Grund hierfür ist klinisch meist nur schwer zu sichern; vermehrte (konstitutionell) Dehnbarkeit oder verminderte Ansprechbarkeit der Gefäße auf vasokonstriktorische Reize sind wahrscheinlich die wesentlichen Ursachen. Die medikamentöse und physikalische Therapie wird deshalb hauptsächlich an diesem Schwachpunkt der orthostatischen Blutdruckregulation angreifen müssen.

Therapie mit Sympathikomimetika

Intensivtherapie

Lebensbedrohliche Hypotonien bzw. Schockzustände sind nur mit einer intravenösen Infusionstherapie zu behandeln. Unter den in Tabelle 1 aufgeführten Pharmaka wird man Dopamin und Dobutamin wählen, wenn eine überwiegend kardiale Ursache der Hypotonie vorliegt und eine Wirkung auf α- und β-Rezeptoren gewünscht ist. Noradrenalin und Norfenefrin als Noradrenalin Analogon (Fehlen der 4-Hydroxylgruppe am Benzolring) wirken über eine Stimulation der α-Rezeptoren; ihre blutdrucksteigernde Wirkung wird somit v. a. bei peripher-vaskulär bedingter Hypotonie genützt. Adrenalin hat in niedrigen Konzentrationen eine überwiegend β-sympathikomimetische Wirkung; bei höheren Konzentrationen von Adrenalin steigen auch diastolischer Druck und der arterielle Mitteldruck an, d.h. die α-sympathikomimetische Wirkung überwiegt.

Ambulante, chronische Therapie

Für die orale Therapie der symptomatischen Hypotonie sind die vorwiegend vasokonstriktorisch wirkenden, direkten Sympathikomimetika Etilefrin, Norfenefrin,

Tabelle 1. Sympathikomimetika zur Therapie der Hypotonie und des Orthostasesyndroms

a) Intensivtherapie

Freiname	Handelsname	Dosierung
Adrenalin	Suprarenin	0,5–1,0 ml s.c. bei Kollapszuständen 0,25–0,5 ml der 10fach verdünnten Stammlösung von 1:1000 langsam i.v. i.v.-Infusion mit 20–40μg/min
Noradrenalin	Arterenol	i.v.-Infusion mit 0,1–0,3 (-0,5) μg/kg KG/min
Dopamin	Dopamin Giulini Dopamin Nattermann	i..-Infusion 3 μg/kg KG/min bis maximal 14–17 μg/kg KG/min
Dobutamin	Dobutrex	i.v.-Infusion 2,5–10 (–20) μg/kg KG/min
Norfenefrin	Novadral	i.v.-Infusion 3–10 μg/kg KG/min

b) Ambulante Therapie

Freiname	Handelsname	Dosierung
Direkt wirkende Sympathikomimetika		
Etilefrin	Circupon RR	Kps. à 25 mg: 2mal 1 Kps. tgl.
	Effortil	Amp. à 10 mg/ml: 1 Amp. s.c. Tbl. à 5 mg: 3mal 1–2 Tbl. tgl. Tropf.: 15 Tropf. ≅ 7,5 mg: 3mal 10–20 Tropf. tgl. Depotamp. à 15 mg/ml: 1 Amp. s.c.oder i.m. Depotperlongetten à 25 mg: 2mal 1 Perlongette tgl.
	Etilefrin	Tbl. à 5 mg: 3mal 1–2 Tbl. tgl.
	Etilefrin	Tropf.: 15 Tropf. ≅ 7,5 mg: 3mal 10–20 Tropf. tgl.
	Tonus-forte-Tablinen	Tbl. à 25 mg: 2- bis 3mal 1 Tbl. tgl.
Norfenefrin	Novadral retard	Tropf.: 20 Tropf. ≅ 6 mg: 2- bis 3mal 30 Tropf. tgl.
	Novadral retard Forte	Amp. à 10 mg/ml: 1 Amp. Retarddrg. à 15 mg: 3mal 1 Drg. tgl. Retard Forte à 45 mg: 3mal 1 Drg. tgl.
	Norfenefrin retard forte – ratiopharm	Tbl. à 45 mg: 2mal 1 Tbl. tgl.
	Stagural	Kps. à 25 mg: 2- bis 3mal 1 Kps. tgl.
Octopamin	Norphen retard	Kps. à 60 mg: 2- bis 3mal 1–2 Kps. tgl. Tropf. 1ml à 150 mg: 2- bis 3mal 15–30 Tropf. tgl. Amp. à 50 mg/ml: 1 Amp. i.m. oder s.c. Retarddrg. à 150 mg 2- bis 3mal 1 Drg tgl.
Oxedrin	Sympatol	Amp. à 60 mg/ml: 1–2 Amp. s.c., i.m. oder i.v. Liquidum 1 g = 100 mg Oxedrin: 3mal 20–30 Tropf. tgl.
Indirekt wirkende Sympathikomimetika		
Amezinium	Regulton	Tbl. à 10 mg: 3mal 1- bis 3mal 3 Tbl. tgl.
Pholedrin	Veritol	Tropf. -15 Tropf. à 10 mg: 20–25 Tropf. mehrmals tgl. Amp. 20 mg/ml: 0,5–1,0 ml s.c. oder i.m.

Oxedrin oder Synephrin sowie Octopamin am bekanntesten (Tabelle 1). Unter den genannten Präparaten zeigt lediglich das Etilefrin, ein N-Äthylanaloges des Phenylephrins, auch bei oraler Einnahme einen deutlichen und länger anhaltenden Effekt auf den Blutdruck. Etilefrin hat bei vollständiger enteraler Resorption eine Bioverfügbarkeit von über 50%. Aufgrund seiner α-sympathikomimetischen Eigenschaft wird durch eine Steigerung des Venentonus der venöse Rückstrom zum Herzen erhöht; damit kann die außerdem vorhandene β_1-sympathikomimetische Wirkung am Myokard besser zum Tragen kommen, d. h. eine Zunahme des Schlagvolumens bewirken. Die hieraus resultierende Zunahme des systolischen Blutdrucks wird durch die mäßig ausgeprägte arterielle Tonisierung weiter unterstützt. Eine Verstärkung der Wirkung auf den venösen Gefäßtonus kann schließlich durch die Kombination von Etilefrin und Dihydroergotamin (z. B. Effortil plus) erreicht werden. Ein besserer Langzeiteffekt scheint schließlich durch Herstellung von Retardkapseln (galenische Retardierung) und Tropflösungen mit Langzeitwirkung möglich zu sein.

Für die überwiegende Zahl der übrigen direktwirkenden Sympathikomimetika besteht erhebliche Unsicherheit hinsichtlich ihrer Wirksamkeit, da sie nur eine geringe Bioverfügbarkeit erreichen. So sind Noradrenalinabkömmlinge, wie z. B. Norfenefrin, für eine orale Applikation ungeeignet: Es wird durch oxidative Desaminierung bzw. 3-0-Methylierung rasch inaktiviert. Auch trotz der inzwischen vorgenommenen wesentlichen Erhöhung der für die Routine empfohlenen Dosen von z. B. Norfenefrin auf Tabletten à 45 mg bleibt die Wirkung unzuverlässig. Man sollte deshalb bei Verwendung von Norfenefrin, Octopamin, Oxedrin und deren Kombination mit anderen gefäßwirksamen Substanzen nur die subkutane, intramuskuläre oder evtl. sublinguale Applikationsform wählen.

Von den indirekt wirkenden Sympathikomimetika (Freisetzung von Noradrenalin aus den Vesikeln noradrenerger Neurone) werden gelegentlich Pholedrin und das neu entwickelte Ameziniummethylsulfat eingesetzt. Die indirekten Sympathikomimetika wirken in der Peripherie wie Noradrenalin. Im Gegensatz zu den direkt wirkenden Sympathikomimetika können die meisten indirekt wirkenden die Blut-Hirn-Schranke überwinden und dort v. a. durch Freisetzung via Noradrenalin und Dopamin zentralnervös erregende Wirkungen hervorrufen, die das klinische Bild weitgehend bestimmen und damit die praktische Anwendbarkeit dieser Medikamente einschränken.

Medikamentöse Alternativen zur Therapie der orthostatischen, sympathikotonen Hypotonie mit Sympathikomimetika

Dihydroergotamin

Mit dieser ebenfalls seit vielen Jahren eingeführten Substanz ist nachgewiesenermaßen eine Erhöhung des Venentonus und damit eine Verbesserung des venösen Rückstroms möglich [2]. An den arteriellen Gefäßen ist dagegen mit Dihydroergotamin (DHE) keine wesentliche Vasokonstriktion zu erreichen. Bei systemischer Applikation (0,5 mg DHE) in Form einer Bolusinjektion konnte an gesunden Probanden die sympathikoneurale Gegenregulation im Stehen abgeschwächt werden, da durch

Erhöhung des Venentonus der Abnahme des Herzminutenvolumens entgegengewirkt wird [14].

Für die Langzeittherapie mit DHE (Dihydergot forte, retard) werden 2- bis 3mal tgl. je 1 Retardtablette (2,5 mg) oder 2- bis 3mal tgl. 1 Fortetablette (2,5 mg) oder 3mal tgl. 20 Tropfen (2 mg) empfohlen.

Mineralokortikoide

Der Einsatz von Mineralokortikoiden gehört sicherlich zu den effektivsten medikamentösen Maßnahmen bei schwerem orthostatischem Syndrom. Diese Therapie darf aber nur unter strenger Indikationsstellung und Überwachung durchgeführt werden. Die Mineralokortikoide bewirken durch Kochsalzretention eine längerfristige Zunahme des Plasmavolumens; außerdem ändern sie den intrazellulären Ionengehalt und verstärken damit die Reaktion der Gefäßwand auf konstriktorische Stimuli [19, 21]. Fludrokortison (Astonin H, Tabletten 0,1 mg) ist peroral wirksam (Anfangsdosierung 2–3 Tablette tgl., Erhaltungsdosis 1–2 Tabletten tgl.). Desoxykortikonazetat (Cortiron, Tabletten à 1 mg, Depotampullen à 50 mg/ml) und Aldosteron (Aldocorten, Ampullen à 0,5 mg/ml) werden v. a. bei Hypotonie durch Nebennierenrindeninsuffizienz eingesetzt. Herzinsuffizienz und Hypertonie (im Liegen) sind absolute Kontraindikationen für die Therapie des orthostatischen Syndroms mit Mineralokortikoiden. In jedem Fall sollte eine ordnungsgemäß durchgeführte Therapie nach 2–3 Monaten zunächst einmal ausschleichend beendet werden. Bei ersten Anzeichen von stärkerer Flüssigkeitsretention, Herzinsuffizienz oder hypertoner Blutdruckreaktion ist die Therapie auch früher abzubrechen.

β-Blocker

Sie kommen für die Therapie des Orthostasesyndroms nur ausnahmsweise in Betracht, wenn die orthostatische Reaktion mit einem übermäßig starken Pulsfrequenzanstieg (130–150/min) verbunden ist oder wenn eine sog. hypertone Reaktion mit ansteigender Herzfrequenz, ansteigendem Blutdruck und abnehmender Blutdruckamplitude diagnostiziert wird. Bei diesen Patienten kann sich der therapeutische Versuch lohnen, mit einem β-Blocker in relativ niedriger Dosierung (z. B. Propranolol in Dosen à 3mal 10 mg tgl.) die orthostatische Toleranz zu verbessern.

Allgemeine, nichtmedikamentöse Maßnahmen zur Therapie der sympathikotonen, orthostatischen Hypotonie

Ein wesentlicher Teil der Therapie besteht im ärztlichen Gespräch, das z. B. über die Auslösebedingungen einer Ohnmacht informiert, das auf mögliche Wiederholung der Symptomatik und ihre Harmlosigkeit hinweist und das Flachlagerung mit Anhebung der Beine als die meist genügende Behandlung empfiehlt [5]. Der Vorbeugung orthostatischer Labilität dienen Ratschläge wie: allmählicher, durch Hinsitzen unterbrochener Lagewechsel, häufiger Wechsel des Standbeines, keine Hyperventilation, Stützstrümpfe bei Bindegewebsschwäche und Varikosis, Schwimmen, überhaupt sportliche Betätigung; Massagen können empfohlen werden. Ungünstig auf die orthostatische Toleranz wirken sich aus: CO_2-Bäder, intensive Sonnenbestrahlung, Nikotin- und Alkoholabusus, Schlafmittel und Psychopharmaka, Diuretika und Laxanzienabusus.

Vagovasal bedingtes Orthostasesyndrom

Der vagovasal bedingte Blutdruckabfall ist die häufigste Ursache von Synkopen mit kurzfristigem Bewußtseinsverlust. Die aufrechte Körperhaltung ist zwar disponierend, aber keine unbedingte Voraussetzung. Vagovasale Reaktionen können bekanntlich ausgelöst werden durch den Anblick von Blut, aber auch durch plötzlichen Blutverlust (Aderlaß), durch einen starken Schmerz oder ein Trauma. Hunger, Müdigkeit oder größere Menschenansammlungen wirken bahnend. Typische Prodromi sind Blässe, Gähnen, Hyperventilation, Unwohlsein, Schwitzen, verschwommenes Sehen.

Die besonderen hämodynamischen Veränderungen während einer vagovasalen Reaktion sind zwar bekannt, der Triggermechanismus für die plötzliche Steigerung des Vagotonus und die Abnahme des Sympatikotonus ist jedoch nicht aufgeklärt. Die wesentliche Ursache für den Blutdruckabfall besteht in einer kräftigen Dilatation der Skelettmuskelgefäße (Widerstandsabnahme), die vorwiegend durch ein praktisch vollständiges Sistieren der sympathischen Vasokonstriktoraktivität zu den Skelettmuskelgefäßen zustandekommt. Der Abfall der Herzfrequenz scheint demgegenüber von geringerer Bedeutung zu sein. Das Minutenvolumen nimmt, abgesehen von der Endphase der Reaktion, relativ wenig ab.

Therapie des vagovasal bedingten Orthostasesyndroms

Durch rechtzeitiges Hinlegen kann die vagovasale Reaktion häufig abgeschwächt oder beendet werden. Bei stärker ausgeprägten Reaktionen, wie sie insbesondere auch bei diagnostischen oder therapeutischen Eingriffen auftreten können, sollte mit der intravenösen Injektion von Atropin (0,5–1,0 mg) nicht allzulange gewartet werden.

Primär reflektorisch ausgelöstes Orthostasesyndrom

Ein *hypersensitiver Karotissinus* kann Ursache von Blutdruckabfall, Bradykardie, Schwindel oder Synkope sein. Die Diagnose wird gestellt, wenn bei einseitigem manuellem Druck auf die Karotissinusregion eine ventrikuläre Asystolie von über 3 s Dauer folgt oder ein Abfall des systolischen arteriellen Drucks von über 50 mmHg. Bei der *Miktions- und Hustensynkope* haben neben reflektorischen auch mechanische Faktoren auslösende Bedeutung. In beiden Fällen ist der venöse Rückstrom nicht nur durch die Orthostase, sondern auch – beim Hustenanfall stärker als bei der Miktion – durch den erhöhten intrathorakalen Druck (Valsalva) behindert. Während eines Hustenparoxysmus steigen ferner arterieller Druck und Liquordruck sehr stark an, die zerebrale Durchblutung nimmt andererseits aufgrund des erhöhten intrakraniellen Drucks und des abfallenden Schlagvolumens rasch ab, so daß Schwindel oder Synkope resultieren. Die Therapie wird sich mit Ausnahmne des hypersensitiven Karotissinussyndroms auf erklärende und vorbeugende Maßnahmen beschränken. Beim hypersensitiven Karotissinussyndrom wird man entweder einen Schrittmacher empfehlen oder sich zunächst mit dem länger wirksamen Vagolytikum Ipratropiumbromid (Itrop) zu behelfen versuchen.

Asympathikotones Orthostasesyndrom

Dieses von Bradbury u. Eggleston 1925 erstmals unter dem Begriff der „idiopathischen posturalen Hypotension" beschriebene Syndrom, an dem v. a. ältere Männer erkranken, ist gekennzeichnet durch orthostatischen Abfall von systolischem und diastolischem Druck ohne Veränderung der Herzfrequenz, ferner durch Hypohidrosis, Impotenz und Sphinkterschwäche. Schwindel, Sehstörungen und Synkopen treten im Laufe der Zeit mit zunehmender Regelmäßigkeit auf. Eine klinisch besonders ausgeprägte Form asympathikotoner Reaktionen ist das Shy-Drager-Syndrom [20], bei dem degenerative Veränderungen im Bereich des Rückenmarks und der Stammganglien zu finden sind. Bei beiden Erkrankungen ist der Blutdruckabfall die Folge fehlender peripherer Vasokonstriktion und fehlender orthostatischer Herzfrequenzbeschleunigung. Nach histochemischen Untersuchungen sind die Katecholaminspeicher der sympathischen Nervenendigungen völlig entleert; auch kann von den sympathischen Nervenendigungen keine Noradrenalin aufgenommen werden. Auffallenderweise werden jedoch am liegenden Patienten normale Plasmanoradrenalinspiegel gemessen; im Gegensatz zum Gesunden steigen diese Werte jedoch beim Aufstehen oder bei körperlicher Belastung nicht an. Diese Befunde weisen darauf hin, daß bei Patienten mit idiopathischer orthostatischer Hypotension und zentralnervösen Defekten ein an sich intaktes sympathisches Nervensystem nicht ausreichend aktiviert werden kann [21].

Sekundäre, asympathikotone orthostatische Hypotension

Verschiedene neurologische Erkrankungen, bei denen das autonome Nervensystem miterfaßt ist, zeigen ebenfalls mehr oder weniger ausgeprägte asympathikotone orthostatische Reaktionen, wie z. B. die diabetische Neuropathie, die alkoholische Neuro- und Enzephalopathie, die Syringomyelie, Querschnittsläsionen, Tabes dorsalis und Sympathektomie. Schließlich können asympathikotone orthostatische Reaktionen nach Einnahme von Medikamenten, insbesondere ganglienblockierende Substanzen, ausgelöst werden. Abbildung 2 zeigt eine derartige asympathikotone Reaktion, die durch Infusion des Ganglienblockers Trimetaphan bei einer gesunden Versuchsperson herbeigeführt wurde [7]. Nach 14 min Infusionsdauer war der systolische Blutdruck bei der auf einem um 20 Grad gekippten Tisch liegenden Versuchsperson auf etwa 70 mmHg abgefallen. Ein weiterer Blutdruckabfall wurde durch Horizontallagerung der Versuchsperson verhindert. Sympathische Vasokonstriktoraktivität und Blutdruck nahmen jedoch erst nach Abstellen der Infusion wieder zu. Dieses Beispiel

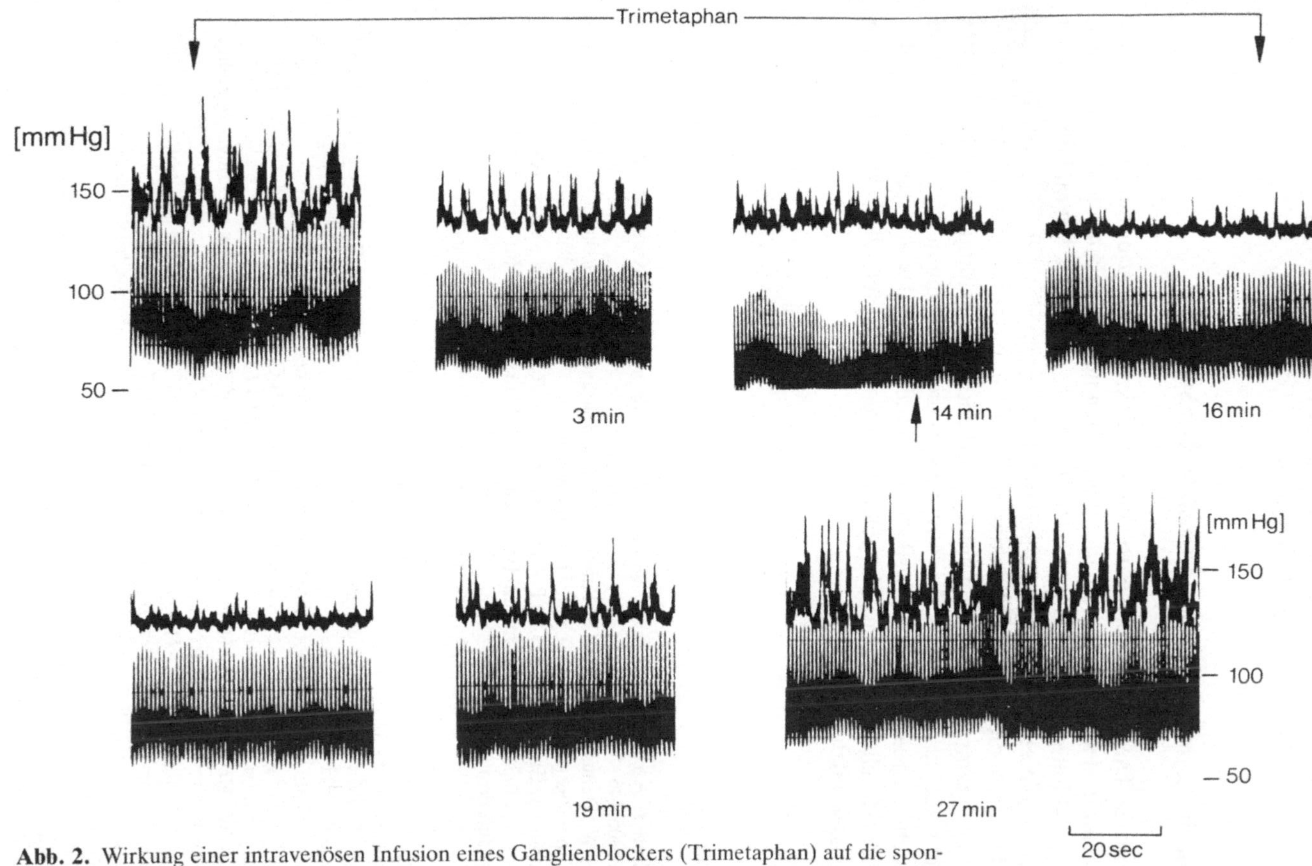

Abb. 2. Wirkung einer intravenösen Infusion eines Ganglienblockers (Trimetaphan) auf die spontane sympathische Muskelnervenaktivität. Der *Pfeil* bei 14 min kennzeichnet den Zeitpunkt, an dem die Versuchsperson von einer + 20° Kipptischneigung horizontal gelegt wurde. Von *oben* nach *unten* sind registriert: sympathische Nervenaktivität und arterieller Blutdruck. (Aus [10])

demonstriert sehr deutlich die Bedeutung des sympathischen Nervensystems für die normale orthostatische Blutdruckregulation.

Therapie des asympathikotonen orthostatischen Syndroms

Eine kausale Therapie dieser neurologischen Erkrankung ist bisher nicht möglich. Die Prognose ist sehr ernst; die Patienten sterben im Durchschnitt 4–10 Jahre nach Beginn der klinischen Symptomatik. In den Frühstadien der Erkrankung können Sympathikomimetika oder v.a. Mineralokortikoide vorübergehend hilfreich sein. Versucht wurde auch eine Kombination von Monoaminooxidasehemmern in Kombination mit Tyramin oder anderen indirekt wirkenden Sympathikomimetika [21]. Bei fortgeschrittenen Formen der Erkrankung sind die medikamentösen Möglichkeiten meist nicht ausreichend; mit physikalischen Maßnahmen, wie festes Wickeln der Beine oder durch Druckanzüge, ist gelegentlich der orthostatische Druckabfall noch etwas besser aufzufangen.

Literatur

1. Aschoff J, Aschoff J Jr (1969) Tagesperiodik der orthostatischen Kreislaufreaktion. Pflügers Arch 306:146
2. Berg W, Delius L, Raether E, Simon W (1951) Beiträge zur Behandlung des Kollapses und hypotoner Regulationsstörungen. Ther Ggw 90:48
3. Bradbury S, Eggleston C (1925) Postural hypotension: Report of three cases. Am Heart J 1:73
4. Delius L (1964) Die vegetativen Herz- und Kreislaufstörungen. In: Praxis der Herz- und Kreislauferkrankungen. Lehmann, München
5. Delius L (1969) Die Behandlung der hypotonen Kreislaufregulationsstörungen. Dtsch Med Wochenschr 94:2172
6. Delius W (1971) Sympathische Nervenaktivität und vasculäre Reaktion beim Menschen. Acta Univ Ups 114:1–32
7. Delius W (1974) Physiologie und Pathophysiologie der orthostatischen Kreislaufregulation. Herz Kreislauf 6:311
8. Delius L, Fahrenberg J (1966) Psychovegetative Syndrome. Thieme, Stuttgart
9. Delius W, Hagbarth KE, Hongell A, Wallin BG (1972) General characteristics of sympathetic activity in human muscle nerves. Acta Physiol Scand 84:65
10. Delius W, Hagbarth KE, Hongell A, Wallin BG (1972) Manœuvres affecting sympathetic outflow in human muscle nerves. Acta Physiol Scand 84:82
11. Delius W, Hagbarth KE, Hongell A, Wallin BG (1972) Manœuvres affecting sympathetic outflow in human skin nerves. Acta Physiol Scand 84:177
12. Folkow B, Gaskell P, Waaler B (1970) Blood flow through limb muscles during heavy rhythmic exercise. Acta Physiol Scand 80:61
13. Gadermann E (1953) Über die orthostatische Regulationsstörung des Kreislaufs und ihre medikamentöse Behandlung. Wien Med Wochenschr 48:911
14. Kaden F, Mäurer W, Schömig A, Sphor U (1978) Wirkung von Etilefrin und Dihydroergotamin auf die Sympathicusaktivität bei Orthostase Dtsch Med Wochenschr 39:1513
15. Lüthy E (1967) Die orthostatischen Kreislaufstörungen. Schweiz Med Wochenschr 97:434
16. Mellander S, Johansson B (1968) Control of resistance and capacitance functions in the peripheral circulation. Pharmacol Rev 20:117
17. Pollack AA, Wood EH (1949) Venous pressure in the saphenos vein at the ankle in man during excercise and changes in position. J Appl Physiol 1:649

18. Rieckert H (1972) Orthostasesyndrom. Sandoz, Nürnberg
19. Schatz J (1980) Current management concepts in orthostatic hypotension. Arch Intern Med 140:1152
20. Shy GM, Drager GA (1960) Neurological syndrome associated with orthostatic hypotentsion. Arch Neurol 2:511
21. Sobel BE, Roberts R (1980) Hypotension and syncope. In: Braunwald E (ed) Heart disease, Saunders, Philadelphia, 1952
22. Thulesius O, Ferner U (1972) Diagnose der orthostatischen Hypotonie. Z Kreislaufforsch 61:742
23. Wallin G, Delius W (1974) Neue Aspekte zur sympathischen Kontrolle der Haut- und Muskelgefäße beim wachen Menschen. Klin Wochenschr 52:457
24. Westermann KW, Roehrs M (1980) Zur hämodynamischen Wirkung von Etilefrin. Herz Kreislauf 12:442

Sympathikomimetika in der Anästhesie und postoperativen Intensivbehandlung

R. Gattiker, E.R. Schmid

Allgemeine Gesichtspunkte

Schon kurz nach der Entdeckung des Adrenalins durch Oliver u. Schafer im Jahre 1895 [52] publizierte Schafer [57] eine Reihe von Indikationen zu dessen klinischer Anwendung, die noch heute nicht nur ihre volle Gültigkeit hat, sondern auch kaum erweitert wurde. Sie enthält bereits sämtliche Indikationen für den Bereich der Anästhesie und der postoperativen Intensivmedizin. So empfahl Schafer [57] Adrenalin zur lokalen Anwendung als Hämostyptikum besonders bei Schleimhautblutungen, als Vasokonstriktor zur Absorptionsverzögerung und Wirkungsverlängerung von Lokalanästhetika, als Bronchodilatator und als Kreislaufstimulans bei Kreislaufkollaps sowie bei kardialer Insuffizienz.

Vor dem Beginn der modernen Anästhesie, der auf dem europäischen Festland in die späten 40er Jahre unseres Jahrhunderts fallen dürfte, wurde Adrenalin in erster Linie wegen seiner α-rezeptorenstimulierenden vasokonstriktorischen Eigenschaft als Zusatz zu Lokalanästhetika verwendet: in der Ophthalmologie, der Otorhinolaryngologie, der Kiefer- und der plastischen Chirurgie v. a. zur Verhinderung flächiger Blutungen und damit zur Schaffung besserer Operationsbedingungen für den Chirurgen, bei Infiltrationsanästhesien zur Wirkungsverlängerung der Anästhesie. Bei den rückenmarksnahen Regionalanästhesien (Spinal- und Epiduralanästhesie) wirkt Adrenalin zudem der damit verbundenen mehr oder weniger stark ausgeprägten Sympathikusblockade und damit der Gefahr des Kreislaufkollapses entgegen.

Mit der Einführung der offenen und geschlossenen Herzmassage bei Kreislaufstillstand wurde Adrenalin schließlich das Medikament der Wahl in der Herz-Kreislauf-Wiederbelebung, wo es in Dosen von 0,3–1,0 mg zentralvenös oder direkt intrakardial gespritzt wird.

Obwohl schon seit 1910 mehrere adrenalinähnliche sympathikomimetische Amine entdeckt und beschrieben wurden [6], v. a. auch Noradrenalin, der biologische Vorläufer von Adrenalin, fanden sie nur allmählich Eingang zur Behandlung der Kreislaufinsuffizienz während und nach chirurgischen Eingriffen. In einer ersten Phase zwischen 1950 und 1960 wurden hauptsächlich sympathikomimetische Drogen aus der Gruppe der Nichtkatecholamine ("Non-catecholamines") zur Bolusinjektion bei Blutdruckabfällen verschiedener Genese verwendet, wie z. B. Phenylephrin, Metaraminol, Etilefrin und Ephedrin, die außer dem letzteren in erster Linie eine α-rezeptorenstimulierende Wirkung haben (Tabelle 1). Im Gegensatz zu den eigentlichen Katecholaminen (Sympathikomimetika mit Katecholaminstruktur), welche eine extrem kurze Halbwertszeit von Sekunden bis 2 min haben [16, 38], wirken die Nichtkatecholamine nicht nur viel länger, mit einer Halbwertszeit, die in Stunden

Tabelle 1. In der Anästhesie und Intensivmedizin gebräuchliche sympathikomimetische Amine. Wirkung auf adrenerge α-Rezeptoren, β_1-Rezeptoren [Inotropie *(Ino)*, Chronotropie *(Chrono)*, Automatizität *(Auto)*], β_2-Rezeptoren und spezifisch dopaminerge Rezeptoren *(Spez)*. Therapeutischer Dosisbereich für Einzeldosen *(ED)* in mg i. v. und zur intravenösen Dauerinfusion *(I)* in µg/kg KG/min

	Rezeptorwirkung						Therapeutischer Dosisbereich	
	α	β_1 Ino	β_1 Chrono	β_1 Auto	β_2	Spez	ED (mg i. v.)	I (µg/kg KG/min)
1. Katecholamine								
Natürliche								
Adrenalin	+[a]	++	++	+	+	–	0,010–0,050	0,05–0,30[a]
Noradrenalin	+++	+	–	–	–	–	–	0,05–0,20
Dopamin	+[a]	++	+	+	+	++[b]	–	3[b]–5[b]–10[a]
Synthetische								
Isoprenalin	–	+++	+++	++	++	–	0,002–0,010	0,02–0,10
Orciprenalin	–	+++	+++	++	++	–	0,010–0,050	0,05–0,30
Dobutamin	–	+++	+[c]	–	–	–	–	2,5–10[c]
Dopexamin	–	+	+[c]	–	++	++		1–6
2. Nichtkatecholamine								
Methoxamin	+++	–	–	–	–	–	2–10	–
Phenylephrin	+++	–	–	–	–	–	0,5–1,0	0,2–1,0
Metaraminol	+++	+	–	–	–	–	1–2	1–10
Etilefrin	++	+	–	–	–	–	5–10	–
Ephedrin	+	++	+	–	–	–	5–10	–

[a] In hohen Dosen vorwiegend α-adrenerge Wirkung.
[b] In niedrigen bis mittleren Dosen spezifisch dopaminerge Wirkung auf Nieren- und Splanchnikusdurchblutung.
[c] In höheren Dosen positiv chronotrop.

gemessen wird [16, 55], sondern auch deutlich schwächer, was sie zur Bolusinjektion geeignet erscheinen läßt. Zur Dauertropfinfusion wurden neben Noradrenalin Metaraminol und Phenylephrin verwendet. Dies war zu einer Zeit, da man intra- und postoperativ ausschließlich den arteriellen Blutdruck nach Riva-Rocci, die Pulsfrequenz und äußerst selten das EKG zur Beurteilung des Kreislaufs überwachte. Von der Behandlung mit den erwähnten Sympathikomimetika erwartete man eine Blutdrucksteigerung ohne wesentliche Frequenzerhöhung. Daneben wurde die eigentliche kardiale Insuffizienz, auch intra- und postoperativ, mit Digitalispräparaten behandelt. Zweifellos sind die Digitalisglykoside zusammen mit Diuretika die klassischen Säulen in der Behandlung der Herzinsuffizienz. Seit der bahnbrechenden Arbeit von Withering [68]: “An account of the foxglove and some of its medical uses”, aus dem Jahre 1785, sind über 300 Herzglykoside bekannt geworden. Diese unterscheiden sich zwar in ihrer Pharmakodynamik kaum, dafür aber in ihrer Pharmakokinetik, d. h. in Wirkungseintritt und -dauer, und damit in ihrer Kumulationstendenz. Ihnen allen gemeinsam bleibt jedoch die relativ schmale therapeutische Breite und die Gefahr der Toxizität, die durch zahlreiche Nebenfaktoren, wie Alter, Herzzeitvolumen, Nierenfunktion und Elektrolytzustand, zusätzlich ungünstig beeinflußt werden kann. Ihr Hauptnachteil in der Anwendung in akuten und instabilen Situationen, wie sie in der intra- und postoperativen Phase typisch sind, liegt indessen in ihrer langen Wirkungsdauer.

Trotzdem fanden die hochpotenten und rasch wirksamen Sympathikomimetika der Katecholamingruppe, wie Adrenalin, Isoprenalin und Orciprenalin, relativ spät Eingang in die Behandlung der perioperativen Herzinsuffizienz. Erst mit dem Beginn und mit den raschen Fortschritten der Chirurgie am offenen Herzen mit extrakorporalem Kreislauf fanden Katecholamine eine breitere Anwendung. Außer der eigentlichen Herzwiederbelebung nach dem extrakorporalen Kreislauf galt es hier, akut lebensbedrohliche Zustände kardialen Versagens möglichst rasch und effizient zu beheben. Das typische, sog. Low-output-Syndrom nach extrakorporalem Kreislauf, bedingt durch temporäre Hypothermie und Ischämie des Myokards, ist durch einige spezifische Probleme gekennzeichnet, die den Einsatz von Digitalisglykosiden zumindest in Frage stellen: Es handelt sich um einen akuten, transitorischen Zustand, der oft mit instabilen Verhältnissen der Elektrolyte und des Säure-Base-Gleichgewichts, Störungen der Nierenfunktion und Prädisposition zu Arrhythmien einhergeht. Wegen ihres protrahierten Wirkungseintrittes, ihrer langen Halbwertszeit und deshalb schlechten Steuerbarkeit, wegen ihrer Abhängigkeit von einer intakten renalen Funktion und der Gefahr der Toxizität sind Digitalispräparate nicht nur hier, sondern auch bei allen anderen, vorwiegend im Zusammenhang mit einer Operation und Anästhesie auftretenden akuten und instabilen Herz-Kreislauf-Situationen, zumindest für den Primäreinsatz, ungeeignet, ja sogar oft kontraindiziert.

Mit den Katecholaminen (Tabelle 1) steht uns eine Gruppe herzkreislaufaktiver Substanzen zur Verfügung, die zur Behandlung der oben beschriebenen Zustände hochgeeignet sind [30, 53, 55]. Sowohl als intravenös verabreichte Bolusinjektionen wie auch als dosiskonstante Dauerinfusionen setzt ihre Wirkung istantan ein und kann ebenso rasch wieder aufgehoben werden. Sie ist in ihrem Ausmaß genau dosierbar, absolut steuerbar und viel stärker als diejenige der Digitalispräparate, was aus der Gegenüberstellung in Tabelle 2 hervorgeht. Der große Nachteil der Katecholamine besteht höchstens darin, daß sie noch kaum in oraler Form vorliegen und deshalb nur in der Klinik Anwendung finden können, und auch dies i. allg. nur dort,

Tabelle 2. Gegenüberstellung der Eigenschaften von Digitalisglykosiden und Katecholaminen

Eigenschaften	Digitalisglykoside	Katecholamine
Wirkungseintritt	Protrahiert	Instantan
Wirkungsdauer	Lang	Kurz
Kumulation	Groß	Fehlend
Therapeutische Breite	Klein	Ziemlich groß
Steuerbarkeit	Schlecht	Optimal
Toxizität	Groß	Fehlend
Abhängigkeit von Nierenfunktion	Groß	Fehlend
Pharmakodynamik	Konstant	Variabel
Pharmakokinetik	Variabel	Konstant
Indikation	Chronische Zustände	Akute Zustände
Applikation	Parenteral/oral intermittierend	Nur parenteral, kontinuierlich
Überwachung	Ambulant	Intensiv

wo die Möglichkeit einer genauen Dosierung mittels Infusionspumpen sowie einer äußerst zuverlässigen, kontinuierlichen Überwachung der Kreislaufparameter, des Säure-Base- und Elektrolytzustandes und der Blutgase gegeben ist, d. h. auf Intensivbehandlungsstationen.

Mit den Erfahrungen in der Herzchirurgie und den Fortschritten in der Kardiologie erfolgte auch in der Anästhesie und in der postoperativen Intensivmedizin, die ihrerseits ebenfalls v. a. durch die Bedürfnisse der Herzchirurgie ins Leben gerufen worden ist, der entscheidende Schritt von reiner „Blutdruckkosmetik" mittels Vasopressoren, d. h. vorwiegend α-rezeptorenstimulierender Sympathikomimetika, zur differenzierten Herz-Kreislauf-Therapie mit Katecholaminen, früher mit Adrenalin, Isoprenalin und Orciprenalin, heute zusätzlich mit Dopamin und Dobutamin, sowie seit kurzem mit Dopexamin [9a]. Die Kreislaufüberwachung wurde zum heutigen modernen "Monitoring" ausgebaut und erweitert, welches neben direkter intraarterieller Druckmessung und EKG-Überwachung auch die rechts- und linksatrialen Drücke sowie die Druckverhältnisse im kleinen Kreislauf umfaßt, deren Zugänglichkeit durch die Einführung des Einschwemmkatheters von Swan et al. [65] bedeutend erleichtert wurde. Dieser bietet dazu die Möglichkeit der rasch durchführbaren Herzzeitvolumenbestimmung durch Thermodilution am Bett des Patienten.

Die Rezeptorentheorie, die 1948 von Ahlquist [1] vorgeschlagen wurde, erleichterte das Verständnis der Wirkung der Sympathikomimetika auf verschiedene Substrate und ermöglichte ihre Einteilung in vorwiegend vasokonstriktorische (α-Rezeptoren), vasodilatatorische (β_2-Rezeptoren) und kardial stimulatorische (β_1-Rezeptoren) Rezeptoren, wie aus Tabelle 1 ersichtlich ist. Alle Katecholamine, auch Noradrenalin, haben in kleinen Dosen eine gewisse, wenn auch unterschiedliche β-adrenerge Wirkung, die jedoch bei Noradrenalin immer, bei Adrenalin und Dopamin in hohen Dosen, von der α-adrenergen Wirkung überspielt wird [25, 26]. Isoprenalin, Orciprenalin, Dobutamin und Dopexamin sind dagegen reine β-Rezeptorenstimulanzien. Die qualitative Wirkung auf das Myokard ist bei allen Katecholaminen ungefähr dieselbe: Sie erhöhen die Kontraktilität und in unterschiedlichem Maße auch die Herzfrequenz und die Automatizität. Im Vergleich zu den Sympathikomimetika ohne Katecholaminstruktur, die zum größten Teil eine indirekte Wirkung über die Ausschüttung von Noradrenalin haben, wirken die Katecholamine, außer Dopamin [25a], hauptsächlich direkt über den entsprechenden Rezeptor. Dieser Unterschied kann von klinischer Relevanz sein, da bei indirekter Wirkung intakte Noradrenalinreserven vorausgesetzt werden müssen. Diese können jedoch nach langzeitiger Behandlung mit gewissen Antihypertensiva (Reserpin, Guanethidin) oder bei schwerer dekompensierter Herzinsuffizienz teilweise erschöpft sein [10]. Jedem Anästhesiologen ist bekannt, daß schwere Hypertoniker, die unter einer antihypertensiven Behandlung stehen, gerade unter der Einleitung einer Allgemeinanästhesie dramatische Blutdruckabfälle erleiden können, die u. U. nicht auf die üblichen Sympathikomimetika ansprechen, die vielfach in solchen Situationen verwendet werden (Etilefrin, Methoxamin, Phenylephrin), sondern nur mit direkt wirkenden Katecholaminen effektiv behoben werden können.

Wichtig und sehr unterschiedlich sind die Wirkungen der einzelnen Katecholamine auf das periphere Gefäßbett und auf die regionale Durchblutung lebenswichtiger Organe. Sie sind denn oft auch ausschlaggebend in der Wahl eines bestimmten, in der vorliegenden Situation geeigneten Präparates.

Trotz der großen Fortschritte, die seit der Entdeckung von Adrenalin auf dem Gebiet der Neurophysiologie und -pharmakologie gemacht worden sind, gibt es kaum ein Gebiet, auf dem die Informationen derart kontrovers sind, wie die Pharmakodynamik der Sympathikomimetika (s. Beitrag Krebs, Weihrauch, S. 44). Dies ist verständlich, wenn man bedenkt, daß exogen zugeführte Katecholamine auf einen unbekannten Spiegel endogener Katecholamine superponiert werden bei einer dazu schwer abzuschätzenden Tonuslage des autonomen Nervensystems in jedem individuellen Fall. Kontrollierte Studien im Tierexperiment sind wegen artspezifischer Reaktionen einzelner regionaler Gefäßbetten und wegen durch experimentelle Bedingungen an sich gestörter natürlicher Kreislaufkontrollmechanismen nur sehr beschränkt auf den Menschen und auf klinische Situationen übertragbar. Klinische Studien werden meist an relativ Herz-Kreislauf-Gesunden durchgeführt und sagen wenig aus über spezifische Wirkungen einzelner Präparate an einem bestimmten Krankengut.

So ist der Gebrauch von sympathikomimetischen Aminen in der Klinik weitgehend empirisch geblieben und variiert je nach dem zu behandelnden Krankengut. Dies gilt in ganz besonderem Maße für das gesamte Gebiet der Anästhesie und der postoperativen Intensivmedizin: Operationsstreß und die diesen Streß bekämpfenden technischen und medikamentösen Maßnahmen der Anästhesie greifen tief in die Integrität des Organismus ein und betreffen gerade das autonome Nervensystem in einem Ausmaß wie kaum sonst in der Medizin.

Nach der Überwindung der Phase, in welcher der arterielle Blutdruck sozusagen der einzige beachtete Kreislaufparameter war, ist auch der Gebrauch reiner α-Rezeptorenstimulanzien aus der Reihe der Nichtkatecholamine in der Anästhesie und postoperativen Intensivtherapie, außer in wenigen Fällen (septischer Schock, extrakorporale Zirkulation), obsolet geworden und zugunsten von Katecholaminen weitgehend verschwunden. Im Gegensatz dazu wird heute die gerade im postoperativen Krankengut häufig auftretende Widerstandserhöhung und periphere Minderdurchblutung als ungünstiger Faktor gewertet. Sie ist entweder die Folge einer persistierenden Hypovolämie, häufiger jedoch einer übermäßigen sympathikotonen Reaktionslage oder eines Wärmeverlustes. In jedem Falle ist die Behandlung der Ursache das Primäre, d.h. Volumensubstitution, Gaben von Analgetika und Sedativa sowie Zufuhr von Wärme. Oft ist jedoch die unterstützende Therapie mit einem Katecholamin zur Verbesserung der Kontraktionskraft des Herzens und zur wirksamen Vasodilatation in der Peripherie und in wichtigen Organen erwünscht oder indiziert. Ein auf die β-Rezeptoren wirkendes Katecholamin ist das Mittl der Wahl. Seit einigen Jahren ist die Beachtung der Vor- und Nachbelastung (Preload und Afterload) auch in der Anästhesie und postoperativen Phase von großer Bedeutung geworden. Ihre Reduktion wird nicht nur durch β-rezeptorenstimulierende Katecholamine, sondern durch eigentliche an der Gefäßmuskulatur angreifende Vasodilatatoren sowie α-Rezeptorenblocker erzielt. Dazu wird in erster Linie das Nitroprussidnatrium, welches auf die arteriellen und die venösen Gefäße wirkt, verwendet, neben dem vorwiegend die Vorbelastung reduzierenden Nitroglycerin und dem α-Rezeptorenblocker Phentolamin. Diese Substanzen werden heute häufig mit Katecholaminen kombiniert (s. auch Abschn. „Katecholamine und Vasodilatatoren“).

Nebenwirkungen von Sympathikomimetika in der Anästhesie und postoperativen Intensivbehandlung

Kurz nach der Einführung des *Halothans* und anderer halogenisierter Inhalationsanästhetika wurden kardiozirkulatorische Zwischenfälle in Form schwerer, bis zum Kammerflimmern führender *Rhythmusstörungen* unter gleichzeitiger Anwendung von Adrenalin, Noradrenalin und Sympathikomimetika aus der Gruppe der Nichtkatecholamine beschrieben. Sie traten besonders häufig in Bereichen der Kopfchirurgie auf, wo solche Medikamente oft während der Operation verwendet werden [19, 39], seltener in der Allgemeinchirurgie, wenn während einer Halothananästhesie Sympathikomimetika aus kardialer Indikation intravenös verabreicht wurden [2, 42]. Glücklicherweise konnten diese auf rein arrhythmogener Basis beruhenden Kreislaufstillstände in den meisten Fällen ohne Folgen behoben werden. Die Erkenntnis, daß Halothan und gewisse andere Anästhetika das Myokard auf die arrhythmogenen Eigenschaften der Sympathikomimetika sensibilisieren, führte zur Kontraindikation ihrer gleichzeitigen Anwendung. Dagegen zeigte die Erfahrung, daß gewisse Sympathikomimetika aus der Gruppe der Nichtkatecholamine mit Halothan kompatibel sind, wie z. B. Methoxamin, welches als reines α-Rezeptorenstimulans in Dosen von 2–10 mg zur Behebung akuter Blutdruckabfälle gegeben wird. Methoxamin hat eine längere Halbwertszeit als viele andere Sympathikomimetika. Seine Wirkung kann bis zu 60 min andauern [55]. Da es die Nachbelastung des Herzens stark erhöht, ist es bei Herzpatienten mit Vorsicht zu verwenden. In der Herzchirurgie wird Methoxamin bei Bedarf zur Hebung des arteriellen Mitteldrucks während des extrakorporalen Kreislaufs, d. h. bei stillgelegtem Herzen, gegeben. Auch hier ist zu beachten, daß die Wirkung von Methoxamin in Hypothermie zusätzlich verlängert wird.

Die meisten Erfahrungen in der Behandlung der intra- und postoperativen Herz-Kreislauf-Insuffizienz mit Katecholaminen hat man zweifellos in der Kardiochirurgie erworben, wo sie während und nach dem Abgang vom extrakorporalen Kreislauf sowie in der frühpostoperativen Phase ihren festen Platz haben. Gerade hier spielen aber Störungen des Säure-Base- und Elektrolytgleichgewichts eine wichtige Rolle. Da Katecholamine ihre Wirkung im *azidotischen Milieu* weitgehend einbüßen, muß eine vorliegende metabolische oder respiratorische Azidose quantifiziert und durch geeignete Maßnahmen (Natriumbikarbonat oder Änderung der Beatmung) ausgeglichen werden. Dies führt in der Regel schlagartig zu einer drastischen Wirkungszunahme der Katecholamine, so daß die Dosis reduziert werden kann. Dasselbe gilt für die besonders bei präoperativ lange mit Digitalis und Diuretika behandelten Patienten rezidivierend auftretende *Serumhypokaliämie.* Die durch sie verursachten ventrikulären Rhythmusstörungen werden durch Katecholamine aggraviert. Bei Diabetikern darf nicht vergessen werden, daß Katecholamine durch Glykogenolyse den *Blutzuckerspiegel* anheben. Es müssen regelmäßige Blutzuckerbestimmungen durchgeführt und bei Bedarf Insulin verabreicht werden.

Veränderungen der arteriellen Sauerstoffspannung unter Katecholaminen wurden bereits 1961 von Kreuzer [44] am anästhesierten Hund festgestellt und später von vielen Autoren zusammen mit *Veränderungen der pulmonalen Shuntfraktion* am Menschen bestätigt. Und zwar berichten Muneyuki et al. [50] über eine Zunahme des p_aO_2 und eine Abnahme der pulmonalen Shuntfraktion unter Noradrenalin, währenddem unter allen β-adrenergen Katecholaminen, wie Isoprenalin [17, 50], Dopamin [51] und Dobutamin [27], das Umgekehrte der Fall ist: nämlich eine Abnahme des p_aO_2 und eine Zunahme der pulmonalen Shuntfraktion. Nadjmabadi u. Koch [51] fanden dabei eine gute Korrelation zur Zunahme des Herzzeitvolumens, so daß angenommen werden muß, daß es sich nicht um eine direkte Wirkung der Katecholamine auf die Lungengefäße handelt. Bei bereits eingeschränkter Lungenfunktion, wie dies besonders bei beatmeten Patienten auf postoperativen und traumatischen Intensivbehandlungsstationen häufig vorkommt, muß eine weitere Herabsetzung des p_aO_2 durch Katecholamininfusionen u. U. durch Erhöhung der inspiratorischen Sauerstoffkonzentration kompensiert werden.

Die *Empfindlichkeit der adrenergen Rezeptoren* auf Katecholamine ändert sich mit dem *Alter* [11, 33]. Unter Adrenalin und Isoprenalin fanden Hoffmann et al. [33] eine stärkere Frequenzzunahme, jedoch eine eher herabgesetzte Schlagvolumenzunahme bei alten im Vergleich zu jungen Patienten. Dies dürfte möglicherweise Ausdruck einer verminderten Compliance des Myokards beim alten Menschen sein. Die therapeutische Breite der Katecholamine scheint somit im Alter deutlich herabgesetzt zu sein.

Andererseits sind *Säuglinge und Kleinkinder* relativ unempfindlich gegenüber Katecholaminen. Lang et al. [45] fanden unter Dopamin erst bei Dosen von 15–25 μg/kg KG/min signifikante hämodynamische Unterschiede, v. a. des Herzzeitvolumens. Auch die qualitativen Auswirkungen waren etwas verschieden von denen bei Erwachsenen. Nach unseren eigenen Erfahrungen gilt dasselbe für Adrenalin, welches in der Regel etwa 3mal höher dosiert werden muß (0,1–0,5 μg/kg KG/min) als bei Erwachsenen und größeren Kindern zur Erzielung einer vergleichbaren Wirkung [58].

Bei länger dauernder Verabreichung von Katecholamininfusionen in kleinkalibrige, periphere Venen kann es zu *Gewebenekrosen* kommen. Katecholamine sollten deshalb prinzipiell nur in einen radiologisch kontrollierten, zentral gelegenen Venenkatheter infundiert werden, der weder gleichzeitig für Druckmessungen, noch zur Injektion anderer Medikamente, noch für Blutentnahmen verwendet wird. Nur so kann eine kontinuierliche konstante Dosierung gewährleistet werden, was bei der extrem kurzen Halbwertszeit und der hochpotenten Wirkung dieser Pharmaka unumgänglich ist. Unsere Bedingungen für eine sinnvolle therapiegerechte Anwendung von Katecholaminen in der intra- und postoperativen Phase sind in folgender Übersicht zusammengestellt:

Technische Maßnahmen:

- elektrischer Netz- oder Batteriegesteuerter Perfusor,
- kontinuierliches Monitoring des arteriellen und zentralvenösen Druckes und des EKG (Minimalbedingungen!),
- ausschließlich zu diesem Zweck benutzter zentraler Venenkatheter mit radiologisch kontrollierter Lage.

Allgemeine medizinische Bedingungen:

- Normovolämie und normaler Hämatokrit,
- regelmäßige Kontrolle der Blutgase,
- Kontrolle des Säure-Base-Gleichgewichts (normales Blut-pH!),
- Kontrolle des Elektrolytgleichgewichts (normales Serumkalium!),
- evtl. Blutzuckerkontrolle.

Die Wahl des geeigneten Katecholamins

In den frühen 60er Jahren beschränkte sich die Therapie mit Katecholaminen auf Adrenalin, Isoprenalin oder Orciprenalin. *Adrenalin* wirkt in kleinen und mittleren Dosen v. a. auf die β-Rezeptoren und führt zu einer wirksamen Kontraktilitätssteigerung des Myokards und zu einer Senkung des peripheren Gefäßwiderstandes. Erst in höheren Dosen, die mit 10–30 µg/min beim Erwachsenen [30, 55] angegeben werden, kommt es zur dominierenden α-Rezeptorenstimulation mit Vasokonstriktion und Zunahme des peripheren Gefäßwiderstandes. *Isoprenalin* und das ihm verwandte, aber schwächer wirkende *Orciprenalin* gehören zu den synthetischen Katecholaminen. Es sind reine β-Rezeptorenstimulanzien, die – außer zu einer noch stärkeren Kontraktilitätssteigerung als Adrenalin – zur Steigerung der Herzfrequenz und zu einer sehr ausgeprägten peripheren Vasodilatation führen, die oft, besonders bei gleichzeitig bestehender Hypovolämie, mit Blutdruckabfall einhergeht. Isoprenalin und Orciprenalin wurden häufig zur Behebung der postoperativ auftretenden peripheren Minderdurchblutung in Dosen von 1–5 bzw. 4–8 µg/min beim Erwachsenen als Infusion verabreicht. In der Herzchirurgie nützte man ihre automatizitätssteigernde Wirkung zur Behandlung der postoperativen bradykarden Rhythmusstörungen. Isoprenalin und Orciprenalin sind heute jedoch durch das routinemäßige Anlegen von provisorischen atrialen und ventrikulären Pacemakerdrähten in der Herzchirurgie weitgehend verdrängt worden. Wegen der in den meisten Fällen unerwünschten Frequenzsteigerung sind sie auch in ihrer übrigen Anwendung durch neuere Katecholamine ersetzt worden. Außer Adrenalin und Noradrenalin gehört zu den natürlich vorkommenden Katecholaminen das *Dopamin,* das der Vorläufer von Noradrenalin ist. Dopamin wurde, obwohl es schon 1910 pharmakologisch [6] und 1962 klinisch [36] geprüft worden ist, erst anfangs der 70er Jahre [24] in die Herz-Kreislauf-Therapie eingeführt. Dopamin wirkt ähnlich wie Adrenalin auf die β-Rezeptoren, aber auch auf dopaminerge Rezeptoren, nur muß es seiner chemischen Struktur gemäß etwa 100mal höher dosiert werden, um eine aequipotente Wirkung zu entfalten. Auch ist seine β-rezeptorenstimulierende Wirkung auf eine wesentlich schmälere therapeutische Breite beschränkt als diejenige von Adrenalin. In höheren Dosen wirkt es wie Noradrenalin, v. a. auf die α-Rezeptoren [24]. Dank seiner in niedrigen Dosen, unter 8 µg/kg KG/min [4], durchblutungsfördernden Wirkung auf das Leber-Splanchnikus-Gebiet [3, 59], besonders aber auf die Nieren, hat Dopamin eine dominierende Stellung unter den Katecholaminen eingenommen. Die günstige Wirkung auf die renale Funktion spielt ganz besonders im chirurgischen Krankengut sowohl intra- wie postoperativ eine ausschlaggebende Rolle in der Wahl des Katecholamins. Sie wird v. a. auch in der Kardiochirurgie und in der Chirurgie der großen Gefäße zur Anregung der Diurese, oft in Kombination mit Diuretika, ausgenützt. Über die hervorragenden Eigenschaften von Dopamin zur Behandlung der postoperativen Herzinsuffizienz, verbunden mit renaler Insuffizienz, ist viel publiziert worden [24, 37, 62].

Die gesteigerte Durchblutung des Leber-Splanchnikus-Gebiets unter Dopamin wurde an herzkranken Patienten präoperativ, anläßlich der Herzkatheteruntersuchung [3] sowie in der frühpostoperativen Phase nach kardiochirurgischen Eingriffen [59] an unserer Klinik untersucht und bestätigt.

Negative Auswirkungen von Dopamin wurden nach Anwendung hoher Dosen über längere Zeit bei immobilisierten unfallchirurgischen Patienten ("polyblessés") angegeben. Bei diesen Patienten kam es zu peripheren Durchblutungsstörungen mit Gewebenekrosen an abhängigen Körperpartien oder unter EKG-Klebeelektroden [28]. Vereinzelt sind auch ungünstige Wirkungen bei Patienten mit vorbestehender pulmonaler Hypertension festgestellt worden. Sowohl Lang et al. [45], als auch Driscoll et al. [15] warnen vor Dopamin bei Kindern mit pulmonaler Hypertension. Holloway et al. [34] konnten dagegen bei Erwachsenen mit pulmonaler Hypertension keine Zunahme derselben unter Dopamin finden. Außer zur Behandlung einer kardiozirkulatorischen Insuffizienz wird Dopamin auch im *septischen Schock* [56] und bei *Schlafmittelintoxikationen* [61] gegeben, v.a. zur Steigerung der renalen Ausscheidung. Hemmer u. Suter [29] und Augustin et al. [5] empfehlen Dopamin zur Kompensation der negativen Auswirkungen der Beatmung mit positiv endexspiratorischem Druck (PEEP, CPAP) auf Kreislauf und Nierenfunktion.

Auf der Suche nach dem „idealen" Katecholamin, das selektiv die β_1-Rezeptoren im Sinne einer Kontraktilitätssteigerung ohne Erhöhung der Schlagfrequenz und der Automatizität sowie ohne Wirkung an den Gefäßen stimulieren sollte, wurde 1975 von Tuttle u. Mills [66] das *Dobutamin* synthetisiert. Durch Verlängerung des im Isoprenalin vorhandenen Isopropylsubstituenten konnte die Wirkung auf die β_2-Rezeptoren abgeschwächt werden, ohne daß dabei eine α-adrenerge Aktivität auftrat, die v.a. den primären Aminen, wie Noradrenalin und Dopamin, zugeschrieben wird. Außerdem wurde die für die erhöhte Automatizität verantwortliche β-Hydroxylgruppe, die im Noradrenalin, Adrenalin und Isoprenalin, nicht aber in Dopamin vorhanden ist, im Dobutamin entfernt (Abb. 1). Dobutamin hat im chirurgischen Krankengut nicht so prompt Eingang gefunden wie Dopamin. Es wurde zuerst vorwiegend auf internmedizinischen, kardiologischen Intensivbehandlungsstationen bei schwerer Herzinsuffizienz mit Erfolg angewendet. Wie aus den Mitteilungen von 3 Symposien [8, 23, 41] ziemlich deutlich hervorgeht, entfaltet Dobutamin seine vorausgesagten Eigenschaften, nämlich selektive Steigerung der Inotropie durch Zunahme des Schlagvolumens und Abnahme der enddiastolischen Füllungsdrücke, d.h. der Vorbelastung, ohne Frequenzsteigerung, in erster Linie bei internmedizinischen Patienten mit schwerer kardialer Insuffizienz. Dagegen wird von Autoren, die Dobutamin an einem chirurgischen, v.a. kardio-chirurgischen Krankengut, intra- und postoperativ geprüft haben, bei dem in der Mehrzahl der Fälle ein mäßiges Low-output-Syndrom mit nicht wesentlich erhöhten Füllungsdrücken besteht, sehr oft eine beträchtliche Zunahme der Herzfrequenz unter Dobutamin angegeben. Bohn et al. [9] finden auch bei Kindern nach Korrektur angeborener Herzvitien eine limitierende Frequenzsteigerung. Sie halten Dobutamin deshalb in manchen Fällen mit primär hoher Herzfrequenz für ungeeignet. Demgegenüber sahen Driscoll et al. [14], die Dobutamin bei Kindern während der Herzkatheteruntersuchung verabreichten, auch nach relativ hoher Dosierung von 7,75 μg/kg KG/min keine Veränderung der Herzfrequenz. Für die vermehrte chronotrope Wirkung von Dobutamin während Anästhesie und unmittelbar postoperativ wurden einerseits spezifische Einflüsse der Anästhesie auf das autonome Nervensystem verantwortlich gemacht [54], andererseits festgestellt, daß Patienten in der postoperativen Phase auf inotrope Drogen ohnehin eher mit Frequenz- als mit Schlagvolumenzunahme reagieren [47]. Diese Beobachtungen lassen den Schluß zu, daß Dobutamin ein im Vergleich zu anderen Katecholaminen etwas engeres Indikationsspektrum zu haben scheint. Doch auch im chirurgischen

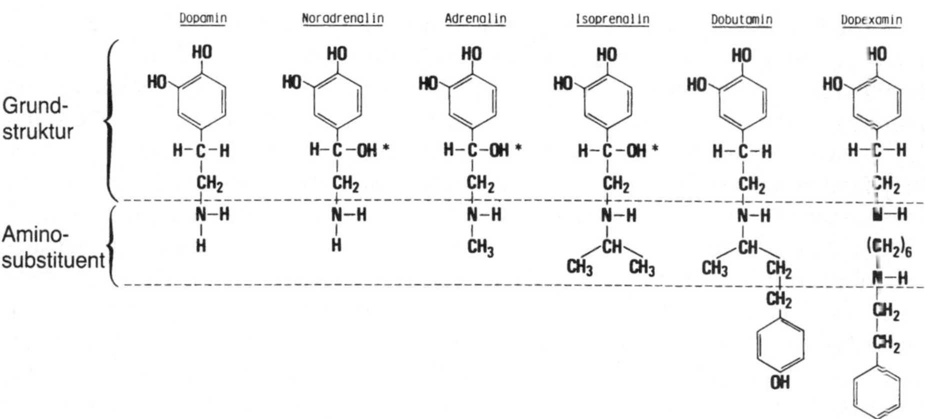

Abb. 1. Katecholamine: Zusammenhang zwischen chemischer Struktur und Wirkung. Die Grundstruktur ist verantwortlich für die β_1-adrenerge Wirkung. Die β-Hydroxylgruppe (*) von Noradrenalin, Adrenalin und Isoprenalin verstärkt die positiv chronotrope Wirkung sowie diejenige auf die Automatizität. Der Aminosubstituent ist verantwortlich für die α- und β_2-adrenerge Wirkung, wobei primäre Amine (Dopamin, Noradrenalin) die α-Rezeptoren, ein Isopropylrest (Isoprenalin) die β_2-Rezeptoren stimulieren. Durch Verlängerung des Isopropylrests (Dobutamin) versuchte man (erfolglos!) die β_2-Stimulation aufzuheben. Eine ausgesprochene β_2-Stimulation wird durch den langen Aminosubstituenten im Dopexamin erreicht.

Krankengut wurden schließlich die Indikationen für den Gebrauch von Dobutamin abgegrenzt, und besonders in der Kardiochirurgie hat es heute seinen unbestrittenen Platz; dies um so mehr als in den letzten Jahren die Indikation zur chirurgischen Behandlung kardialer Leiden sowohl in bezug auf das Alter als auch in bezug auf die Progredienz der Krankheit immer mehr erweitert wurde. Dobutamin wird auch prophylaktisch beim Abgehen vom extrakorporalen Kreislauf gegeben bis zu dem Zeitpunkt, da sich das Myokard erholt hat und sich die Füllungsdrücke sowie die gemischt-venöse Sauerstoffsättigung normalisiert haben. Ferner ist Dobutamin das Katecholamin der Wahl in Kombination mit der mechanischen Entlastung des Myokards durch die intraaortale Gegenpulsation, wenn diese allein, wie dies oft vorkommt, nicht ausreicht, eine den Stoffwechselbedürfnissen angepaßte kardiale Funktion zu gewährleisten.

Die enorme Zunahme der *koronarchirurgischen Eingriffe,* die heute an vielen großen Zentren 50% oder mehr der gesamten Herzchirurgie ausmachen, hat neue Konzepte der perioperativen kardialen Behandlung aufgeworfen. Anstelle positiv inotroper Behandlungsmethoden werden zumindest präoperativ viele Patienten mit negativ inotropen Medikamenten, wie β-Rezeptorenblockern und Kalziumantagonisten behandelt. Im Mittelpunkt steht hier die Reduktion des myokardialen Sauerstoffbedarfs und damit auch die Vermeidung von Tachykardie und Hypertonie. Obwohl Patienten mit koronarer Herzkrankheit, besonders während der Anästhesieeinleitung und Operation, zu ausgesprochenen Streßreaktionen mit Tachykardie und Blutdruckanstieg neigen, tritt nicht selten unmittelbar postoperativ ein Zustand insuffizienter myokardialer Funktion mit hohem linksventrikulärem enddiastolischem Druck und ungenügender Nierenfunktion auf, der nach Behandlung mit einem geeigneten Katecholamin verlangt. Während Isoprenalin und Orciprenalin bei dieser

Patientengruppe wegen des ausgesprochen chronotropen Effekts und der inadäquaten Steigerung des myokardialen Sauerstoffbedarfs ausscheiden [35, 46], wurde Dobutamin empfohlen [40, 43, 63, 67]. Hess et al. [31], welche Dopamin und Dobutamin unter Anästhesiebedingungen präoperativ verglichen, ziehen allerdings Dopamin dem Dobutamin bei koronarchirurgischen Patienten vor. Stephens et al. [63] fanden am wachen Patienten mit Dobutamin, verglichen mit Dopamin und Isoprenalin, die für die Ökonomie des Myokards günstigsten Verhältnisse, weil im Gegensatz zu den beiden anderen Dobutamin zu keiner Veränderung der myokardialen Sauerstoffextraktion führte und keinen direkten Einfluß auf die Koronargefäße hatte. Dopexamin, ein neues synthetisches Katecholamin mit vorwiegender Wirkung auf beta-2-(Nachlastreduktion) und dopaminerge Rezeptoren, ist zur Zeit in klinischer Erprobung [11a, 39a]. Eine exakte Definition des Wirkungsspektrums von Dopexamin bei Patienten mit akuter Herzinsuffizienz, sowie der Vorteile gegenüber Dopamin und Dobutamin, oder eines Vasodilatators wie Nitroprussidnatrium, ist auf Grund der bisherigen klinischen Daten nicht möglich.

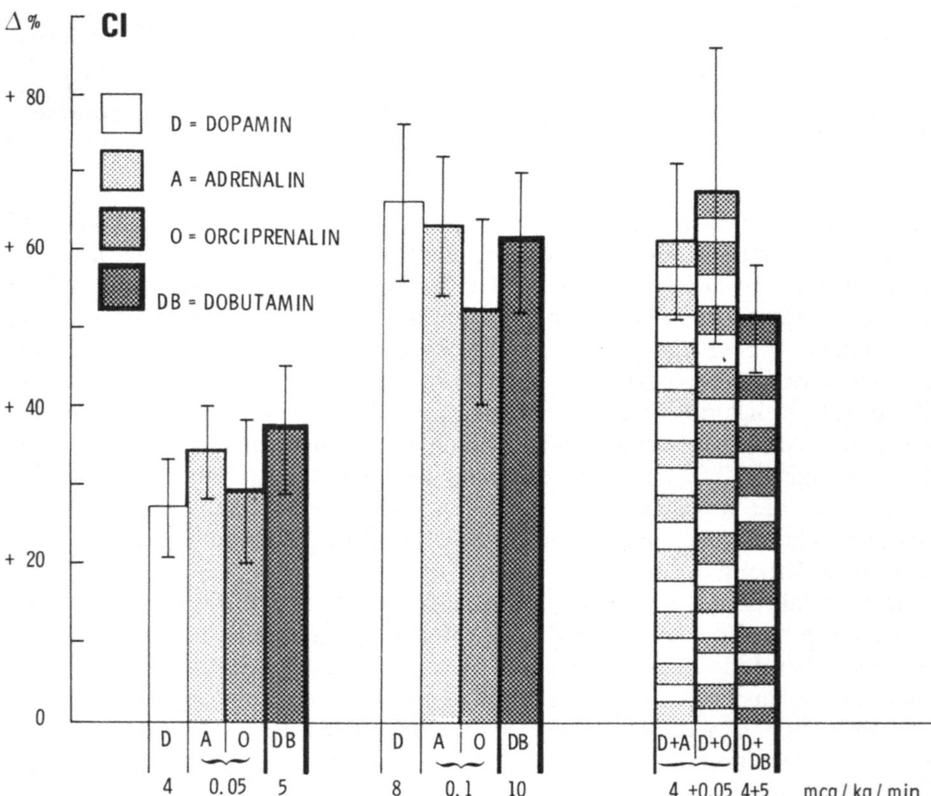

Abb. 2. Prozentuale Änderung des Herzindex (Δ% *CI*, Mittelwerte ±SE) unter Dopamin (*D*, n=31), Adrenalin (*A*, n=10), Orciprenalin (*O*, n=10) und Dobutamin (*DB*, n=10) in niedriger *(links)* und höherer Dosierung *(Mitte)* sowie unter Kombination von Dopamin mit Adrenalin *(D+A)*, Orciprenalin *(D+O)* und Dobutamin *(D+DB)* in niedrigen Dosen *(rechts)*. Die Dosis ist in μg/kg KG/min auf der *Abszisse* angegeben. Statistisch signifikante Differenz (p < 0,05) zwischen der niedrigen und höheren Dosierung jedes einzelnen Katecholamins, jedoch keine statistisch signifikante Differenz zwischen den höheren Dosierungen der einzelnen Katecholamine und deren Kombinationen

Unsere eigenen Untersuchungen an kardiochirurgischen Patienten am ersten postoperativen Tag umfassen Dopamin, Adrenalin, Orciprenalin und Dobutamin [21, 22]. Wegen der dosisabhängigen Änderung im Wirkungsspektrum praktisch aller klinisch verwendeter Katecholamine ging es uns in erster Linie darum, die hämodynamischen Konsequenzen von Kombinationen zweier Katecholamine in niedriger Dosierung mit denen jedes einzelnen in hoher Dosierung zu vergleichen. Aus Abb. 2 geht hervor, daß die Durchschnittswerte der Herzzeitvolumenzunahme unter den Kombinationen von Dopamin mit Adrenalin bzw. Orciprenalin oder Dobutamin, alle in niedriger Dosierung, praktisch gleich sind wie unter jedem einzelnen der 4 Katecholamine in doppelter Dosierung. Wichtig ist nun aber, daß diese quantitativ identische Zunahme des Herzzeitvolumens auf unterschiedlicher Zunahme seiner Komponenten Schlagvolumen und Herzfrequenz beruht. Unter den Kombinationen in niedriger Dosierung wird das Verhältnis Schlagvolumen/Frequenzzunahme größer als unter den einzelnen Katecholaminen in hoher Dosierung (Abb. 3). Dies tritt besonders deutlich in Erscheinung beim Vergleich von Dopamin und Adrenalin bzw. Dopamin und Dobutamin allein oder in Kombination. Wir erreichen demnach mit 2 Katecholaminen in niedriger Dosierung eine hämodynamisch ökonomischere Wirkung, als mit einem einzigen Katecholamin in hoher Dosierung bei Erzielung desselben Zuwachses des Herzzeitvolumenindexes. Dieselbe Tendenz zeigt sich auch in

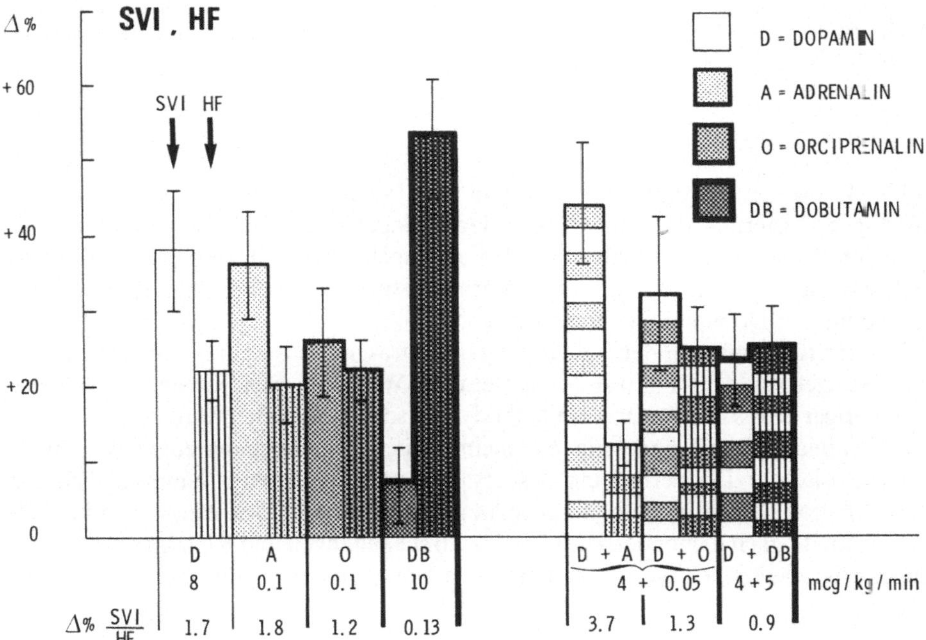

Abb. 3. Gleiche Darstellung wie in Abb. 2. Prozentuale Änderung des Schlagvolumenindex (Δ% *SVI, linke Säulen)* und der Herzfrequenz (Δ% *HF, rechte Säulen)* unter den 4 Katecholaminen in höherer Dosierung und den entsprechenden Kombinationen in niedriger Dosierung. Die niedrige Dosierung jedes einzelnen Katecholamins wurde hier weggelassen. Man beachte das – bei gleicher Zunahme des Herzindex (Abb. 2) – günstigere Verhältnis von Δ% *SVI* zu Δ% *HF* unter Kombination von je 2 Katecholaminen in niedriger Dosierung *(rechts)* als unter höherer Dosierung jedes Katecholamins allein *(links)*

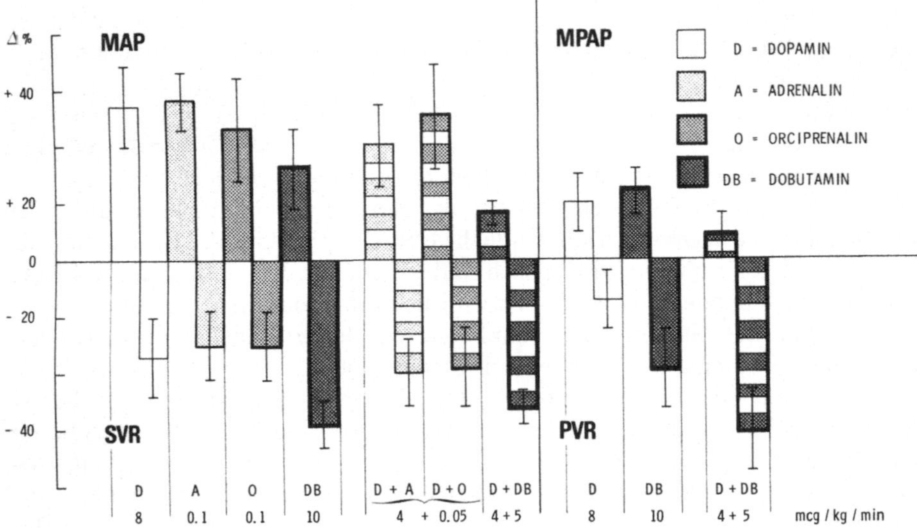

Abb. 4. Gleiche Darstellung wie in Abb. 3. Prozentuale Änderung des arteriellen Mitteldrucks (Δ% *MAP)* und des totalen systemvaskulären Widerstandes (Δ% *SVR)* unter den 4 Katecholaminen in höherer Dosierung und den entsprechenden Kombinationen in niedriger Dosierung *(links)*; prozentuale Änderung des mittleren Pulmonalarteriendruckes (Δ% *MPAP)* und des pulmonalvaskulären Widerstandes (Δ% *PVR)* unter Dopamin und Dobutamin in höherer und unter der Kombination beider in niedriger Dosierung *(rechts)*

Abb. 4, wo v. a. unter Dopamin kombiniert mit Adrenalin bzw. Dobutamin in niedriger Dosierung der Blutdruckanstieg geringer und die Widerstandsabnahme gleichgroß oder größer ist, als unter den entsprechenden Katecholaminen allein in hoher Dosierung. Dasselbe gilt für die Verhältnisse im Lungenkreislauf, die nur unter Dopamin und Dobutamin geprüft wurden.

Unsere Richtlinien in der Behandlung der intra- und postoperativen Herzinsuffizienz stützen sich seit Jahren auf diese Befunde: Wird mit einem Katecholamin allein in niedriger Dosis der gewünschte hämodynamische Effekt nicht erreicht, so ziehen wir die kombinierte Behandlung mit einem zweiten Katecholamin, ebenfalls in niedriger Dosis, der Dosiserhöhung des ersteren vor. Heute wird hauptsächlich die Kombination Dopamin/Dobutamin verwendet, wobei die Dosis von je 5 µg/kg KG/min wenn möglich nicht überschritten wird. Bei Säuglingen und Kleinkindern bevorzugen wir gelegentlich die Kombination von Dopamin und Adrenalin.

Katecholamine und Vasodilatatoren

Eine Übersicht über die Rolle der Sympathikomimetika zur Behandlung der Herzinsuffizienz in der Anästhesie und postoperativen Intensivmedizin wäre heute unvollständig ohne Erwähnung der Vasodilatatoren, die eine zunehmende Bedeutung erlangt haben zur Senkung der Vor- und Nachbelastung (Preload und Afterload) des

Herzens. Bei chirurgischen und kardiochirurgischen Intensivpatienten werden sie häufig in Kombination mit Katecholaminen angewendet. Dieser Therapie liegt das Behandlungsziel zugrunde, gleichzeitig mit der Reduktion von Vor- und Nachbelastung auch die Inotropie des Myokards zu verbessern. Dabei kommt es zu einer Widerstandsverminderung im System- und Pulmonalkreislauf, zu einer besseren peripheren Durchblutung und zur Zunahme des Herzzeitvolumens und der renalen Ausscheidung. Postoperativ wird meistens Nitroprussidnatrium verwendet, seltener das vorwiegend die Vorbelastung beeinflussende Nitroglycerin oder der α-Rezeptorenblocker Phentolamin. Das zur Kombination mit Vasodilatatoren theoretisch am besten geeignete Katecholamin ist Dobutamin [48, 49, 60]. In der Praxis wird aber auch die Kombination Dopamin mit Nitroprussidnatrium [13, 18] oder Nitroglycerin [32] mit guten Resultaten angewendet.

Indikationen zur kombinierten Katecholamin-Vasodilatatoren-Therapie sind der erhöhte linksventrikuläre Füllungsdruck, die pulmonale Hypertension und der erhöhte Systemwiderstand mit peripherer Minderdurchblutung infolge Low-output-Syndrom nach kardio-chirurgischen Eingriffen [18, 32, 48, 49, 60] sowie die schwere Herzinsuffizienz i. allg. [13, 20].

Auch bei Kleinkindern und Säuglingen, bei denen man in der frühpostoperativen Phase nach Korrektur angeborener Herzvitien häufig beträchtliche Temperaturanstiege infolge Zentralisation sieht, haben wir mit der Kombination von Katecholaminen und Phentolamin oder Nitroglycerin gute Erfahrungen gemacht. Stephenson et al. [64] behandelten Kinder mit pulmonaler Hypertension mit Dopamin und Nitroprussidnatrium erfolgreich. Dillon et al. [12] und Benzing et al. [7] berichten über gute Resultate mit Adrenalin und Nitroprussidnatrium zur Behandlung der postoperativen Herzinsuffizienz bei Kindern.

Schlußbetrachtung und Zusammenfassung

Der Einsatz von Sympathikomimetika in der Anästhesie und postoperativen Intensivbehandlung läuft zeitlich in 3 Phasen ab:

1. Phase: Vor 1960 wurden vorwiegend Vasopressoren aus der Gruppe der Nichtkatecholamine zur Steigerung des arteriellen Blutdrucks, welcher neben der Herzfrequenz als einziger hämodynamischer Parameter gemessen wurde, verwendet („Blutdruckkosmetik").

2. Phase: Die Beachtung weiterer hämodynamischer Parameter, auch in der Anästhesie und postoperativen Intensivmedizin, wurde v. a. durch die Herzchirurgie stimuliert und durch die Fortschritte auf dem medizinisch-technischen Sektor ermöglicht. Das erweiterte "Monitoring" umfaßt Herzzeitvolumenbestimmungen, Messung des links- und des rechtsatrialen Drucks sowie der Druckverhältnisse im Lungenkreislauf. Die reinen Vasopressoren wurden zugunsten kontraktilitätssteigernder und widerstandssenkender Sympathikomimetika aus der Gruppe der Katecholamine (Adrenalin, Isoprenalin, Orciprenalin, Dopamin, Dobutamin und neuerdings Dopexamin) weitgehend verlassen.

3. Phase: Die Zunahme der Koronarchirurgie und die starke Erweiterung der Indikation zur chirurgischen Behandlung kardialer Leiden in bezug auf Alter und Krankheitsgrad führte zu neuen Konzepten in der Behandlung der intra- und postoperativen Herz-Kreislauf-Insuffizienz, die den Schwerpunkt auf die Reduktion des myokardialen Sauerstoffbedarfs legen. Das Herz wird mechanisch unterstützt durch die aortale Gegenpulsation (intraaortale Ballonpumpe) und pharmakologisch entlastet durch Herabsetzung der Vor- und Nachbelastung (Preload- und Afterloadreduktion) mittels Vasodilatatoren (Nitroprussidnatrium, Nitroglycerin, Phentolamin). Aber auch hier kann man nicht auf die Katecholamine verzichten. Zur zusätzlichen Steigerung der myokardialen Kontraktilität sind sie in Kombination mit aortaler Gegenpulsation und mit Vasodilatatoren in vielen Fällen unentbehrlich.

Katecholamine leisten bei sinnvoller Wahl und Kombination und bei sorgfältiger Dosierung und einwandfreier hämodynamischer Überwachung unschätzbare Dienste in der Behandlung des insuffizienten Herzens. Sie sind besonders in der kardialen Reanimation und zur Behandlung der akuten intra- und postoperativen Herz-Kreislauf-Insuffizienz bei instabilen und rasch wechselnden Zuständen nicht mehr wegzudenken.

Literatur

1. Ahlquist RP (1948) A study of the adrenotropic receptors. Am J. Physiol 153:586–599
2. Andersen N, Johansen SJ (1963) Incidence of catecholamine induced arrhytmias during halothane anesthesia. Anesthesiology 24:51–56
3. Angehrn W, Schmid E, Althaus R, Niedermann K, Rothlin M (1980) The effect of dopamine on hepatosplanchnic blood flow. J Cardiovasc Pharmacol 2:257–265
4. Augustin HJ, Huland H, Novak D, Kürschner HD (1975) Der Einfluß von Dopamin auf die renale und intrarenale Hämodynamik. In: Schröder R (Hrsg) Dopamin. Schattauer, Stuttgart New York S 171–185
5. Augustin HJ, Bischoff K, Engels T (1979) Der Einfluß von Dopamin auf die Nierenfunktion während kontinuierlicher Überdruckbeatmung (PEEP). Anaesthesist 28:159–162
6. Barger G, Dale HH (1910) Chemical structure and sympathomimetic action of amines. J Physiol (Lond) 41:19–59
7. Benzing G, Helmsworth JA, Schreiber JT, Kaplan S (1979) Nitroprusside and epinephrine for treatment of low output in children after open-heart surgery. Ann Thorac Surg 27:523–528
8. Bleifeld W, Gattiker R, Schaper W, Brade W (Hrsg) (1980) Internationales Dobutamin Symposium München 1979. Urban & Schwarzenberg, München Wien Baltimore
9. Bohn DJ, Poirier CS, Edmonds JF, Barker GA (1980) Hemodynamic effects of dobutamine after cardiopulmonary bypass in children. Crit Care Med 8:367–371

9a. Brown RA, Dixon J, Framer JB, Hall JC, Humphries RG, Ince F, O'Connor SE, Simpson WT, Smith GW (1985) Dopexamine: a novel agonist at peripheral dopamine receptors and beta-2 adrenoceptors. Br J Pharmac 85:599–600

10. Chidsey, CA, Braunwald E, Morrow A (1965) Catecholamine excretion and cardiac stores of norepinephrine in congestive heart failure. Am J Med 39:442–451
11. Cokkinos DV, Tsartsalis GD, Heimonas ET, Gardikas CD (1980) Comparison of the inotropic action of digitalis and isoproterenol in younger and older individuals. Am Heart J 100:802–806

11a. Dawson JR, Thompson DS, Signy M, Juul SM, Turnbull P, Jenkins BS, Webb-Peploe MM (1985) Acute haemodynamic and metabolic effects of dopexamine, a new dopaminergic receptor agonist, in patients with chronic heart failure. Br Heart J. 54:313–320

12. Dillon TR, James GG, Meyer RA, Benzing G, Kaplan S (1980) Vasodilator therapy for congestive heart failure. J Pediatr 96:623–629
13. Dracup KA, Breu CS, Tillisch JH (1981) The physiological basis for combined nitroprusside-dopamine therapy in postmyocardial infarction heart failure. Heart Lung 10:114–120
14. Driscoll DJ, Gillette PC, Duff DF et al. (1979) Hemodynamic effects of dobutamine in children. Am J Cardiol 43:581–585
15. Driscoll DJ, Gillette PC, Duff DF, McNamara DG (1979) The hemodynamic effect of dopamine in children. J Thorac Cardiovasc Surg 78:765–768

16. Ferreira SH, Vane JR (1967) Half lifes of peptides and amines in the circulation. Nature 215:1237–1240
17. Fordham RMM, Resnekov L (1968) Arterial hypoxaemia, a sideeffect of intravenous isoprenaline used after cardiac surgery. Thorax 23:19–23
18. Franke N, van Ackern K, Peter K, Reichart B, Kreuzer E, (1979) Haemodynamische Wirkungen von Natriumnitroprussid und Dopamin nach cardiochirurgischen Eingriffen. Anaesthesist 28:154–158
19. Funakoshi Y, Iwai S, Kaneda H, Iuchi Y (1977) Hemodynamic effects of locally applied epinephrine used with various general anesthetic techniques. J Oral Surg 35:713–718
20. Gagnon RM, Fortin L, Boucher R et al. (1980) Combined hemodynamic effects of dobutamine and i.v. nitroglycerin in congestive heart failure. Chest 78:694–698
21. Gattiker R, Schmid E (1978) Haemodynamic effects of dopamine, epinephrine and orciprenaline (Alupent) in patients early after cardiac surgery. Intensive Care Med 4:55–61
22. Gattiker R, Dimai W, Schmid E (1980) Kreislaufuntersuchungen unter Dobutamin und Dopamin nach herzchirugischen Eingriffen. In: Bleifeld W, Gattiker R, Schaper W, Brade W (Hrsg) Internationales Dobutamin Symposium München 1979. Urban & Schwarzenberg, München Wien Baltimore, S 150–155
23. Glynne A, Lucas RA (ed) (1978) Proceedings of the European Dobutamine Symposium Guy's Hospital London. Lilly Basingstoke, Hants England
24. Goldberg LI (1972) Cardiovascular and renal actions of dopamine: Potential clinical applications. Pharmacol Rev 24:1–29
25. Goldberg LI (1977) The pharmacological basis of the clinical use of dopamine. Proc R Soc Med [Suppl] 2:17–15
25a. Goldberg LI, Hsieh YY, Resnekow L (1977) Newer catecholamines for treatment of heart failure and shock: an update on dopamine and a first look at dobutamine. Prog Cardiovasc Dis 19:55–68
26. Goldenberg M, Pines KL, Baldwin E, Greene DG, Roh CE (1948) The hemodynamic response of man to norepinephrine and epinephrine and its relation to the problem of hypertension. Am J Med 5:792–808
27. Gouin F, Faizende J, Martin C, François G (1978) Effet de la dobutamine sur le shunt intrapulmonaire. Ann Anesthésiol Fr 19:853–857
28. Haldemann G, Glinz W, Reist K (1977) Dopamin im Krankengut einer chirurgischen Intensivstation. In: Hossli G, Gattiker R, Haldemann G (Hrsg) Dopamin. Thieme, Stuttgart (Intensivmedizin, Notfallmedizin, Anästhesiologie, Bd. 4)
29. Hemmer M, Suter PM (1979) Treatment of cardiac and renal effects of PEEP with dopamine in patients with acute respiratory failure. Anesthesiology 50:399–403
30. Herbert P, Tinker J (1980) Inotropic drugs in acute circulatory failure. Intensive Care Med 6:101–111
31. Hess W, Brückner JB, Faber du Faur von J, Schmidt D, Tarnow J (1979) Haemodynamische Wirkungen von Dobutamin und Dopamin bei Patienten mit koronarer Herzkrankheit. Eine Untersuchung unter den Bedingungen einer Allgemeinanästhesie. Anaesthesist 28:316–321
32. Hess W, Klein W, Mueller-Busch C, Tarnow J (1979) Haemodynamic effects of dopamine and dopamine combined with nitroglycerine in patients subjected to coronary bypass surgery. Br J Anaesth 51:1063–1069
33. Hoffmann VH, Kiesewetter R, Krohs G, Schmitz C (1975) Zur Altersabhängigkeit von Katecholaminwirkungen beim Menschen. Einfluß von Noradrenalin, Adrenalin und Isoprenalin auf den Blutdruck und die Herzfrequenz. Z Ges Inn Med 30:89–95
34. Holloway EL, Polumbo RA, Harrison DC (1975) Acute circulatory effects of dopamine in patients with pulmonary hypertension. Br Heart J 37:482–485
35. Holloway EL, Stinson EB, Derby GC (1975) Action of drugs in patients early after cardiac surgery. Comparison of isoproterenol and dopamine. Am J Cardiol 35:656–659
36. Horwitz D, Fox SM, Goldberg LI (1962) Effects of dopamine in man. Circ Res 10:237–243
37. Hossli G, Gattiker R, Haldemann G (Hrsg) (1977) Dopamin. Thieme, Stuttgart (Intensivmedizin, Notfallmedizin, Anästhesiologie, Bd 4)
38. Iverson LL (1976) Adrenal gland. In: Endocrinology. Williams & Wilkins, Baltimore (Handbook of physiology, section 7)

39. Janssens ML, Cockx F (1979) A case of ventricular fibrillation during halothane anesthesia caused by eye drops. Acta Anaesthesiol Belg 30:273–275
39a. Jaski BE, Wijns W, Foulds R, Serruys PW (1986) The haemodynamic and myocardial effects of dopexamine: a new beta-adrenoceptor and dopaminergic agonist. Br J clin Pharmac 21:393–400
40. Jewitt D, Jennings K, Jackson PG (1978) Efficacy of new inotropic drugs in clinical coronary heart failure. Am J Med 65:197–202
41. Just H (ed) (1978) Dobutamin. Springer, Berlin Heidelberg New York (Anaesthesiologie und Intensivmedizin, Bd 118)
42. Katz RJ, Matteo RS, Papper EM (1962) The injection of epinephrine during general anesthesia with halogenated hydrocarbons and cyclopropane in man. Anesthesiology 23:597–600
43. Keung EC, Siskind SJ, Sonnenblick EH, Ribner HS, Schwartz WJ, LeJemtel TH (1981) Dobutamine therapy in acute myocardial infarction. JAMA 245/2:144–146
44. Kreuzer F (1961) Influence of catecholamines on arterial oxygen tension in the anesthetized dog. J Appl Physiol 16:1043–1046
45. Lang P, Williams RG, Norwood WI, Castaneda AR (1980) The hemodynamic effects of dopamine in infants after corrective cardiac surgery. J Pediatr 96:630–634
46. Lesch M (1976) Inotropic agents and infarct size. Theoretical and practical considerations. Am J Cardiol 37:508–513
47. Lewis GR, Wilson PA, Angerpointer TA, Farnsworth AE, Williams BT, Coltart DJ (1970) Measurements of the circulatory effects of dobutamine, a new inotropic agent, in patients following cardiac surgery. Am Heart J 95:301–307
48. Meretoja OA (1980) Influence of sodium nitroprusside and dobutamine on the haemodynamic effects produced by each other. Acta Anaesthesiol Scand 24:195–198
49. Meretoja OA (1980) Haemodynamic effects of combined nitroglycerin and dobutamine infusions after coronary bypass-surgery. With one nitroglycerin-related complication. Acta Anaesthesiol Scand 24:211–215
50. Muneyuki M, Urabe N, Kato H, Shirai K, Ueda Y, Inamoto A (1971) The effect of catecholamines on arterial oxygen tension and pulmonary shunting during the postoperative period in man. Anesthesiology 34:356–364
51. Nadymabadi MH, Koch M (1976) Der Einfluß von Dopamin auf den intrapulmonalen Druck und das Shuntvolumen nach kardiochirurgischen Eingriffen. Anaesthesist 25:274–277
52. Oliver G, Schafer EA (1895) The physiological effects of extracts of the suprarenal capsules. J Physiol (Lond) 18:230–276
53. Opie LH (1980) Digitalis and sympathomimetic stimulants. Lancet I:912–918
54. Piepenbrock S, Hempelmann G, Reichelt W, Stegmann T (1979) Haemodynamische und selektive vaskuläre Effekte von Dobutamin während und nach herzchirurgischen Eingriffen. Anaesthesist 28:307–315
55. Runciman WB (1980) Sympathomimetic amines. Anaesth Intensive Care 8:289–309
56. Samii K, Le Gall JR, Regnier B, Gory G, Rapin M (1978) Hemodynamic effects of dopamine in septic shock with and without renal failure. Arch Surg 113:1414–1416
57. Schafer EA (1908) Present condition of our knowledge regarding the functions of the suprarenal capsules. Br Med J May 30:2474–1281, June 6:1346–1351
58. Schmid E, Gattiker R (1977) Totalkorrektur angeborener Herzfehler bei Kindern unter 2 Jahren. Herz 2:411–419
59. Schmid E, Angehrn W, Althaus F, Gattiker R, Rothlin M (1979) The effect of dopamine on hepatic-splanchnic blood flow after open heart surgery. Intensive Care Med 5,183–188
60. Schmucker P, Franke N, van Ackern K, Peter K, Kreuzer E (1981) Therapie des Low-output-Syndroms mit Urapidil und Dobutamin. Anaesthesist 30:22–27
61. Schönborn H, Prellwitz W, Schuster HP, Johannes KJ (1976) Untersuchungen zur Beeinflussung von Haemodynamik, Mikrozirkulation und Nierenfunktion durch Dopamin bei Schlafmittelvergiftungen. Klin Wochenschr 54:549–559
62. Schröder R (ed) (1975) Dopamin. Schattauer, Stuttgart New York
63. Stephens J, Ead H, Spurrell M (1979) Haemodynamic effects of dobutamine with special reference to myocardial blood flow. A comparison with dopamine and isoprenaline. Br Heart J 42:43–50

64. Stephenson LW, Edmunds LH, Raphaely R, Morrison DF, Hoffman WS, Rubis LJ (1979) Effects of nitroprusside and dopamine on pulmonary arterial vasculature in children after cardiac surgery. Circulation [Suppl I] 60:104–110
65. Swan HJC, Ganz W, Forrester J, Marcus H, Diamond G, Chonette D (1970) Catheterization of the heart in man with use of a flow-directed balloon-tipped catheter. N Engl J Med 283:447–451
66. Tuttle RR, Mills J (1975) Dobutamine: Development of a new catecholamine to selectively increase cardiac contractility. Circ Res 36:185–196
67. Wirtzfeld A, Klein G, Delius W, Himmler C, Volger E, Davidson J (1978) Dopamin und Dobutamin in der Behandlung der schweren Herzinsuffizienz. Dtsch Med Wochenschr 103:1915–1921
68. Withering W (1941) An account of the foxglove and some of its medical uses (1785). In: Willius FA, Keys TE (eds) Cardiac classics. Mosby, St Louis, p 232

Sympathikomimetika bei bronchopulmonalen Erkrankungen

H. Löllgen

Definitionen

Sympathikomimetika werden im Rahmen von bronchopulmonalen Erkrankungen bei obstruktiven Atemwegserkrankungen eingesetzt. Die Atemwegsobstruktion ist definiert als eine teilweise oder vollständige Verengung der Atemwege. Sie kommt vor bei chronischer Bronchitis, beim obstruktiven Lungenemphysem und beim Asthma bronchiale.

Eine chronische Bronchitis oder chronisch-unspezifische Atemwegserkrankung liegt dann vor, wenn Husten und Auswurf an den meisten Tagen während mindestens 3 Monaten in 2 aufeinander folgenden Jahren vorhanden sind. Das Lungenemphysem ist definiert als eine irreversible Erweiterung der Lufträume distal der terminalen Bronchiolen mit oder ohne Wanddestruktionen. Das Asthma bronchiale ist charakterisiert durch anfallsweise Atemnot mit Zeichen einer bronchialen Obstruktion, die ganz oder teilweise reversibel ist. Asthma bronchiale kann sowohl als Syndrom oder als Krankheit definiert werden. Asthma als Syndrom ist die reversible Atemwegsobstruktion auf dem Boden verschiedener Erkrankungen der Lunge, der Bronchien oder des Herzens. Typisches Erscheinungsbild ist die Dyspnoe. Unter Asthma bronchiale als eigenständiger Krankheit versteht man die funktionell bestimmte anfallsweise auftretende, reversible Atemwegsobstruktion. Dabei werden unterschieden:
- exogen-allergisches Asthma bronchiale mit den 4 verschiedenen Reaktionsformen: Reagintyp, zytotoxischer Typ, Serumkrankheitstyp, Spättyp,
- postinfektiöses oder infektallergisches Asthma,
- Asthma bronchiale durch chemische oder physikalische Noxen,
- Asthma bronchiale durch psychogene Stimuli,
- Asthma durch nichtsteroidale Antiphlogistika,
- Asthma durch Anstrengung ("exercised induced asthma"),
- berufsbedingtes Asthma bronchiale (exogen-allergisch oder chemisch-toxisch; [11]).

Für die Therapie der Atemwegsobstruktion ist weniger die Ätiologie entscheidend als die Reversibilität der Atemwegsobstruktion.

Pathophysiologie der Atemwegsobstruktion

Die Obstruktion der Bronchien beruht auf morphologischen und funktionellen Veränderungen im Bereich der kleinen Bronchien und der zentralen Atemwege.

Morphologische Ursachen sind die Veränderungen bei chronischer Bronchitis und beim obstruktiven Lungenemphysem sowie exobronchiale Änderungen durch Krankheiten wie Pleuraerguß, Pneumothorax, Lungenembolie, Zwerchfellhochstand und Linksherzinsuffizienz.

Klinisch bedeutsam für die Behandlung mit Sympathikomimetika sind die Pathomechanismen der chronisch-obstruktiven Atemwegserkrankung und des Asthma bronchiale (Abb. 1):

- Entzündung mit Infektion und Schleimhautschwellung,
- Störung der Sekretzusammensetzung (Dyskrinie) und des Sekrettransports,
- Bronchospasmus,
- Freisetzung von Mediatorsubstanzen.

Während beim Asthma bronchiale Bronchospasmus und Dyskrinie im Vordergrund stehen, kommt es bei der chronischen Bronchitis zu strukturellen Umbauten

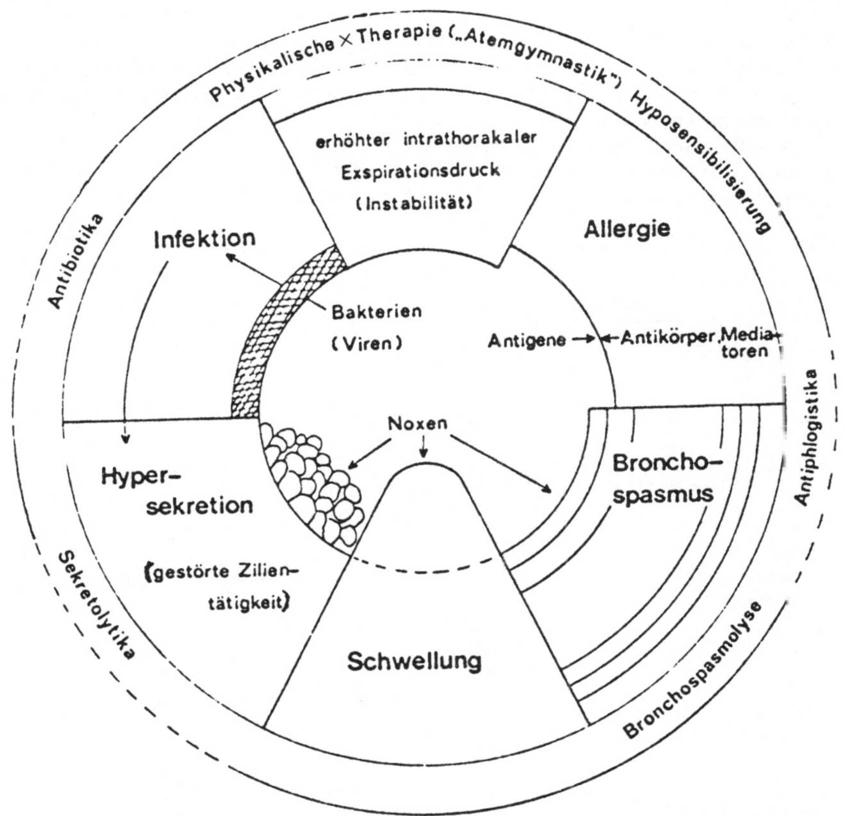

Abb. 1. Schematische Darstellung möglicher Mechanismen, die am Zustandekommen der bronchialen Obstruktion beteiligt sind. (Mod. nach [24])

wie Metaplasien und Zunahme der Becherzellen und der mukösen Drüsen, intramuralen entzündlichen Veränderungen, Epithelschäden, gestörter Ziliarfunktion und einer Schleimhautschwellung [16, 34]. Beim obstruktiven Lungenemphysem spielt zusätzlich ein Elastizitätsverlust des Lungengewebes mit nachfolgendem Bronchiolenkollaps eine Rolle.

Regelung des Bronchomotorentonus

1. Humoral: vagusvermittelt, z. T. nach Freisetzung aus Mastzellen:
   - Histamin,
   - Serotonin,
   - Prostaglandin $F_{2\alpha}$,
   - Bradykinin,
   - SRS-A, RCS.

2. Reflektorisch:
   - α-adrenerge, β-adrenerge, cholinerge und Histaminrezeptoren;
   - vagusvermittelt: juxtakapillär gelegene (J-)Rezeptoren, Irritationsrezeptoren.

Eine Vielzahl humoraler und reflektorischer Mechanismen regelt die Weit der Bronchien. Die zentralen Regulationsvorgänge des Bronchomotorentonus beruhen auf dem Gleichgewicht zwischen zyklischem AMP und zyklischem GMP (Abb. 2). Die Zunahme des cAMP führt über einen gesteigerten Kalziumtransport aus Myofibrillen in Mikrosomen des sarkoplasmatischen Retikulums zu einer Bronchodilatation. Umgekehrt bewirkt die Zunahme von cGMP über eine Hemmung des Kalziumtransportes eine Bronchokonstriktion. Sympathikomimetika erhöhen den intrazellulären Gehalt an cAMP und haben daher eine Bronchodilatation zur Folge [2, 13, 32].

Eine reflektorische Bronchokonstriktion kann durch verschiedene physikalische, chemische oder mechanische Reize hervorgerufen werden: Kalt- oder Warmluft, Nebel, Tabakrauch, Staub, Reizgase (Ozon, NO_X, SO_2 [28, 36]), körperliche Belastung und Dehnungsreflexe.

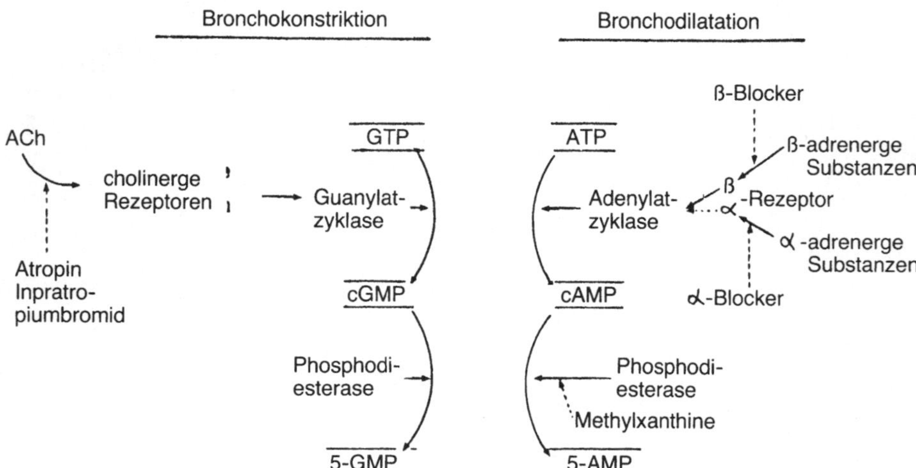

Abb. 2. Schematische Darstellung der Mechanismen, die die Bronchialweite regulieren (*ACh* Azetylcholin, *GPT* Guanosintriphospat, *ATP* Adenosintriphosphat, *cGMP* bzw. *cAMP* zyklisches Guanosin- bzw. zyklisches Adenosinmonophosphat, *5-GMP* bzw. *5-AMP* 5-Guanosin- bzw. 5-Adenosinmonophosphat, → fördert, — — → hemmt)

Diese Reize wirken über verschiedene Rezeptoren. Die nachfolgende Bronchokonstriktion ist im wesentlichen vagusvermittelt und nur in geringem Umfang hervorgerufen durch Stimulation von α-Rezeptoren oder Histaminrezeptoren. Die in der nachfolgenden Übersicht aufgeführten Faktoren spielen durch Vagusvermittlung v. a. beim Asthma bronchiale eine Rolle.

Bei Normalpersonen wird die Bronchialweite vorwiegend vom Vagus kontrolliert. Bei Patienten mit exogen-allergischem Asthma bronchiale soll ein Ungleichgewicht zwischen α- und β-Rezeptoren zugunsten der α-Rezeptoren bestehen [35]. Klinisch bedeutsamer aber ist beim Asthma bronchiale die gesteigerte, vagusvermittelte Reizantwort auf spezifische Allergene und unspezifische Reize. Die vagusinduzierte Bronchokonstriktion ist v. a. im proximalen Anteil des Bronchialsystems lokalisiert, also oralwärts der kleinen Bronchien, die sympathischen Nerven (β-Rezeptoren) hingegen im Bereich der kleinen Bronchien an der glatten Muskulatur [36]. Allerdings zeigen neuere Befunde eine β_2-Stimulation auch bei Applikation von Sympathikomimetika im oberen Bronchialtrakt [39]. Bei Patienten mit Asthma bronchiale ist die Zahl der β_1-Rezeptoren, bestimmt an Leukozyten oder Lymphozyten, gleich hoch wie bei Gesunden [11 b, 32 a]. Sie nimmt aber ab, wenn die Patienten zuvor mit Katecholaminen behandelt worden waren [11 b, 34 a]. Möglicherweise verschiebt sich die Relation α_1- zu β-Rezeptoren beim Asthmatiker zugunsten der α-Rezeptoren [11 a, 34 a].

Substanzen zur Behandlung der Atemwegsobstruktion

Die Behandlung der Atemwegsobstruktion umfaßt
- Sekretbeeinflussung,
- Bronchodilatation,
- antiinfektiöse Behandlung,
- antiallergische Maßnahmen.

Sympathikomimetika sind demnach nur ein *Teil* der therapeutischen Möglichkeiten bei einer Atemwegsobstruktion. Zu den Bronchodilatatoren gehören außerdem noch die Anticholinergika und die Xanthinderivate.

Anticholinergika

In diese Stoffgruppe gehören Atropin und dessen Derivate. Eine Bedeutung hat v. a. der Atropinester Ipratropriumbromid erlangt. Diese Substanz kann allein, besser noch in Kombination mit Sympathikomimetika, eingesetzt werden [30].

Methylxanthine

Xanthinderivate stellen langjährig bewährte Medikamente dar zur Behandlung der akuten und chronischen Bronchialobstruktion. Im Status asthmaticus sind sie neben Sympathikomimetika Substanzen der ersten Wahl. Eine gleichzeitige Gabe mit Sympathikomimetika ist möglich und mitunter sinnvoll. Durch galenische Weiterentwicklungen (orale und rektale Applikationsformen) hat diese Substanzgruppe neuerlich an Bedeutung gewonnen.

Sympathikomimetika

Sympathikomimetika besitzen α- und β-rezeptorenstimulierende Eigenschaften. Nichtselektive Adrenergika sind heute als Bronchodilatatoren obsolet.

Substanzen mit α- und β-Rezeptorenstimulation

In dieser Gruppe gehört v. a. Adrenalin. Diese Substanz wirkt schnell, die Wirkungsdauer ist aber wegen des raschen Abbaus kurz. Die Nebenwirkungen sind sehr ausgeprägt. Eine Indikation für Adrenalin besteht v. a. im anaphylaktischen Schock. Ephedrin ist oral wirksam und wird in zahlreichen Kombinationspräparaten verwendet. Wegen Nebenwirkungen, Toleranz und Tachyphylaxie wird Ephedrin als Monosubstanz nicht eingesetzt [27]. Andere Präparate aus dieser Stoffgruppe (Norfenefrin, Phenylephrin, Etilefrin und Amphetamine) sind als Bronchodilatatoren nicht geeignet. Bei therapieresistentem Status asthmaticus kann Adrenalin oder die razemische Form, Mikronefrin, wirksam sein.

Substanzen mit selektiver β-Rezeptorenstimulation

Ausgangssubstanz der selektiven β_2-Stimulatoren ist Isoproterenol. Diese Substanz ist 10mal stärker bronchospasmolytisch wirksam als Adrenalin und kann parenteral, sublingual und per inhalationem verabreicht werden. Die Wirkungsdauer ist kurz, da der Abbau über die Katecholamin-O-methyltransferase rasch erfolgt. Die Nebenwirkungen wie Tachykardie und Arrhythmien sind beträchtlich. Isoproterenol ist noch in verschiedenen Kombinationspräparaten enthalten, sollte aber für die Behandlung der Atemwegsobstruktion heute nicht mehr benutzt werden.

Substanzen mit selektiver β_2-Rezeptorenstimulation

Die Selektivität einer adrenergen Substanz beruht auf Art und Länge der Seitenkette am Benzolring. Durch eine Verlängerung der Seitenkette beim Isoproterenol wird eine höhere Selektivität und eine längere Wirkungsdauer erzielt. Mögliche Derivate für die Bronchodilatation sind:
- Resorcinderivate,
- saligenische Derivate,
- sonstige Derivate.

Substanzen mit selektiver β_2-Stimulation sind in Tabelle 2 aufgeführt.

Zur Bedeutung der Rezeptorselektivität

Der selektive Charakter von β_2-stimulierenden Substanzen läßt sich an der unterschiedlichen Dosis-Wirkungs-Kurve der inotropen, chronotropen und vaskulären Wirkung nachweisen [20, 32]. Vernachlässigt man die reflektorische Herzfrequenzsteigerung nach Vasodilatation (β_2-Effekt), so bedeutet Selektivität eine geringere Frequenzzunahme bei gleichem broncholytischen Effekt. Stimuliert man am Präparat Herz und Trachealringe durch ansteigende Dosen eines β-Stimulators, so verschiebt sich die Dosis-Wirkungs-Kurve für den selektiven Stimulator: Bei gleichem chronotropem Effekt ist die bronchodilatierende Wirkung größer [31] (Abb. 3). Mit weiter ansteigender Dosis geht der selektive Charakter wieder verloren. Die Selektivität ist somit relativ, dosisabhängig und geringer bei

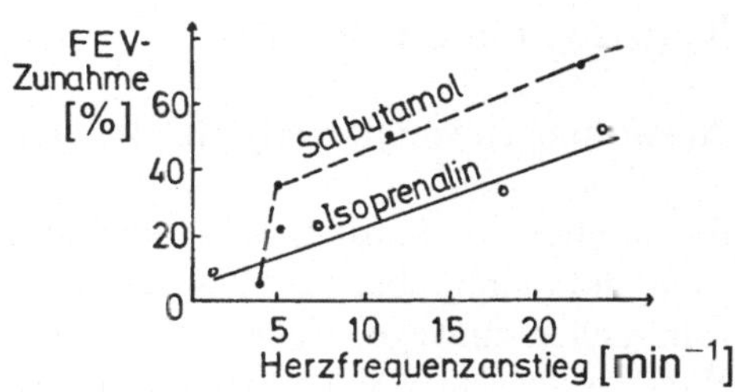

Abb. 3. Änderungen von Atemstoßwert (*FEV*) und Herzfrequenz bei intravenöser Gabe von Isoprenalin und Salbutamol mit unterschiedlichen Infusionsgeschwindigkeiten. (Mod. nach [32])

intravenöser als bei inhalativer Anwendung. Eine höhere Selektivität ist nicht unbedingt einer besseren Bronchodilatation gleichzusetzen, da Nebenwirkungen, Wirkungsdauer und pharmakokinetische Daten zu berücksichtigen sind. Die Selektivität hängt ferner von Zahl und Qualität der Rezeptoren und von Wechselwirkungen zwischen Rezeptor und umgebendem Gewebe ab [3, 37]. Diese Mechanismen werden auch zum Begriff des Isorezeptors zusammengefaßt. Die Selektivität einiger Sympathikomimetika ist in Tabelle 1 dargestellt [20].

Für die Behandlung obstruktiver Atemwegserkrankungen sind β_2-stimulierende Substanzen Mittel der Wahl (Tabelle 2). Vorteile dieser Präparate sind:

- verschiedene Applikationsformen,
- stärkere Wirkung,
- geringere Nebenwirkungen,
- längere Wirkungsdauer.

Tabelle 1. Vergleich der relativen Stimulierung von β-adrenergen Rezeptoren und der β_2-Selektivität aufgrund von Tierversuchen (mod. nach [20, 31]). Die Wirkung von Isoprenalin ist gleich 1000 gesetzt

	β_1-Rezeptor Inotropie	β_1-Rezeptor Cronotropie	β_2-Rezeptor	β_2-Selektivität (relative β_2/β_1-Aktivität)
Isoprenalin	100	100	100	1
Orciprenalin	2,5	5,1	12,6	3
Hexoprenalin	0,7	1,7	12,1	7
Terbutalin	0,03	0,4	13,6	34
Fenoterol	2,5	2,0	275,4	138
Salbutamol	0,1	0,3	77,6	288

Tabelle 2. Sympathikomimetika zur Bronchodilatation. (DA Dosieraerosol, Inhal. Inhalationslösung; mod. nach [20])

Freiname	Handelsname	Applikationsform
Fenoterol[a]	Berotec	DA, Inhal., Tbl., Amp.[b], Kapseln
Hexoprenalin	Etoscol	DA, Tbl.
Salbutamol[a]	Sultanol	DA, Inhal., Tbl., Amp., Supp., Kapseln
Terbutalin	Bricanyl	DA, Inhal., Tbl., Amp.
Clenbuterol	Spiropent	Tbl.
Reproterol	Bronchospasmin	DA, Tbl., Amp.
Tulobuterol	Atenos	Tbl., Saft, DA

Neuere Substanzen, z. T. in Erprobung: Rimiterol, Carbuterol, Ibuterol, Quinprenalin, Soterenol, Salmetamol, Pirbuterol, Bitolterol.

[a] Auch als Pulver (Kapseln) zur Inhalation vorhanden.
[b] Ampullen als Partusisten im Handel.

Klinische Pharmakologie

Auswirkungen von β_2-Sympathikomimetika auf das Bronchialsystem

β_2-stimulierende Substanzen wirken direkt auf Rezeptoren im Tracheobronchialsystem und führen über eine Erschlaffung der Bronchialmuskulatur zu einer Erweiterung der Atemwege. Neben dieser kurativen Wirkung liegt auch eine protektive Wirkung vor. Nach Vorbehandlung mit β_2-Stimulanzien läßt sich durch Acetylcholin, Histamin oder Serotonin ein Bronchospasmus nicht mehr auslösen, oder die bronchokonstriktorische Wirkung wird abgeschwächt.

Die Änderungen der Bronchialweite lassen sich durch Atemwegswiderstand (Resistance), Impedanz oder forcierte exspiratorische Manöver messen. Durch eine differenzierte Analyse läßt sich zeigen, daß Atropinderivate mehr auf die zentralen, Sympathikomimetika mehr auf die mittleren und peripheren Atemwege einwirken. Der zeitliche Verlauf einer Bronchodilatation läßt sich auch durch kontinuierliche Registrierung der Atemwegsimpedanz erfassen (Abb. 4). Eine signifikante Wirkung ist erst bei einer Abnahme des Atemwegswiderstandes von mehr als 15% vorhanden, meist werden Änderungen um 40–60% beschrieben. In den unteren Dosisbereichen besteht eine dosisabhängige Wirkung, bei höheren Dosen ist die Wirkung relativ geringer. Die optimale Dosierung liegt unterhalb der maximalen Wirksamkeit, da auch Nebenwirkung und Wirkungsdauer zu beachten sind [11, 36]. Die Dosisabhängigkeit in den unteren und mittleren Dosisbereichen besteht sowohl bei inhalativer wie bei oraler Applikation.

Neben der Bronchodilatation steigern Sympathikomimetika die Aktivität der Zilien und die anukoziliare Clearance [4, 18]. β_2-Stimulanzien hemmen ferner die Freisetzung von Mediatoren beim Asthma bronchiale durch eine Membranstabilisierung der Mastzellen [2, 11].

Auswirkungen auf den respiratorischen Gasaustausch

Nach Sympathikomimetikagabe beobachtet man bei obstruktiven Atemwegserkrankungen meist eine Verbesserung des Ventilations-Perfusions-Verhältnisses. Bei Einzelatemzuganalysen nimmt der Mischluftanteil ab und das Alveolarplateau flacht ab als Hinweis auf eine homogenere Ventilation. Die Amplitude kardiogener Oszillatio-

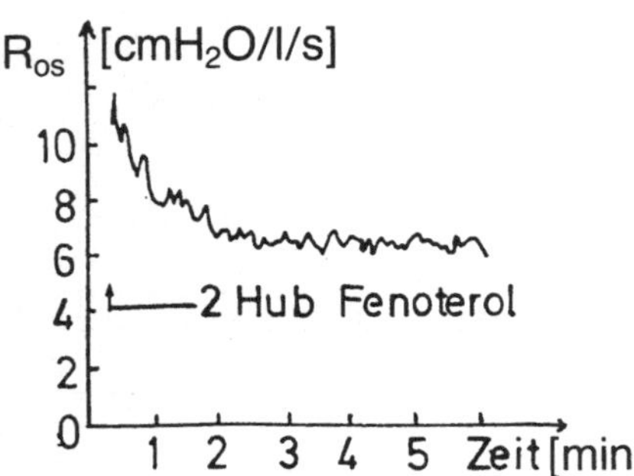

Abb. 4. Fortlaufende Registrierung der Atemwegsimpedanz (R_{os}, Oszillationsmethode) nach Gabe eines Bronchodilatators

nen, ein Maß für das Ventilations-Perfusions-Verhältnis, wird durch β_2-Stimulation gesteigert [23]. Direkte Messungen mit Isotopenverfahren zeigen ebenfalls nach Therapie eine homogenere Ventilationsverteilung mit einer verstärkten basalen Ventilation. Nicht selten beobachtet man in der Frühphase der β_2-Stimulation eine Abnahme des arteriellen Sauerstoffpartialdrucks, bedingt durch eine vorübergehende Perfusionssteigerung. Diese Änderungen sind gering und halten nicht lange an. Sie finden sich ausgeprägter nach Xanthinderivaten und nach intravenöser Behandlung.

Auswirkungen auf den kleinen Kreislauf

β_2-Stimulatoren senken im Tierversuch den pulmonalarteriellen Druck. Beim Menschen beobachtet man auch eine Tendenz zur Abnahme erhöhter Druckwerte, doch sind diese Änderungen gering und therapeutisch nicht zu verwerten [10, 14].

Auswirkungen auf den großen Kreislauf

Der Einfluß von Sympathikomimetika auf die Herzfrequenz ist dosisabhängig und zwischen den verschiedenen Substanzen unterschiedlich. Bei den selektiven β_2-Stimulatoren ist der Frequenzanstieg meist gering oder fehlend [1]. Einen deutlicheren Anstieg beobachtet man unter Terbutalin und Orciprenalin. Diese Frequenzsteigerung ist meist begleitet von einer Zunahme des Schlag- und Herzminutenvolumens. Auch der arterielle Druck steigt an, während der periphäre Widerstand eher abnimmt. Für stärker selektive Substanzen wie Fenoterol findet man in der Regel keine Blutdruckänderung; bei neueren Substanzen liegt sogar eine eher abnehmende Tendenz für Herzfrequenz und Blutdruck vor [7]. Insgesamt sind die Änderungen im großen Kreislauf bei Gabe von Bronchodilatatoren gering und v. a. bei inhalativer Gabe sehr viel weniger ausgeprägt als bei systemischer Anwendung (Abb. 5).

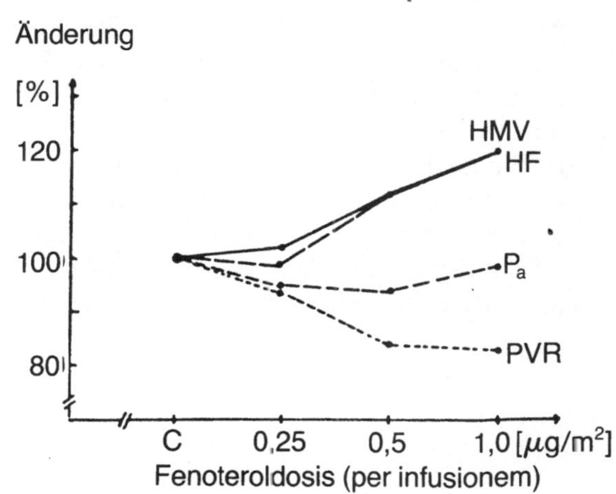

Abb. 5. Relative Änderungen einiger hämodynamischer Größen *(HMV, HF, Pa)* und des pulmonalen Gefäßwiderstands *(PVR)* bei ansteigenden Dosen von Fenoterol (intravenös)

Auswirkungen auf Stoffwechsel und blutchemische Werte

Untersuchungen zur metabolischen Auswirkung von β_2-stimulierenden Substanzen liegen nur in kleiner Zahl vor [5]. Nach Gabe von Terbutalin und Orciprenalin nehmen die glycerolfreien Fettsäuren und die Glukose im Blut zu (lipolytischer Effekt). Die Änderungen des Blutglukosespiegels geht der Vasodilatation in der Peripherie parallel. Klinisch bedeutsam sind die Auswirkungen auf den Stoffwechsel nur bei längerer intravenöser Therapie, nicht hingegen bei oraler oder inhalativer Anwendung [19].

Pharmakokinetik

Die verschiedenen β_2-Sympathikomimetika unterscheiden sich nur gering im Hinblick auf ihre pharmakokinetischen Eigenschaften. Selektive β_2-Stimulanzien unterliegen nicht dem Abbau durch die Katecholamin-O-methyltransferase, sie werden daher nach oraler Applikation rasch und zuverlässig resorbiert. Eine erste bronchospasmolytische Wirkung setzt nach oraler Gabe bereits nach 10–15 min ein. Das Wirkungsmaximum, bestimmt anhand von Blutspiegeln, liegt für die meisten Substanzen nach oraler Gabe zwischen 60 und 120 min. Die Resorption beträgt etwa 60–70% (z.B. bei Fenoterol 60%).

Bei inhalativer Anwendung von β_2-Sympathikomimetika, v.a. als Dosieraerosol, gelangen 10–15% des Aerosols in die Atemwege, der Rest wird verschluckt oder in den oberen Atemwegen deponiert. Dieser Prozentsatz hängt von der Teilchengröße und der Art und Konstruktion des Dosieraerosols ab. Die Plasmaspiegel bleiben gering, dennoch tritt eine ausgeprägte und rasche broncholytische Wirkung ein. Da diese Dilatation den Plasmaspiegeln nicht parallel geht, muß eine lokale Wirkung dieser Substanzen im Atemtrakt selber angenommen werden [26, 36]. Der Wirkungseintritt nach Inhalation wird bereits nach wenigen Minuten beobachtet, die maximale Wirkung liegt auch hier bei 1–2 h. Parenteral verabreichte β_2-Stimulatoren wirken ähnlich schnell.

Die Wirkungsdauer der selektiven β_2-Stimulatoren liegt in einem Bereich von 4–8 h. d.h. der bronchiale Strömungswiderstand wird in dieser Zeit um mindestens 25% des Ausgangswertes gesenkt. Bei oraler Therapie ist die Wirkung meist länger, v.a. bei neueren Substanzen (Clenbuterol mit einer Wirkungsdauer von 10–14 h [20]. Im Vergleich zur oralen Gabe ist die maximale Bronchodilatation nach Inhalation stärker.

Die Elimination der β_2-Sympathikomimetika verläuft biexponentiell mit einer schnellen Komponente ($t_{1/2}$ ca. 1,5 h) und einer langsamen ($t_{1/2}$ ca. 25–35 h). Die Ausscheidung der meisten Sympathikomimetika erfolgt über Leber und Niere (Fenoterol, Salbutamol) sowie über den Stuhl (Salbutamol). Nach den bisherigen Untersuchungen erfolgt keine Speicherung im Organismus.

Dosierung und Applikationsformen

β-Sympathikomimetika zur Behandlung obstruktiver Atemwegserkrankungen können inhalativ, oral, subkutan oder intravenös verabreicht werden, einige Substanzen liegen auch als Suppositorien vor. Lange Zeit galt die Gabe mittels Dosieraerosol als Verfahren der Wahl. Entwicklungen von länger wirksamen Substanzen lassen eine orale Therapie unter bestimmten Umständen als gleichwertig erscheinen.

Dosieraerosol

Für die Anwendung mittels Dosieraerosol sind verschiedene Systeme entwickelt worden. In der Mehrzahl werden Treibgasaerosole mit Frigen als Trägergas benutzt. Frigen ist blutlöslich und erreicht in wenigen Minuten meßbare Plasmakonzentrationen, die jedoch rasch wieder abklingen. Mitunter beobachtet man nach Inhalation des Treibgases eine geringe und kurzdauernde Zunahme des bronchialen Strömungswiderstandes als Folge eines vagusvermittelten Reflexes ähnlich wie bei Kältereiz [29]. Dieser Effekt ist aber klinisch nicht relevant. Eine Toxizität des Trägergases konnte in verschiedenen Untersuchungen nicht nachgewiesen werden [36]. Diese Diskussion hat aber die meisten Hersteller veranlaßt, Dosieraerosole ohne Treibgas zu entwickeln [20].

Die Teilchengröße der aus dem Aerosol freigesetzten Partikel liegt zu 75% zwischen 1,3 und 3,4 μm. Dies entspricht der Teilchengröße, die für eine optimale Deposition in den mittleren und kleineren Bronchien wünschenswert ist [8]. Allerdings ist eine genaue Deposition des Aerosols nicht sicher vorauszusagen, wodurch diese Therapieform etwas unsicher ist. Dieser Faktor wird aber bei den Dosierungsangaben berücksichtigt. Die Wirkung nach Inhalation tritt rasch und prompt ein, die Wirkung hält über Stunden an. Die Nebenwirkungen sind gering. Die Dosis der Aerosolfreisetzung ist so ausgerichtet, daß die wirksame Menge in 1–2 Hub enthalten ist. Eine höhere Gabe (höhere Anzahl der Hübe) führt zu keiner wesentlichen Steigerung der Wirkung, aber zu einer Zunahme der Nebenwirkungen. Voraussetzung für eine wirksame Therapie mit Dosieraerosolen ist, daß der Patient die richtige Inhaliertechnik erlernt. Neuere Techniken haben auch hier eine deutliche Verbesserung erbracht.

Bei unzureichender Wirkung eines Dosieraerosols kann die Gabe innerhalb von 5 min wiederholt werden; auch beim Asthmaanfall kann ein zusätzlicher Hub inhaliert werden. Die Tagesdosis von 6–8 Hub sollte jedoch nicht überschritten werden. Ein Mehrbedarf weist in jedem Fall auf eine instabile Phase der Bronchialobstruktion hin und bedarf der weiteren Abklärung und oft einer zusätzlichen Therapie mit Sekretolytika oder Xanthinderivaten. Häufig ist der Mehrbedarf ein frühes Zeichen für einen bevorstehenden Status asthmaticus.

Vorteile einer Therapie mit Dosieraerosolen sind:
- niedrige Dosierung,
- ausgeprägte Wirkung,
- große therapeutische Breite.

Die Therapie mit Dosieraerosolen wurde inzwischen weiterentwickelt zur Inhalation von Pulvern aus Kapseln. Diese galenische Zubereitung wie auch die neue Applikationstechnik (Rotahaler, Inhalette) verbessern und vereinfachen die Inhalationstherapie mit β_2-Stimulanzien. Die Wirkung dieser Trockenaerosole ist im Vergleich zum Dosieraerosol mit Treibgas etwas stärker, die benötigte Dosis wid zuverlässiger appliziert. Vor allem entfallen mögliche Nebenwirkungen der Treibgase.

Inhalationstherapie

Bei Patienten mit einer erheblichen Atemwegsobstruktion und Verschleimung wirken Dosieraerosole weniger gut. Hier kann versucht werden, β-Sympathikomimetika mittels Düsenzerstäuber oder Ultraschallvernebler einatmen zu lassen oder auch mittels assistierter Beatmung. Eine solche Inhalationstherapie kann bei schwerer Atemwegsobstruktion wirkungsvoller sein. Nicht selten muß aber eine unzureichende Wirkung des Dosieraerosols auf eine mangelhafte Inhalationstechnik zurückgeführt werden. Zwischen normalem Düsenzerstäuber und Ultraschallvernebler bestehen keine wesentlichen Unterschiede in der Wirksamkeit. Wohl verbessert die Gabe durch intermittierende Druckbeatmung die Wirkung. Für die Heimbehandlung ist aber ein Düsenzerstäuber ausreichend. Er sollte dann eingesetzt werden, wenn neben Sympathikomimetika andere Substanzen (Sekretolytika Antiphlogistika wie Panthotensäure) inhaliert werden sollen. Die Applikation von Bronchodilatatoren durch Inhaliergeräte ist v.a. für die Therapie im intensivmedizinischen Bereich von Bedeutung (Tabelle 3).

In den letzten Jahren wurden Beobachtungen mitgeteilt, wonach übermäßiger Gebrauch von Dosieraerosolen zu vermehrten Todesfällen führen soll [6, 9]. Diese Mitteilungen basieren auf der Anwendung von Sympathikomimetika der älteren Generation wie z. B. Isoproterenol und Isoetharin. Als mögliche Ursache wurden vermutet: Hypoxie, Arrhythmien durch kardiotoxische Wirkung des Treibgases, Toleranzentwicklung. Alle diese möglichen Faktoren wurden eingehend untersucht, doch konnte ein eindeutiger kausaler Zusammenhang nicht nachgewiesen werden [15, 36]. Wahrscheinlich ist die Kausalkette eher umgekehrt: Eine Verschlechterung der bronchialen Funktion führt zu einer fortschreitenden Obstruktion mit Schleimverhaltung und Dyskrinie. Diese Situation veranlaßt den Patienten, das Dosieraerosol vermehrt einzusetzen, ohne daß eine ausreichende Besserung der Dyspnoe erzielt wird. Der Mehrverbrauch ist demnach Ausdruck der Verschlechterung des Krankheitsbildes und nicht die Ursache. Allerdings lassen sich kardiale Nebenwirkungen in diesen Situationen nicht ausschließen. So konnte gezeigt werden, daß bei exzessivem Gebrauch von Dosieraerosolen die kardialen Wirkungen (positive Chronotropie) ausgeprägter werden. Dies beruht wohl auf einer verstärkten oralen Resorption (s. S. 46) mit einer stärker systemischen Wirkung.

Zusammengefaßt stellt die Behandlung der Atemwegsobstruktion mittels Dosieraerosol nach wie vor die Methode der Wahl dar. Das günstige Verhältnis von

Tabelle 3. Inhalationstherapie mit Bronchodilatatoren

Präparat	Inhalationsart	Dosierung
Fenoterol	Elektrovernebler	0,1%, 20 Atemzüge
	Handvernebler	0,5% (Lösung), 4–8 Tropfen
	Respirator (IPPB)	0,1%, 4–8 Tropfen auf 3 ml NaCl, Inhalation über 5–7 min
Salbutamol	Respirator	0,5%, 5 Tropfen auf 3 ml NaCl
Terbutalin	Respirator	1%, 0,5–1,0 ml auf 2 ml NaCl für 10 min inhalieren

optimaler Wirkung und geringer Nebenwirkung läßt sich durch kaum eine andere Therapieform erreichen. Toleranzprobleme (s. Beitrag Krebs, Weihrauch, S. 44) können eine Rolle spielen, beruhen aber auch auf einer generellen Verschlechterung des Krankheitsbildes. Bei der Langzeittherapie spielt die Toleranzentwicklung keine Rolle [20, 33]. Eine mögliche Alternative stellen wohl die nebenwirkungsarmen Substanzen zur oralen Therapie dar, die in neuerer Zeit entwickelt wurden.

Orale Therapie

Jede Aerosoltherapie ist in mehr oder weniger ausgeprägter Weise auch eine orale Therapie, da ja ein Teil der inhalierten Menge verschluckt wird. Für die Behandlung spielt dieser Anteil allerdings keine Rolle. Bei unzureichender Inhalationstechnik können β-Sympathikomimetika auch in oraler Form verabreicht werden und zwar als Tabletten oder Tropfen. Die Dosierung ist in Tabelle 4 aufgeführt. Auch bei dieser Applikationsform gibt es eine optimale Dosierung, bei der eine ausreichende Wirkung bei vertretbaren Nebenwirkungen erreicht wird. Auf die Äquivalenzdosen der Tabelle 5 sei hingewiesen. Eine individuelle Dosierung läßt sich besser mit Tropfen erzielen. Für die Pädiatrie spielt dies eher eine Rolle, z. T. auch in der Geriatrie.

Tabelle 4. Dosierung einiger Bronchodilatatoren vom Typ der β_2-Sympathikomimetika

		Dosierung		
Freiname	Handelsname	Dosieraerosol	Tabletten	Ampullen
Clenbuterol	Spiropent	–	0,02 mg	–
Fenoterol[a]	Berotec	0,2 mg	2,5 mg	–
Hexoprenalin	Etoscol	0,2 mg	0,5 mg	–
Reproterol	Bronchospasmin	0,5 mg	20,0 mg	0,09 mg (1 Amp.)
Salbutamol[a]	Sultanol	0,1 mg	2,0 mg (8,0 mg)[b]	–
Terbutalin	Bricanyl	0,25 mg	2,5 mg (7,5 mg)[b]	0,25 mg (½ Amp.)
Tulobuterol	Atenos	2 mg	2 mg	

[a] Auch als Kapsel zur Pulverinhalation im Handel.
[b] Dosierung der Retardspräparate in Klammern.

Tabelle 5. Wirkungsvergleich verschiedener β_2-Sympathikomimetika (Dosierung in mg). (Nach [20])

Substanz	Dosieraerosol	Tabletten	Parenteral
Adrenalin	–	–	1,0 s.c.
Isoprenalin	0,6 –0,8	–	–
Orciprenalin	2,25	20,0–30,0	0,5 s.c.
Hexoprenalin	0,4	1,0– 1,5	0,01 i.v.
Fenoterol	0,4	–	–
Salbutamol	0,2	6,0– 8,0	0,5 s.c.
Terbutalin	0,5	5,0	0,5 s.c.
Reproterol	1,0	20,0–30,0	>0,09 i.v.
Clenbuterol	–	> 0,04	–

Parenterale Applikation

Im Vergleich zur Inhalationstherapie und oralen Anwendung spielt die parenterale Gabe von β_2-Sympathikomimetika keine große Rolle mehr. Nur im Notfall wird diese Behandlungsform – wenngleich auch hier mit Zurückhaltung – eingesetzt. Dosierungen sind in Tabelle 4 angegeben. Bewährt hat sich v. a. in der Pädiatrie die subkutane Gabe von Terbutalin. Die Nebenwirkungen der β_2-Sympathikomimetika sind bei der parenteralen Anwendung am stärksten ausgeprägt und limitieren oft die Therapie. Bei Notfallsituationen mit starkem Bronchospasmus und massiver Verschleimung ist die parenterale Gabe gerechtfertigt. Allerdings sind hier Xanthinderivate an erster Stelle einzusetzen und β_2-Stimulatoren mit einem Beatmungsgerät appliziert auch wirksam.

Kombinationspräparate

Für die Behandlung obstruktiver Atemwegserkrankungen sind unzählige Kombinationspräparate auf dem Markt. Sie enthalten v.a. Katecholamine, Purinderivate, Anticholinergika und teilweise Antiphlogistika. In den meisten dieser Präparate sind die Einzelsubstanzen in Konzentrationen enthalten, die unterhalb der ausreichend wirksamen Dosis liegen.

Anforderungen an die Kombinationspräparate
- Die Dosis jeder einzelnen Substanz muß wirksam sein, sollte aber bei der Mehrzahl der Patienten nicht zu Nebenwirkungen führen.
- Die Kombination sollte eine bessere Wirkung haben als der einzelne Wirkstoff allein.
- Die Kombination sollte möglichst weniger Nebenwirkungen haben als die einzelnen Inhaltsstoffe.

Der *Vorteil* von fixen Präparatekombinationen ist die mitunter bessere und zuverlässigere Einnahme durch den Patienten.

Als *Nachteile* gelten:
- Meist wird nur *eine* Substanz als wirksames Therapieprinzip benötigt.
- Eine individuelle Dosisanpassung ist nicht möglich.
- Die wirksamen Stoffe sind meist unterdosiert.
- Zusätzliche Substanzen führen vermehrt zu Nebenwirkungen (z.B. Allergien).
- Kombinationspräparate für die Bronchitistherapie enthalten oft Katecholamine, die heute absolet sind.
- Die Zusammensetzung der Kombination ist oft dem behandelnden Arzt nicht bekannt [38].

Für die Therapie der obstruktiven Atemwegserkrankung können prinzipiell folgende Substanzen kombiniert werden:

β_2-Sympathikomimetika mit Xanthinderivaten oder Anticholinergika. Von den möglichen Kombinationen hat sich nur die von Fenoterol mit Ipratropiumbromid bei vielen Patienten als überadditiv wirksam erwiesen. In vielen Fällen ist auch die Behandlung mit β_2-Sympathikomimetika als Dosieraerosol und Theophyllinderivaten als Tabletten oder (seltener) Suppositorien wirksam und sinnvoll. Vor dem Einsatz solcher Kombinationen sollte durch Lungenfunktionsprüfungen getestet werden, ob diese auch wirksamer sind als die jeweiligen Stoffe allein. Sonstige auf dem Markt befindliche fixe Präparatekombinationen sind für die Behandlung der Atemwegsobstruktionen abzulehnen. Lediglich die Kombination Fenoterol mit einem Anticholinergikum hat sich bewährt.

Zusammenfassende Empfehlung

Die hier aufgeführten Therapierichtlinien und Empfehlungen gelten vor allem für Erwachsene [12, 32] bei Kindern sind die Richtlinien in den einzelnen Fällen zu modifizieren [21].

Bei der Behandlung mit β_2-Stimulanzien gelten Dosieraerosole als Basistherapie, evtl. ergänzt durch orale Xanthinderivate. Die orale Gabe lang wirkender Sympathikomimetika ist aber heute eine bewährte Alternative.

Die Therapie mit β_2-Sympathikomimetika stellt nur einen *Teil* der therapeutischen Maßnahmen bei Erkrankungen obstruktiver Art der Atemwege dar. Sekretbeeinflussung, Antibiotika, evtl. Kortikoide, Ketotifen, Dinatrium-cromoglicicum und spezifische Hyposensibilisierung sind weitere Maßnahmen, die im Einzelfall zur Anwendung kommen [II, 36, 37].

Bei der Behandlung des respiratorischen Notfalls (Asthma bronchiale mit Status) sind Sympathikomimetika Teil einer umfassenden Notfalltherapie [26a]. Sie können sowohl inhalativ (Düsenzerstäuber oder besser IPPB) als auch parenteral eingesetzt werden [17, 24, 26a]. Sie sind wichtiger Bestandteil von Inhalationslösungen, wie sie beim Status asthmaticus eingesetzt werden. Auf die entsprechenden Inhalationsschemata sei hingewiesen [17, 24]. Die Wirkung der Sympathikomimetika nach vorheriger, oftmals exzessiver Anwendung kann durch Toleranzentwicklung abgeschwächt sein. Hier sind Xanthinderivate zu bevorzugen. Allerdings sprechen die β-Rezeptoren meist nach kurzer Therapiepause auf Sympathikomimetika wieder an.

Indikationen zur Therapie mit Sympathikomimetika bei Atemwegsobstruktionen

β_2-Stimulanzien werden bei allen pulmonalen Erkrankungen eingesetzt, bei denen eine reversible Atemwegsobstruktion angenommen oder nachgewiesen werden konnte: Asthma bronchiale, Status asthmaticus, chronische Bronchitis mit Lungenüberblähung, bronchospastische Zustände und zur Vorbereitung zur Bronchodilatation vor Gabe anderer Substanzen (wie z. B. Sekretolytika).

Nach Möglichkeit sollte vor einer Therapie mit Sympathikomimetika die Reversibilität der Atemwegsobstruktion geprüft werden. Auch in der Praxis läßt sich dies mit einfachen Geräten zur Messung der Atemstromstärke oder des Atemstoßwertes durchführen. β_2-Stimulanzien können sowohl therapeutisch als auch prophylaktisch eingesetzt werden. Beispielsweise kann bei Antigenexposition die vorherige Gabe eines Sympathikomimetikums die bronchiale Obstruktion verhindern, beim Anstrengungsasthma kann ebenfalls eine solche prophylaktische (oder protektive) Maßnahme sinnvoll sein. Schließlich stellt auch die Inhalationstherapie im Rahmen intensivmedizinischer Maßnahmen eine Indikation zur Gabe von Sympathikomimetika dar [17, 24, 36].

Kontraindikationen zur Therapie mit Sympathikomimetika

Bei parenteraler und oraler Gabe gelten folgende Kontraindikationen:
- Thyreotoxikose,
- hypertrophe obstruktive (und nichtobstruktive) Kardiomyopathie,
- deutliche Tachykardie,
- tachykarde Arrhythmien,
- erstes Trimenon der Schwangerschaft,
- akuter Herzinfarkt (ohne Herzinsuffizienz).

Die aufgeführten Kontraindikationen spielen bei der Gabe mittels Dosieraerosols keine oder nur eine geringe Rolle, da die Nebenwirkungen sehr viel weniger ausgeprägt sind.

Nebenwirkungen und Verträglichkeit

Als wesentliche Nebenwirkungen gelten:
- Tremor,
- allgemeine Unruhe,
- Tachykardie,
- Schwindel (selten),
- Kopfschmerzen, Schweißneigung,
- Arrhythmien (auch ventrikuläre Extrasystolen),
- Angina pectoris.

Relativ häufig beobachtet man einen feinschlägigen Tremor beider Hände. Die aufgeführten Nebenwirkungen bilden sich meist bei länger dauernder Therapie wieder zurück, sie sind bei oraler und parenteraler Gabe stets ausgeprägter.

Toleranzentwicklung

Bei der Behandlung mit Sympathikomimetika wird heute die Rolle einer Toleranzentwicklung sehr eingehend diskutiert [11b, 21a, 32a]. Man versteht unter Toleranz (oder Desensitisation, Refraktärverhalten) eine schwächere oder fehlende Reaktion auf eine Substanz als Folge einer Vorbehandlung mit diesem Stoff. Eine Toleranz kann partiell sein, d.h. nur einzelne Organsysteme betreffen, oder vollständig. Davon abzugrenzen ist die Tachyphylaxie. Diese beinhaltet den Wirkungsverlust einer Substanz nach kurzfristiger und wiederholter Vorbehandlung mit eben dieser Substanz. Experimentell konnte eine Tachyphylaxie für die kardialen Wirkungen einiger β_2-Stimulanzien nachgewiesen werden, nicht jedoch für die bronchialen Effekte [22]. Beim Menschen sind die Ergebnisse nicht einheitlich [15, 27]. So konnte für Isoprenalin bei Patienten mit obstruktiver Atemwegserkrankung eine Tachyphylaxie nicht aufgezeigt werden [22].

Nach den vorliegenden Befunden kann am Vorkommen einer Toleranz nach Vorbehandlung mit Katecholaminen kein Zweifel mehr bestehen [11a, 11b, 21a, 26b, 34a]. Die klinische Bedeutung ist allerdings noch umstritten [21a, 34a]. Eine Abnahme der Zahl der β-Rezeptoren nach Vorbehandlung mit Symphatikomimetika konnte durch Radioligandenstudien an Lymphozyten, Leukozyten und Thrombozyten nachgewiesen werden [11b, 32a, 34a]. Durch Gabe von Kortison ist diese Toleranz in vitro zu beheben [34a]. Allerdings dürfen diese Ergebnisse an isolierten Blutzellen nicht ohne weiteres auf das Bronchial- und Lungengewebe übertragen werden [21a, 34a].

Neben einer verminderten Ansprechrate der β-Rezeptoren durch ein Herunterregeln ("Downregulation") [21a, 35] wird auch eine verstärkte α-adrenerge Aktivität als Ursache einer Wirkungsabschwächung diskutiert [11a]. Während durch den α-Blocker Thymoxamine die Bronchokonstriktion durch Histamin abgeschwächt wird [11a], läßt sich ein solches Phänomen für Phentolamin bei einer Azetylcholinprovokation nicht nachweisen [25]. Die Bildung von O-Methylisoprenalin beim Abbau von Isoprenalin kann nicht für die Ursache der Toleranzentwicklung herangezogen werden, da dieses Abbauprodukt nur bis zu maximal 3% im Blut nachweisbar ist [6]. Erschwert wird die Beurteilung der Toleranzentstehung ferner dadurch, daß die Atemwegsobstruktion oft sehr variabel ist, und auch mechanische Faktoren (Sekretverhaltung, falsche Anwendung der Dosieraerosole) das Nichtansprechen erklären können.

Soweit dies beim derzeitigen Stand der Diskussion zu beurteilen ist, dürfte das Problem der Toleranz für die Langzeittherapie keine oder eine nur untergeordnete Rolle spielen. Auch nach monatelanger Anwendung von Sympathikomimetika bleibt eine ausreichende Wirkung erhalten [33]. Bei übermäßigem Gebrauch von β_2-Mimetika, v. a. durch Dosieraerosole, kann jedoch eine Toleranz Ursache der fehlenden Wirkung sein [32a]. Bei Kindern mit unkontrollierter Anwendung von Dosieraerosolen ist an eine solche Möglichkeit zu denken. Andererseits ist der übermäßige Gebrauch von Dosieraerosolen häufig auch ein Zeichen einer zunehmenden Verschlechterung der Atemwegsobstruktion, wie sie beispielsweise im Rahmen eines Infektes beobachtet wird.

Überdosierung

Eine absichtliche oder versehentliche Überdosierung mit β_2-Sympathikomimetika ist selten und setzt – bei Dosieraerosolen – eine exzessive Anwendung voraus (s. oben). Man beobachtet bei Überdosierung Gesichtsrötung, Tachykardie, Blutdruckanstieg, Tremor und evtl. Rhythmusstörungen. Die Therapie umfaßt Magenspülung, Gabe von Sedativa und, selten, intensivmedizinische Maßnahmen. β-Rezeptorenblocker stellen ein spezifisches Antidot dar und können eingesetzt werden: bei bekanntem Asthma oder bekannter chronischer Bronchitis können β-Blocker aber nicht oder nur unter klinischen Bedingungen eingesetzt werden.

Literatur

1. Arner B, Bertler A, Karlefors T, Westling H (1970) Circulatory effects of orciprenaline, adrenaline and a new sympathomimetic betareceptor-stimulating agent, terbutaline, in normal human subjects. Acta Med Scand [Suppl] 512:25–31
2. Assem ESK (1975) Beta adrenoceptors and asthma: Functional aspects. Allergol Immunopathol (Madr) [Suppl] 3:75–86
3. Brittain RT, Jack D, Ritchie AC (1970) Recent β-adrenoceptor stimulants. Adv Drug Res 5:197–253
4. Camner P, Strandberg K, Philipson K (1976) Increased mucociliary transport by adrenergic stimulation. Arch Environ Health 31:79–82
5. Carlström S, Westling H (1970) Metabolic, circulatory and respiratory effects of a new sympathomimetic β-receptor-stimulating agent, terbutaline, compared with those of orciprenaline. Acta Med Scand [Suppl] 512:33–49
6. Conolly ME, Davies DS, Dollery CT, George CF (1971) Resistance to β-adrenoceptor stimulants (a possible explanation for the rise in asthma deaths). Br J Pharmacol 43:389–402
7. Curty PC, Vibelli C (1979) The acute bronchodilator effect of intravenously injected clenbuterol. Curr Ther Res 25:465–472
8. Dirnagl K (1979) Physikalische Grundlagen der Aerosol-Therapie. Atemwegs- Lungenkrankh 5:22–26
9. Doll R, Fraser (1971) An epidemic of asthma deaths and its relation to drug therapy. Proc Eur Soc Study Drug Toxic 12:133–137
10. Fabel H, Wettengel R (1972) Einfluß von Berotec-Dosieraerosol auf Hämodynamik, Blutgase und Ventilation. Int J Clin Pharmacol [Suppl] 4:47–49
11. Fuchs E (1979) Allergische Atemwegsobstruktion (Allergisch-extrinsic Asthma bronchiale) In: Schwiegk H (Hrsg) Erkrankungen der Atmungsorgane, 5. Aufl. Springer, Berlin Heidelberg New York (Handbuch der inneren Medizin, Bd 4/2, S 543–673)

11a. Gaddie J, Legge JS, Petrie G, Palmer KNV (1972) The effect of an alpha-adrenergic receptor blocking drug on histamine sensitivity in bronchial asthma. Br J Dis Chest 66:141–146

11b. Galant SP, Durisety L, Underwood S, Allred S, Insel PA (1980) Beta adrenergic receptors of polymorphonuclear particulates in bronchial asthma. J Clin Invest 65:577–585

12. Geisler L (1980) Empfehlungen zur Behandlung von akuten und chronischen Atemwegsobstruktionen mit Bronchospasmolytika in der Praxis. Dtsch med Wochenschr 105:1189–1191
13. Goldberg ND, Haddox MK, Nicol SE, Sanford CH, Glass DB (1975) Cyclic GMP and cyclic AMP in biological regulation: The Yin Yang hypothesis. In: Stein M (ed) New directions in asthma Am. Coll. Chest Phys., Park Ridge, pp 103–130
14. Haasis R, Jeschke D, Schick K, Hilpert P (1973) Die Hämodynamik bei chronisch obstruktiver Bronchitis nach selektiver Stimulation der β_2-Rezeptoren durch Inhalation von Salbutamol (Sultanol). Med Welt 24:2039–2041
15. Harris MC (1971) Are bronchodilator aerosol inhalations responsible for an increase in asthma mortality? Ann Allergy 29:250–257
16. Hartung W, Kißler W, Teige K, Thoma H (1971) Pathologisch-anatomische Folgen chronischer Bronchitis und deren Beziehung zur Lungenfunktion. Prog Respir Res 6:108–122
17. Herzog H, Perruchoud A (1979) Was ist gesichert in der Diagnostik und Therapie der obstruktiven Atemwegserkrankungen. Intensivmedizin 18:221–227
18. Iravani J, Melville GN, (1975) Wirkung von Pharmaka und Milieuänderungen auf die Flimmertätigkeit der Atemwege. Respiration 32:437–442
19. Irsigler K, Kissler U, Krassnitzky O (1970) Stoffwechselwirkungen von Ipradol. In: Deutsch E, Irsigler K, Kraupp O (Hrsg) Springer, Wien New York S 53–64 Hexoprenalin – Pharmakologie und therapeutische Anwendung beim asthmatischen Formenkreis
20. Kaik G (1980) Bronchospasmolytika und ihre klinische Pharmakologie. Urban & Schwarzenberg, München Wien Baltimore
21. Knoop U (1977) Maßnahmen beim schweren Asthmaanfall im Kindesalter. Monatsschr Kinderheilkd 125:901-907

21a. efkowitz RJ, Caron MC, Stiles GL (1984) Mechanisms of membrane-receptor regulation. N Engl J Med 310:1570–1579

22. Lichterfeld A, Löllgen H (1974) Investigation into isoprenaline resistance in patients with obstructive lung disease. Eur J Clin Pharmacol 7:347–351
23. Löllgen H, Nieding G von (1976) Heart synchronous oscillations in the alveolar plateau and closing volume. Scand J Respir Dis [Suppl] 95:13–21
24. Löllgen H, Löllgen-Horres I, Nieding G von (1976) Therapeutische Möglichkeiten bei chronisch-unspezifischen Atemwegserkrankungen. Fortschr Med 94:1276–1284, 1270–1274, 1375–1378
25. Löllgen H, Nieding G von, Löllgen-Horres I (1977) Effect of an alpha-adrenergic-blocking drug on bronchodilation and protection in provocation tests in patients with chronic obstructive airways disease, bronchial asthma and in non-responders. Respiration 34:314–322
26. Löllgen H, Nieding G von, Krekeler H (1978) Zur bronchialerweiternden Wirkung β-adrenerger Substanzen bei oraler, bukkaler und inhalativer Anwendung. Atemwegs Lungenkrankh 4: 401–404
26a. Magnussen H, Macha HN (1983) Pharmakotherapie des schweren Asthma-Anfalles. Dtsch Med Wochenschr 108:1291–1295
26b. Meurs H, Koeter GH, Vries K de, Kauffman HF (1982) The beta-adrenergic system and allergic bronchial asthma: Changes in lymphocyte beta-adrenergic receptor number and adenylate cyclase activity after an allergen induced asthmatic attack. J Allergy Clin Immunol 70:272–280
27. Nelson HS, Black JW, Branch LB, Pfuetze B, Spaulding H, Summers R, Wood D (1975) Subsensitivity to epinephrine following the administration of epinephrine and ephedrine to normal individuals. J Allergy Clin Immunol 55:299–309
28. Nieding G von, Wagner HM, Krekeler H, Löllgen H, Fries W (1979) Controlled studies of human exposure to NO_2 single and in combined action of 0_3 and SO_2. Int Arch Occup Einviron Health 43:195–210
29. Nolte D (1980) Asthma. Urban & Schwarzenberg, München Wien Baltimore
30. Nolte D, Lichterfeld A (1980) Interaktion von Vagus und Sympathikus bei Bronchialerkrankungen Urban & Schwarzenberg, München Wien Baltimore
31. Offermeier J, Dreyer AC, Brandt HD, Steinberg S (1972) The β_2-selectivity of various β-adrenergic drugs. Med Proc 18:5–8
32. Paterson JW (1977) Bronchodilators. In: Clark TJH, Godfrey S (eds) Asthma. Saunders, Philadelphia Toronto pp. 251–271
32a. Reinhardt D (1984) Asthma bronchiale im Kindesalter. Ergeb Inn Med Kinderheilkd 52:60–156
33. Schulz V, Schnabel KH, Löllgen H (1972) Das Verhalten von Atemwegsresistance und hämodynamischen Parametern unter Langzeitbehandlung mit dem Orciprenalinderivat Th 1165 a (Berotec). Int J Clin Pharmacol [Suppl] 4:167–168
34. Staub NC (1975) Some aspects of airway structure and function. Postgrad Med J [Suppl 7] 51:21–34
34a. Stiles GL, Caron MC, Lefkowitz RJ (1984) β-Adrenergic receptors: Biochemical mechanisms of physicological regulation. Physiol Rev 64:661–743
35. Szentivanyi A (1968) The beta adrenergic theory of the atopic abnormality in bronchial asthma. J Allergy 42:203–232
36. Ulmer WT (1979) Klinisches Bild der nichtatopischen Atemwegsobstruktion. In: Schwiegk H (Hrsg) Erkrankungen der Atemwegsorgane 5. Aufl Springer, Berlin Heidelberg New York (Handbuch der Inneren Medizin, Bd 4/2, S 672–771)
37. Van Aas A (1975) Beta adrenergic stimulant bronchodilators. In: Stein M (ed) New directions in asthma. Am Coll Chest Phys, Park Ridge pp 415–432
38. Weber E (1980) Allgemeine Beurteilung von Kombinationspräparaten unter Berücksichtigung der Patienten-Compliance. In: (Nolte D, Lichterfeld A (Hrsg) Interaktion von Vagus und Sympathikus bei Bronchialerkrankungen. Urban & Schwarzenberg, München Wien Baltimore S 185–189
39. Zimmermann I, Bugalho de Almeida AA, Walkenhorst W, Ulmer WT (1980) Wirkort von β_2-Receptoren stimulierenden Bronchodilatatoren. Klin Wochenschr 58:395–402

Möglichkeiten und Probleme der Anwendung von Sympathikomimetika in der Geburtshilfe (Tokolyse)

M. Irmer

Einleitung

Die drohende Frühgeburt aufgrund vorzeitiger Wehentätigkeit stellt die Geburtshilfe vor ein bis heute nicht befriedigend gelöstes Problem. Der Anteil der Frühgeborenen an der perinatalen Morbidität liegt mit 13,3% und an der Letalität mit 70,6% noch immer derart hoch [16], daß die Vermeidung einer Frühgeburt vorrangiges therapeutisches Ziel in der Geburtshilfe ist. Da die Auslösemechanismen einer vorzeitigen Wehentätigkeit nicht hinreichend bekannt sind, wird eine symptomatische Therapie in Form einer Ruhigstellung des Uterus durch Pharmaka versucht. Dieses Therapieprinzip wird als „Tokolyse" bezeichnet.

Im Jahre 1961 wurden β-Sympatikomimetika [2] in die Tokolyse eingeführt. Sie stellen heute in der Geburtshilfe eine weit verbreitete Therapieform dar, die bei sinngemäßem Einsatz Erfolge zeigt. Die Anwendung β-adrenerger Sympathikomimetika kann als ein bedeutsamer Fortschritt auf dem Gebiet der Geburtshilfe gelten. Ebenso unbestreitbar ist jedoch die Tatsache, daß die β-adrenergen Sympathikomimetika nicht allein unter dem eingeschränkten Blickwinkel ihrer relaxierenden Wirkung auf die glatte Muskulatur des Uterus gesehen werden dürfen.

Vielmehr bedürfen die kardiovaskulären und kardiopulmonalen Nebenwirkungen einer kritischen Betrachtung; zumal in den letzten Jahren wiederholt über akute Komplikationen der Therapie – bis hin zum Lungenödem – berichtet wurde (Zusammenstellung bei [4]). Die Annahme eines kausalen Zusammenhangs ist nicht unbestritten, gründet sich jedoch auf pathophysiologische Konzepte, die experimentell gut gesichert sind und daher die Möglichkeit einer Schädigung des Herzens durch β-Rezeptorenstimulation bei deren Anwendung zur Ruhigstellung des Uterus in Rechnung stellen lassen.

Physiologische Grundlagen und Probleme

Eine β-Rezeptorenstimulation führt an der glattmuskulären Uteruszelle und an der Herzmuskellzelle zu völlig unterschiedlichen Antworten. Abbildung 1 zeigt stark vereinfachend und schematisch, auf welche Weise sich die verschiedene Wirkung erklären läßt: Die reversible Bindung eines Wirkstoffs mit Katecholaminstruktur an den gegen den Extrazellulärraum gerichteten β-Rezeptor führt auf bisher nicht vollkommen geklärte Weise zu einer Kopplung zwischen dem Rezeptor und dem Enzym

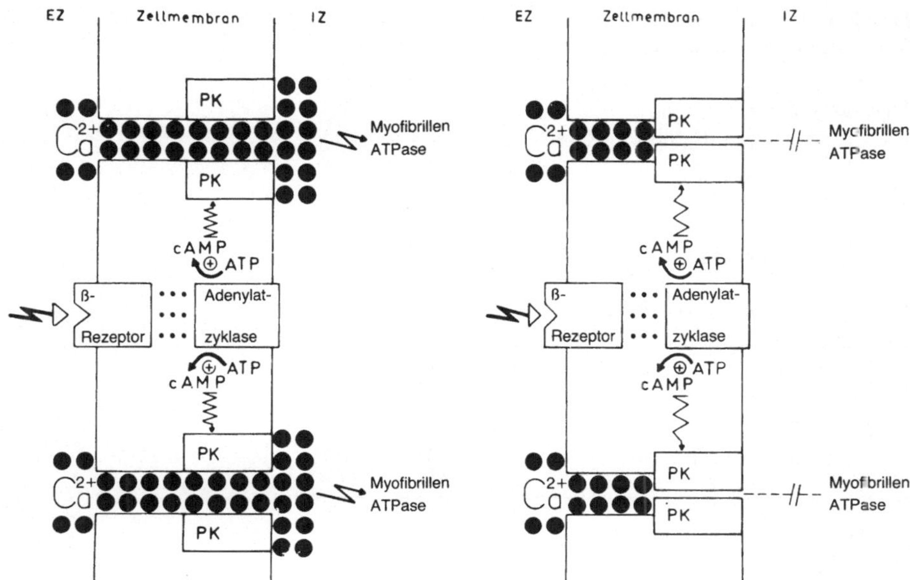

Abb. 1. Vereinfachendes Schema zur Darstellung der unterschiedlichen Wirkung einer β-Stimulation an der Herzmuskelzelle (*linke Bildhälfte*) und an der glattmuskulären Zelle (*rechte Bildhälfte*). Es ist unmittelbar ersichtlich, daß die β-Stimulation an der Herzmuskelzelle zu einer Steigerung des Kalziumeinstroms in das Zellinnere (*IZ*), dagegen an der glattmuskulären Zelle zu einer Verminderung des Kalziumeinstroms in das Zellinnere führt. *EZ* Zelläußeres. Weitere Einzelheiten s. Text

Adenylatzyklase. Hierdurch wird das gegen den Intrazellulärraum gerichtete Enzym aktiviert und aus ATP vermehrt cAMP gebildet. Bis zu diesem Reaktionsschritt ist der Ablauf in beiden Zelltypen – der Herzmuskelzelle und der glattmuskulären Zelle – identisch. Im Fall der Herzmuskelzelle werden dann über eine vielstufige biochemische Reaktionskaskade Proteinkinasen (PK) aktiviert, die zu einer verstärkten *Eröffnung* der sog. langsamen Kalziumkanäle führen. Dadurch kommt es zu einem verstärkten Kalziumeinstrom in das Zellinnere und nachfolgend zu einer verstärkten Aktivierung der kalziumabhängigen Myofibrillen-ATPase. Die Folge ist eine Zunahme der Kontraktionskraft des Herzens mit allen daraus resultierenden energetischen Konsequenzen.

Bei der glatten Muskelzelle kommt es dagegen zu einer Aktivierung von PK, die eine verstärkte bzw. im Extremfall völlige *Abdichtung* der langsamen Kalziumkanäle herbeiführen. Es können keine Kalziumionen mehr in das Zellinnere einfließen, das Zellinnere verarmt an freien Kalziumionen, eine Aktivierung der kalziumabhängigen Myofibrillen-ATPase findet nicht statt – der elektromechanische Kopplungsprozeß kann nicht ablaufen: die glattmuskuläre Zelle erschlafft.

Die Problemstellung bei Gabe von β_2-Rezeptorenstimulatoren zur Tokolyse resultiert daraus, daß die angestrebte selektive Beeinflussung der β_2-Rezeptoren des Uterus durch sog. „selektive“ β_2-Stimulatoren nicht wirklich stattfindet. Immer kommt es

Tabelle 1. Übersicht über die klinisch wichtigsten Sympathikomimetika unter besonderer Berücksichtigung der β_2-Stimulatoren. Als erster β_2-Stimulator wurde Salbutamol 1969 eingeführt

Allgemeine Formel:

OH
R_1 – (Benzolring) – CH-CH_2-NH-R_4
R_2
R_3

		R_1	R_2	R_3	R_4
1906	Adrenalin	H	OH	OH	CH_3
1941	Isoprenalin	H	OH	OH	CH(CH_3) CH_3
1961	Orciprenalin	OH	H	OH	CH(CH_3) CH_3
1969	Salbutamol	H	OH	CH_2OH	CH_3 C-CH_3 CH_3
1970	Terbutalin	OH	H	OH	CH_3 C-CH_3 CH_3
1970	Hexoprenalin	H	OH	OH	OH $(CH_2)_6$-NH-CH_2-CH – (Benzolring) OH OH
1971	Fenoterol	OH	H	OH	CH(CH_3) CH_2 – (Benzolring) – OH
1976	Reproterol	OH	H	OH	CH_2-CH_2-CH_2-N – (Ring mit N, O, N-CH_3, O, N-CH_3)
1977	Clenbuterol	Cl	NH_2	Cl	CH_3 C-CH_3 CH_3

vielmehr bei Gabe dieser Substanzen (Tabelle 1), als deren hauptsächlicher Vertreter im genannten Indikationsgebiet z. Z. Fenoterol gilt, auch zu erheblichen β_1-stimulatorischen Effekten (s. unten). Als Ursache hierfür kommen mehrere Umstände in Betracht. Zunächst lassen Radioligandenbindungsstudien [28] die β_2-Selektivität des Fenoterols als gering einstufen – in Widerspruch zu einer früheren, tierexperimentell und in vitro belegten, relativ hohen β_2-Selektivität (vgl. auch Tabelle 2 [33, 49].

Des weiteren muß bezüglich der kardialen Wirkungen bei Gabe von β_2-Stimulatoren eine durch Vasodilatation bedingte reflektorische β_1-Stimulation [15, 26, 31] sowie eine direkte Wirkung auf β_2-Rezeptoren im Vorhofmyokard [13] in Betracht gezogen werden. Weiter muß davon ausgegangen werden, daß eine absolute Selektivität in der

Tabelle 2. Gegenüberstellung der relativen β_2-Selektivität. Wirkungen verschiedener β-adrenerger Agonisten auf Herz und isolierte Trachearinge (*isol. Ringe*) im Tierexperiment [34]. Der sich daraus errechnende Faktor für die β_2-Selektivität (β_1/β_2 *chrono*) ist dem Faktor für die β_2-Selektivität gegenübergestellt, der sich nach den Untersuchungen von Malan et al. [27] aufgrund von Radioligandenbindungsstudien mit [^{3}H] (±) Carazol ergibt

	Relative Affinitätskonstanten (10 g)				
	β_1		β_2	β_2-Selektivität	
	Inotropie (li. VH, Stim.)	Chronotropie (re. VH)	Trachea (isol. Ringe)	β_2/β_1 chrono.	[^{3}H] (±) Carazol
Isoprenalin	100	100	100	1	1
Orciprenalin	2,5	5,0	12,6	3	–
Hexoprenalin	0,7	1,7	12,1	7	–
Terbutalin	0,03	0,4	13,6	34	10
Salbutamol	0,1	0,3	77,6	288	10
Fenoterol	2,5	2,0	275,4	138	–

Tabelle 3. Verteilung der verschiedenen β-Rezeptorensubtypen in den einzelnen Organen. (Zusammenstellung nach [13, 26, 30])

Gewebe	β_1 [%]	β_2 [%]
Meerschweinchen		
re. Vorhof	75	25
li. Ventrikel	100	0
Kaninchen		
Lunge	80	20
Ratte		
Lunge	20	80
Ventrikel	65	35
Uterus (Östrogenphase)	20	80
Uterus (Progesteronphase)	0	100
Großhirnrinde	65	35
Kleinhirn	0	100

Rezeptorbesetzung des Einzelorgans mit nur dem einen oder anderen Subtyp nicht besteht (Tabelle 3). Vielmehr sind die Einzelorgane i. allg. mit beiden Rezeptorentypen besetzt, wenngleich in unterschiedlichem quantitativem Verhältnis. Im Hinblick auf das Thema der Tokolyse ist besonders hervorzuheben, daß darüberhinaus das Ausmaß der Besetzung des Uterus mit den einzelnen Rezeptorensubtypen abhängig von der Hormonphase ist (Tabelle 3). Aufgrund dieser Gegebenheiten ist zunächst davon auszugehen, daß eine selektive Beeinflussung nur eines Organs – im Falle der Tokolyse des Uterus – mit nur einem Pharmakon nicht möglich sein dürfte, da sich diesem therapeutischen Ziel als therapeutisches Problem die mangelnde Selektivität

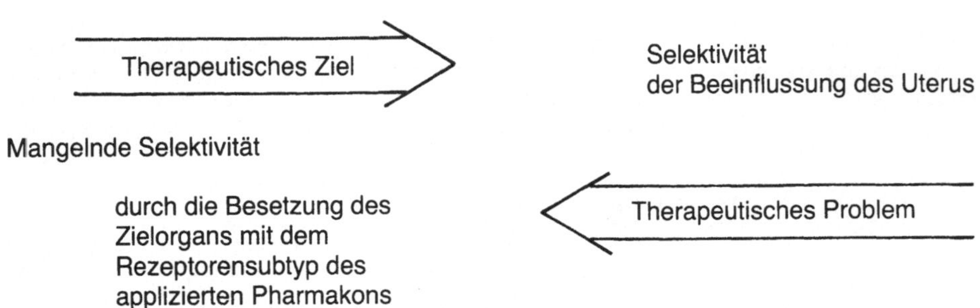

Abb. 2. Darstellung des therapeutischen Zieles der Tokolysetherapie mit β_2-Stimulatoren und des therapeutischen Problems.

des Pharmakons entgegenstellt. Ferner ist die Selektivität in der Besetzung des Einzelorgans mit den β-Rezeptorensubtypen (Abb. 2) nicht oder nur ungenügend gegeben.

Klinische Gesichtspunkte der Therapie

Ausgehend von diesen Tatsachen müssen Möglichkeiten und Probleme einer Tokolysetherapie mit β_2-Stimulatoren im Hinblick auf eine mögliche Gefährdung von Mutter und/oder Kind anhand folgender Einzelfragen erörtert werden:

1. Bestehen kardiale oder internistische Vorerkrankungen als absolute Kontraindikation für eine Tokolyse mit β_2-Rezeptorenstimulatoren?
2. Welcher Stellenwert kommt den systemischen Nebenwirkungen der β_2-Stimulation und den unter Tokolysetherapie wiederholt beschriebenen akut auftretenden Lungenödemen zu?
3. Sind Veränderungen kardialer Funktionsparameter im Verlauf einer Langzeittokolyse mit einem „selektiven" β_2-Stimulator nachweisbar und ergeben sich Hinweise auf eine kardiale Schädigung während dieser Zeit?
4. Ergeben sich Anhaltspunkte für die im Tierexperiment bei chronischer Anwendung von β_2-Stimulatoren nachgewiesene Entwicklung einer Kardiomegalie auch beim Menschen?
5. Finden sich postpartal bei der Mutter Hinweise auf eine Funktionsstörung des Herzens, die möglicherweise im Zusammenhang mit tierexperimentell nachgewiesenen elektiven Herzmuskelnekrosen nach Gabe von β-Mimetika gesehen werden kann?
6. Lassen sich die kardialen Effekte einer Tokolysetherapie mt einem β_2-Stimulator abschwächen oder aufheben durch
   a) Magnesiumsubstitution als physiologischer Kalziumantagonist,
   b) die bisher geübte gleichzeitige Anwendung des Kalziumantagonisten Verapamil oder alternativ
   c) durch die gleichzeitige Anwendung eines β_1-selektiven Blockers?
7. Wird der Tokolyseerfolg einer Monotherapie mit einem β_2-Stimulator durch die Begleitmedikation mit dem Kalziumantagonisten oder dem β_1-selektiven Blocker klinisch faßbar verändert, möglicherweise aufgrund von Änderungen der uteroplazentaren Druchblutung?

8. Finden sich Hinweise auf Schädigungen des Feten
   a) nach Tokolysetherapie der Mutter mit einem β_2-Stimulator allein, oder
   b) inwieweit werden diese eventuellen Schädigungen durch zusätzliche Gabe des Kalziumantagonisten oder des β_1-selektiven Blockers beeinflußt?

Kardiologisch-internistische Kontraindikationen

Als Kontraindikation für eine Tokolyse mit β_2-Rezeptorenstimulatoren gelten folgende maternale Erkrankungen:
- akute Peri-, Myo-, Endokarditis,
- alle Formen einer Kardiomyopathie, insbesondere die hypertrophisch-obstruktive Kardiomyopathie (HOGM),
- Herzklappenfehler, insbesondere stenosierende Vitien im hämodynamischen/klinischen Stadium II-IV nach NYHA,
- Shuntvitien (höhergradig),
- primär pulmonale Hypertonie,
- Herzrhythmusstörungen ab Grad III nach Lown auch bei sonst fehlenden Zeichen einer kardialen Erkrankung,
- Niereninsuffizienz,
- Hyperkalzämie,
- Hyperthyreose (unbehandelt oder therapierefraktär),
- Ileus oder Koma jeder Genese.

Bei leichten Herzklappenfehlern und Shuntvitien im Stadium I–II nach NYHA sowie ggf. auch bei Zuständen nach Herzoperationen und einer stabilen Koronarerkrankung ist nicht primär von einer Kontraindikation für eine Tokolyse mit β_2-Rezeptorenstimulatoren auszugehen. Allerdings muß bei stenosierenden Vitien eine Kontraindikation auch im Zweifelsfall eher angenommen werden, da damit gerechnet werden muß, daß die schwangerschaftsspezifischen Kreislaufveränderungen einerseits und die bekannten hämodynamischen Wirkungen der β_2-Stimulatoren andererseits (Zunahme des Herzminutenvolumens und Abnahme des peripheren Widerstands) zu einer deutlichen Zunahme des flußbedingten Druckgradienten an der Klappe führen können und damit zu einer möglicherweise erheblichen Verschlechterung des klinischen Erscheinungsbildes. Ähnliches gilt für Shuntvitien mit nicht klar abzuschätzender Druckerhöhung im kleinen Kreislauf. Bei den Klappenfehlern vom Insuffizienztyp kann in Zweifelsfällen eher etwas großzügiger verfahren werden. Aufgrund der durch β_2-Stimulatoren induzierten Vasodilatation mit Erniedrigung des peripheren Gefäßwiderstands kann mit einer funktionellen Abnahme des Schweregrades dieser Vitien – gemessen an der Regurgitationsfraktion – gerechnet werden. Allerdings ist eine erhöhte Gefährdung durch Herzrhythmusstörungen bei primär rheumatischer Schädigung des Herzmuskels in Betracht zu ziehen. In allen Zweifelsfällen, wie auch bei den sog. relativen Kontraindikationen, wie vorbestehenden rezidivierenden paroxysmalen Tachykardien, ggf. beim Präexzitationssyndrom und bei Hypertonie/Präeklampsie und schwer einstellbarem Diabetes mellitus, ist nach sorgfältiger Überprüfung der Indikation eine intensivmedizinische Überwachung ggf. einschließlich EKG-Monitoring und ggf. einschließlich Überwachung der hämodynamischen Parameter durch Einschwemmkatheter empfehlenswert (weitere Einzelheiten bei [19]).

Welcher Stellenwert kommt systemischen Nebenwirkungen der β_2-Stimulatoren und den unter Tokolysetherapie wiederholt beschriebenen Lungenödemen zu?

β-Rezeptoren sind im Organismus ubiquitär verteilt. Entsprechend kommt es bei Gabe von β_2-Rezeptorenstimulatoren zur Tokolyse zu einer Reihe von systemischen, physiologischen Nebenwirkungen, die jedoch nur z. T. pathophysiologische Bedeutung und klinische Relevanz besitzen, insofern sie zu Problemen der Tokolysetherapie führen (Einzelheiten s. [19, 20, 38].

Unter diesen systematischen Wirkungen können die Beeinflussung des Kohlenhydratstoffwechsels, die Veränderungen im Serumkaliumspiegel und die Beeinflussung des Wasserhaushaltes klinisch relevant werden. Unter Gabe von β-Mimetika kommt es zu einem Anstieg des Blutzuckers infolge gesteigerter Glykogenolyse in der Leber und im Skelettmuskel mit gleichzeitig deutlichem Anstieg der Insulinausschüttung. Dieser Umstand macht bei schwangeren Diabetikerinnen nach Beginn einer Tokolyse mit β_2-Stimulatoren und entsprechend erhöhtem Insulinbedarf eine Neueinstellung bzw. eine vorübergehende Adaptation der Insulindosis erforderlich. Gelegentlich zwingt dies zu sorgfältiger intensiver medizinischer Überwachung. Üblicherweise ergeben sich aus der Beeinflussung des Kohlenhydratstoffwechsels jedoch keine therapeutischen Probleme.

Die eindrucksvollste Veränderung im Bereich der Verschiebung der Serumelektrolyte ist die unter intravenöser Gabe von β-Mimetika zu beobachtende Hypokaliämie. Bei einer durchschnittlichen Dosierung von 3 μg/min Fenoterol sinkt der Serumkaliumspiegel innerhalb 15 min von durchschnittlich 4,4 mmol/l auf durchschnittlich 3,6 mmol/l ab. Im eigenen Patientengut wurden Minimalwerte von 2,4 mmol/l beobachtet. Binnen weniger Stunden kommt es hiernach wieder zu einem kontinuierlichen Anstieg des Serumkaliumspiegels, der nach etwa 2–3 Tagen seinen Ausgangswert wieder erreicht hat (Zusammenstellung bei [38]). Die Ursache der initialen Erniedrigung des Serumkaliums ist nicht definitiv geklärt; möglicherweise kommt sie durch eine Verschiebung von Kalium aus dem extrazellulären Raum in das intrazelluläre Kompartiment zustande. Diese Annahme wird jedoch durch neuere Untersuchungen verschiedener Autoren am Modell des Erythrozyten, der einen intrazellulären Kaliumanstieg zeigen müßte, nicht einheitlich gestützt [19, 38]. Vom klinischen Gesichtspunkt aus ist daher eine pathophysiologische Relevanz der Hypokaliämie nicht auszuschließen, da die kardiotoxische Potenz eines β-Mimetikums unter den Bedingungen einer Hypokaliämie erheblich gesteigert werden kann [5].

Unter Gabe von β-Mimetika kommt es zu einer deutlichen Flüssigkeitsretention. Die Ursache hierfür ist in einer veränderten Nierenfunktion zu suchen. Es kommt insbesondere zu einem Anstieg der Plasmarenin- bzw. Angiotensinaktivität, einer Steigerung des ADH, einer Verminderung der glomerulären Filtration, einer quantitativ reduzierten Natriurese und steigenden Urinosmolalität. Die Folge ist eine aus der freien Wasserclearance errechenbare deutliche Zunahme an freiem Körperwasser (Zusammenstellung in [11]). Die vermehrte Wasserretention hat pathophysiologische und klinische Relevanz, da sie im ursächlichen Zusammenhang mit der wiederholt beschriebenen, am meisten gefürchteten akuten Komplikation der Tokolysetherapie zu stehen scheint – dem akuten Lungenödem.

Akute Lungenödeme der Mutter als Komplikation der Tokolysetherapie sind wiederholt beschrieben und auch im eigenen Patientengut beobachtet worden [4, 10,

18, 22]. Aufgrund gut abgesicherter experimenteller Daten über die mögliche kardiotoxische Wirkung von β-Mimetika ist zunächst eine alleinige kardiale Verursachung dieser Tokolysekomplikation in Betracht gezogen worden. Dieser Verdacht gab Anlaß, mögliche myokardiale Schädigungen unter einer Tokolysetherapie mit β-Stimulatoren durch Enzymuntersuchungen zu erfassen – insbesondere durch Messungen der CK und CK-MB.

In verschiedenen Arbeitskreisen, wie auch im eigenen Untersuchungsgut, wurden keine Erhöhungen dieser Enzyme in den pathologischen Bereich hinein gefunden und gaben somit keinen Hinweis auf Entstehung myokardialer Nekrosen. Zur Diskussion steht jedoch, ob myokardiale Mikronekrosen durch diese Enzymbestimmungen erfaßt werden können. In dem Bemühen um noch sensiblere laborchemische Parameter als Indikator myokardialer Nekrosen wurden radioimmunologische Bestimmungen des Serummyoglobins durchgeführt, die in verschiedenen Arbeitskreisen unterschiedliche Untersuchungsergebnisse erbrachten (Übersicht bei [10]).

Inzwischen kristallisiert sich zunehmend heraus, daß das akute Lungenödem als Komplikation der Tokolyse im Sinne eines multifaktoriellen Geschehens interpretiert werden muß (vgl. Abb. 3). Eine Hypervolämie der Schwangeren, zusätzlich überhöhtes intravenöses oder auch perorales Angebot an freiem Wasser, ein die β-Mimetikawirkung verstärkender und ödemfördernder Einfluß einer gleichzeitigen Kortikoidmedikation (zur Förderung der pulmonalen Reife des Feten), sowie pulmonale Nebenwirkungen bei zusätzlicher Gabe von Prostaglandinsynthesehemmern werden der potentiell primär kardio- und/oder pulmotoxischen Wirkung des Tokolytikums zugeschrieben. Die durch das Tokolytikum selbst bedingten Veränderungen bestehen dabei v. a. in einer Erhöhung des hydrostatischen Drucks, Senkung des kolloidosmotischen Drucks und Steigerung der Kapillar- und Zellmembranpermeabilität für Wasser und Natrium [10]. In diese Richtung weisen v. a. die experimentellen Untersuchungen aus dem Arbeitskreis von Grospietsch [10] und die von Strigl et al. [45], die unter Fenoterol eine vermehrte intrapulmonale Wassereinlagerung zeigen. Akute Lungenödeme unter Tokolyse müssen daher vorläufig weiterhin als eine spezifische Komplikation dieser Therapie gelten; die Ursache dieser Komplikation ist noch nicht hinreichend geklärt, ihre primär kardiale Verursachung jedoch weitgehend unwahrscheinlich geworden. Bemerkenswert ist allerdings die Tatsache, daß die intrapulmonale Flüssigkeitszunahme unter Gabe des β-Sympathikomimetikums Fenoterol durch β_1-Blockade gemindert werden kann [47].

Veränderung kardialer Funktionsparameter

Unter Tokolysetherapie mit dem β_2-Stimulator Fenoterol tritt im Rahmen der therapieüblichen Dosisspanne von 0,03 bis 0,05 µg/min/kg KG i. v. eine beträchtliche Steigerung der Herzfrequenz um 35–45% ein [17, 18, 25]. Unter Langzeittherapiebedingungen kommt es – wahrscheinlich aufgrund einer Desensibilisierung der β-Rezeptoren [53] – wieder zu einer leichten kontinuierlichen Abnahme der Herzfrequenz, die jedoch signifikant über dem Ausgangswert erhöht bleibt (Abb. 4). Im EKG zeigen sich besonders bei Therapiebeginn wahrscheinlich allein tachykardiebedingte Kammerendteilveränderungen in Form von leichten ST-Senkungen und T-Abflachungen bzw. im Einzelfall T-Negativierungen (Irmer, unveröffentlichte Ergebnisse,

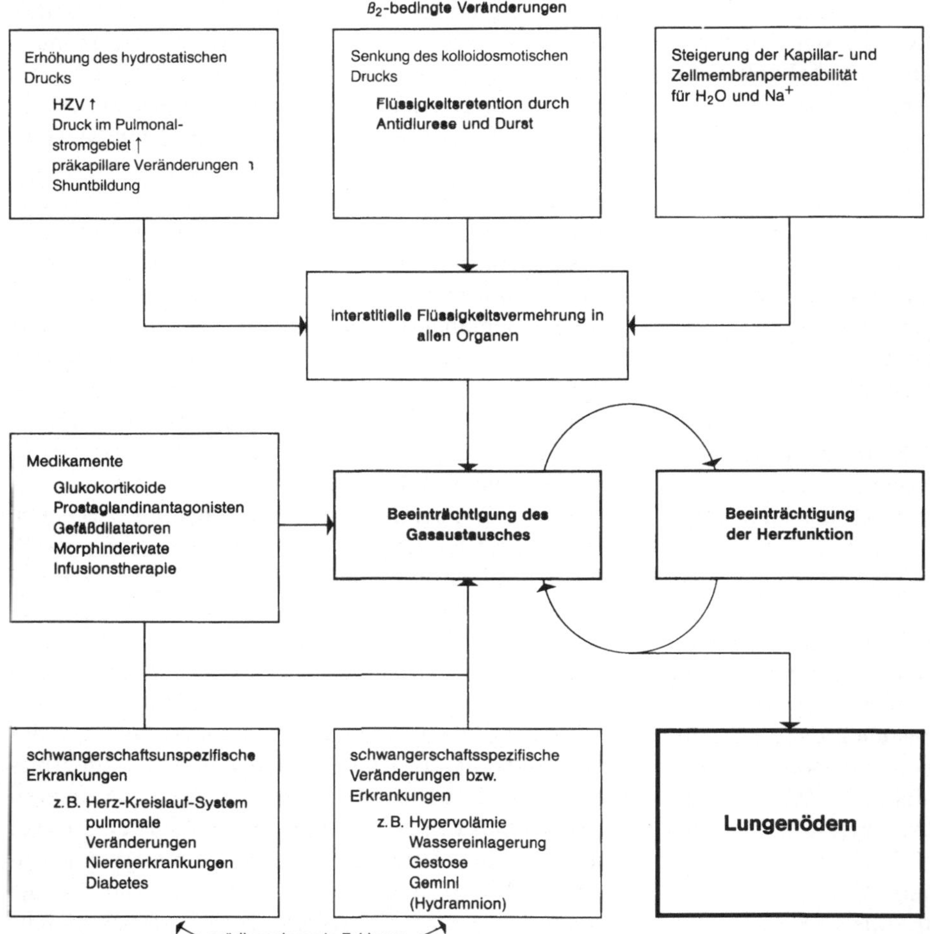

Abb. 3. Schema der Pathophysiologie der Lungenödementstehung bei einer Tokolysetherapie mit β_2-Mimetika. (Mod. nach [10])

Übersicht in [10]). In allen Fällen sind diese Kammerendteilveränderungen innerhalb der ersten 2 Tage reversibel und zeigen *keine* Korrelation zu postpartalen Veränderungen kardialer Meßgrößen (Irmer, unveröffentlichte Befunde). Eine Zusammenhang mit einer in der Initialphase der Therapie ebenfalls eintretenden Hypokaliämie [10] scheint nicht zu bestehen, da eine Kaliumsubstitution das Auftreten der Kammerendteilveränderungen nicht verhindert.

Inotropiebezogene Meßparameter der Auswurfphase, wie die im eigenen Patientengut echokardiographisch ermittelte mittlere Verkürzungsgeschwindigkeit des linken Ventrikels (mVcf), steigen ebenfalls deutlich an als Ausdruck einer erheblichen Zunahme der Kontraktionskraft des linken Ventrikels. Der der positiv inotropen Wirkung des Fenoterols zugrundeliegende Mechanismus ist in einem vermehrten

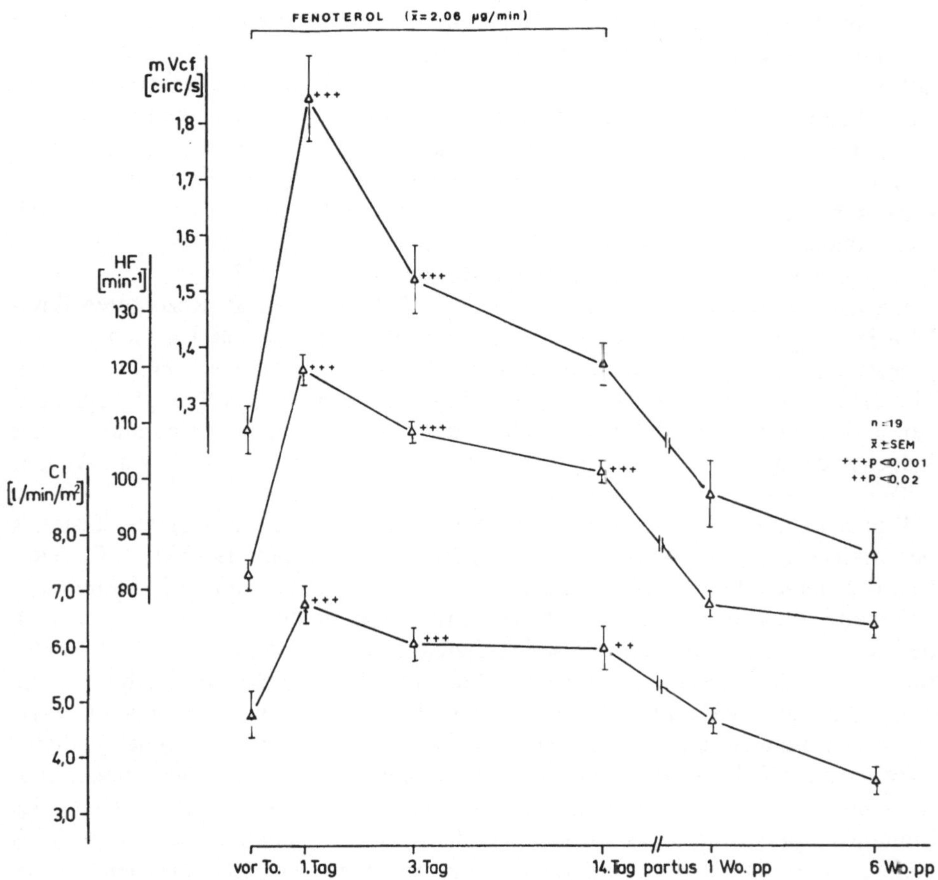

Abb. 4. Veränderungen kardialer Funktionsparameter (*mVcf, HF* und *CI*) während einer Tokolyse (*To*) mit Fenoterol $\overline{X}$ = 2,06 µg/min) bei 19 Patientinnen während einer 14tägigen Beobachtungszeit (*links*). Darüber hinaus sind die Veränderungen dieser Meßgrößen in der 1. und 6. Woche post partum dargestellt (*rechts*). ***p < 0,001, ***p < 0,02 ($\overline{X}$ ± SEM)

Kalziumstrom aus dem Extrazellulärraum ins Faserinnere zu suchen, wie dieser in Form einer erhöhten myokardialen Radiokalziumaufnahme in der eigenen Arbeitsgruppe auch nachgewiesen wurde [5]. Bei gleichbleibender Dosierung des Fenoterols bleibt der positiv inotrope Effekt gegenüber dem Ausgangswert bei allen Untersuchungszeitpunkten deutlich erkennbar, nimmt jedoch im Therapieverlauf progredient ab (Abb. 4). Diese Beobachtung bestätigt im klinischen Bereich die Untersuchungen von Hein [14], der bei chronischer Gabe von kleinen Dosen Isoproterenol eine zunehmende Reduktion der isoproterenolinduzierbaren Steigerung des myokardialen Kalziumeinbaus fand. Als Erklärung könnte eine abnehmende Sensibilität und/oder eine abnehmende Dichte der β-Rezeptoren infolge chronischer Stimulation dienen.

Auffällig ist, daß unter Langzeittherapie der positiv chronotrope Effekt länger und in stärkerem Ausmaß erhalten bleibt als der positiv inotrope Effekt. Dieser schwierig zu deutende Befund steht interessanterweise in weiterer Übereinstimmung mit den Ergebnissen von Hein [14], der nach chronischer Gabe von kleinen Dosen Isoproterenol ebenfalls eine Dissoziation in der Ansprechbarkeit des Sinusknotens und des Ventrikelmyokards auf β-Mimetika fand. Diese Dissoziation könnte mit der Annahme in Zusammenhang gebracht werden, daß der positiv inotrope Effekt der β_2-Stimulation allein zu Lasten einer abnehmenden reflexbedingten Stimulation der β_1-Rezeptoren geht (s. oben), während der chronotrope Effekt zum einen Teil durch diese reflexbedingte β_1-Stimulation bedingt ist, zum anderen Teil jedoch durch eine Stimulation von im Vorhof gelegenen β_2-Rezeptoren selbst [18].

Die kardiale Auswurfleistung steigt bei der Tokolyse mit dem β_2-Rezeptorenstimulator Fenoterol erheblich – überwiegend frequenzbedingt – an; die Angaben über die Steigerungsrate des Herzzeitvolumens bei Tokolysepatientinnen schwankt zwischen 41% [18] und 64% [17, 40]. Auch dieser Effekt wird unter Langzeittherapiebedingungen geringer entsprechend der Abnahme der Herzfrequenz; der Herzindex bleibt jedoch auch am 14. Untersuchungstag über den Ausgangswert hinaus erhöht (Abb. 4; [18]).

Eine deutliche, statistisch signifikante Abnahme des peripheren Gefäßwiderstands besonders in der Akutphase der Therapie dürfte als Kombinationseffekt der Erweiterung des Gefäßbettes und der Steigerung des Herzzeitvolumens infolge β_2-Stimulation zu sehen sein. Die Abnahme des linksventrikulären enddiastolischen Volumens in der Initialphase der Therapie [18] steht offenbar im Zusammenhang mit der Erweiterung des Gefäßbettes und einer dadurch bedingten Blutvolumenverschiebung in die Peripherie hin, wie sie unter β-Mimetika vom Isoproterenoltyp beschrieben ist [51].

Untersuchungen der zentralen Hämodynamik mittels Einschwemmherzkatheter während einer Tokolysetherapie mit dem β_2-Stimulator Fenoterol zeigten eine leichte bis mäßige flußbedingte Erhöhung des Pulmonalarteriendrucks. Eine Erhöhung des Pulmonalkapillardrucks (PCP) oder des diastolischen Pulmonalarteriendrucks als Referenzwert des linksventrikulären Füllungsdrucks in einen pathologischen Bereich wurde nicht gefunden. Von diesem Befund her ergab sich somit kein eindeutiger Hinweis für eine kardiale Ursache der unter Tokolysetherapie am meisten gefürchteten akuten Komplikation – dem akuten Lungenödem.

Allerdings war eine Erhöhung des PCP um maximal 6 mmHg nachweisbar [54]; der Anstieg des PCP steht in gewissem Widerspruch zu der im eigenen Untersuchungsgut von schwangeren Patientinnen gefundenen Abnahme des linksventrikulären enddiastolischen Volumens, die eine Abnahme des PCP erwarten läßt („relaxierende Wirkung").

Eine solche Abnahme des PCP unter i. v.-Fenoterolgabe ist auch aus der Literatur bekannt [8] und wurde in eigenen Untersuchungen auch für eine Kontrollgruppe und für herzinsuffiziente Patienten gesichert [22]. Die von Wolf gefundene Zunahme des PCP bei Schwangeren muß daher zunächst als unerwartet gelten; Rückschlüsse bezüglich der Pathogenese des Lungenödems lassen sich daraus nur schwer ziehen (s. oben).

Postpartale Veränderungen als Hinweis auf durch β-Mimetika induzierte Kardiomegalie

Kleine Dosen β-adrenerger Sympathikomimetika können bei chronischer Verabreichung zu einer Hypertrophie des Herzens im Sinne der sog. isoproterenolinduzierbaren Kardiomegalie führen [14, 35, 44]. Tierexperimentell ist die Entwicklung einer durch Fenoterol induzierten leichten Hypertrophie des Herzens von Notmann et al. [32] nachgewiesen worden. Eigene Untersuchungen [18, 22] haben gezeigt, daß unter einer Monotherapie mit Fenoterol zur Tokolyse nach einer Initialphase eine kontinuierliche Zunahme des echokardiographisch erfaßten linksventrikulären enddiastolischen Volumens auftritt (Abb. 5a). Dies ist um so bemerkenswerter, da bei den streng bettlägerigen Patientinnen eine kontinuierliche Herzgrößenabnahme zu erwarten wäre, wie sie in der Therapiegruppe Fenoterol/Metoprolol, in der der chronisch β-adrenerge Stimulationseffekt am Herzen abgefangen werden konnte, auch nachgewiesen werden konnte (s. unten). Eine Woche post partum liegt das röntgenologisch bestimmte Herzvolumen in der Gruppe mit einer Fenoterolmonotherapie statistisch gesichert über den Werten einer Kontrollgruppe, die keine Tokolysetherapie erhalten hat (Abb. 5b); 6 Wochen post partum finden sich jedoch weder echokardiographisch noch röntgenologisch Unterschiede in der Herzgröße zwischen Therapiegruppe und Kontrollgruppe (Abb. 5a/b). Die Befunde sprechen in Analogie zu den oben zitierten tierexperimentellen Untersuchungen für eine im Prinzip auch am Menschen durch chronische β-Rezeptorenstimulation induzierbare reversible Kardiomegalie. Die festgestellte Herzvergrößerung liegt in einem Bereich, der zunächst als „klinisch nicht relevant" erscheint. Die Bedeutung des Befundes läßt sich jedoch z. Z. prospektiv nicht sicher abschätzen.

Postpartale Funktionsstörungen des Herzens

Das Erscheinungsbild einer sympathikomimetikainduzierten Kardiomegalie beruht nicht nur auf einer Zunahme der Muskelsubstanz, sondern auch auf eine Bindegewebsvermehrung [35]. Zudem können auch bei kleinen Dosen β-adrenerger Sympathikomimetika über die Entwicklung einer Kardiomegalie hinaus disseminierte Myokardnekrosen auftreten, die sich v. a. subendokardial finden [3, 35]. Über fenoterolinduzierte Herzmuskelnekrosen wurde aus verschiedenen Arbeitskreisen berichtet (Übersicht in [10, 16]). Bei den Untersuchungen dieser Arbeitsgruppen handelt es sich um tierexperimentelle Befunde bzw. um den Nachweis von nekrotisierenden Potenzen des Fenoterols an Gewebekulturen von menschlichem fetalem Herzgewebe.

In diesem Zusammenhang sind die Ergebnisse von Herzkatheteruntersuchungen von Patientinnen 6 Wochen post partum nach Tokolysetherapie bemerkenswert. Es findet sich bei einem Großteil der Patientinnen, bei denen der kardiostimulatorische Effekt des Fenoterols ungebremst wirksam wurde (Fenoterolmonotherapie und Fenoterol/Verapamil; vgl. auch weiter unten) unter körperlicher Belastung am Fahrradergometer ein über die Norm erhöhter Pulmonalkapillardruck als Referenzwert des linksventrikulären Füllungsdrucks.

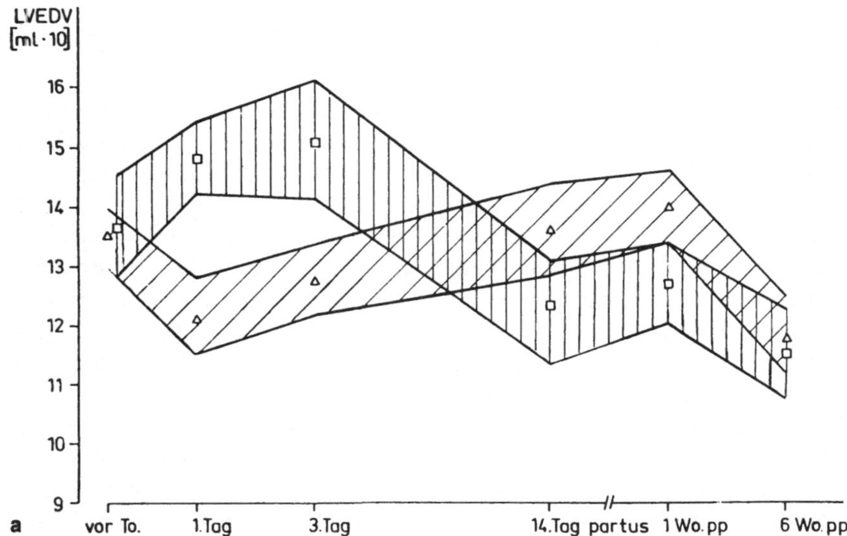

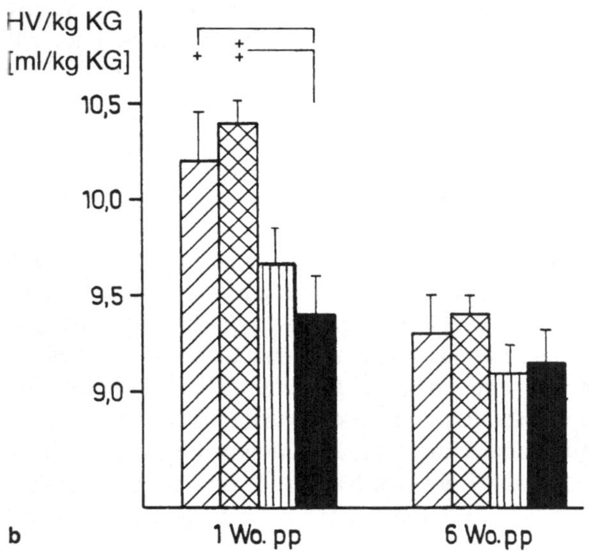

Abb. 5a, b. Veränderungen der Herzgröße unter Tokolysetherapie. Linksventrikuläres enddiastolische Volumen (*LVEDV*) während der tokolytischen Therapie (*links*) und nach der Schwangerschaft (*rechts*) in den Therapiegruppen Fenoterol (△) und Fenoterol Metoprolol (□). Dargestellt sind die Mittelwerte; die Streifen verbinden die SEM-Werte. *b* Röntgenologisch bestimmtes Herzvolumen in Relation zum Körpergewicht (*HV/kg KG*) 1 und 6 Wochen post partum. Den Therapiegruppen Fenoterol, (▨), Fenoterol Verapamil (▩) und Fenoterol/Metoprolol (▥) ist zusätzlich eine Kontrollgruppe (■) gegenübergestellt, bei der keine Tokolysetherapie erfolgte. $^{*}p < 0{,}025$, $^{**}p < 0{,}001$ ($\overline{X} \pm$ SEM)

Im Mittel läßt sich eine statistisch signifikante Erhöhung des Pulmonalkapillardrucks unter Belastung gegenüber dem Normwert sichern [18]. Es darf angenommen werden, daß die Erhöhung des linksventrikulären Füllungsdrucks im Einzelfall Zeichen einer leichten myokardialen Funktionsstörung infolge einer erhöhten Compliance des linken Ventrikels im Zusammenhang mit einer Bindegewebsvermehrung und elektiven Myokardzellnekrosen ist, die unter chronischer β-Rezeptorenstimulation zur Tokolysetherapie entstanden sein mögen. Diese Annahme scheint um so gesicherter, wenn das Verhalten des linksventrikulären Füllungsdrucks bei diesen Patientinnen dem jener gegenübergestellt wird, bei denen die β-stimulatorischen Effekte am Herzen durch gleichzeitige Applikation des β_1-Blockers abgefangen wurden (s. unten). Der Gedanke, daß es sich um eine zufällige Anhäufung postpartaler Kardiomyopathien handelt, ist unwahrscheinlich.

Kardioprotektive Begleittherapie

Die Möglichkeiten zu einem Eingriff in die Kontraktionsprozesse der Herzmuskelzelle – im Sinne einer Kardioprotektion bei Applikation von β-Mimetika – sind vorgegeben (s. Abb. 1):
1. durch direkte Beeinflussung der elektromechanischen Koppelung,
2. durch Beeinflussung des Rezeptors.

Entsprechend diesen vorgegebenen Wegen sind folgende Möglichkeiten einer Abschirmung des Herzens bei der Tokolyse mit β-Stimulatoren vorstellbar:
- Magnesiumsubstitution,
- Kalziumantagonisten,
- β_1-Rezeptorenblockade.

Der Erfolg einer solchen kardioprotektiven Begleittherapie wird sich messen lassen müssen an der
- Minderung subjektiver Mißempfindungen *während* einer Tokolyse mit β_2-Stimulatoren,
- Minderung oder gar Aufhebung von Veränderungen kardialer Funktionsparameter *während* einer Tokolyse mit β_2-Stimulatoren und
- Reduktion oder gar Verhinderung von pathologisch zu wertenden Veränderungen kardialer Meßgrößen post partum *nach* der Tokolyse mit β_2-Rezeptorenstimulatoren.

Magnesiumsubstitution

In jüngster Zeit wurde die Gabe von Magnesium als kardioprotektive Maßnahme bei der Tokolyse vielfach diskutiert [50]. Das Konzept gründet sich auf die Vorstellung, daß vom Magnesium im Rahmen des Quotienten antagonistisch wirkender Ionen, die den Energiehaushalt der Myokardzelle pauschal beeinflussen, prinzipiell eine kardioprotektive Wirkung erwartet werden kann aufgrund eines physiologischen Kalziumantagonismus. Dies erlangt besondere Bedeutung bei der Tokolyse mit β-Stimulatoren, da β-adrenerge Sympathikomimetika nicht nur den transmembranären Kalziumeinstrom in die Myokardfaser steigern, sondern gleichzeitig den Magnesiumeinstrom hemmen [43]. Darüber hinaus findet sich in der Schwangerschaft häufig eine Erniedrigung des Magnesiumspiegels im Serum, möglicherweise im Zusammenhang mit einem in dieser Phase gesteigerten Magnesiumbedarf.

Diese Gesichtspunkte lassen annehmen, daß von der Magnesiumsubstitution ein kardioprotektiver Effekt bei der Tokolyse mit β-Stimulatoren erwartet werden kann. Dieser ist in experimentellen Studien auch belegt worden (Zusammenstellung bei [50]). Klinische Studien, die sich an den eingangs erwähnten Kriterien zur Beurteilung eines Erfolgs einer kardioprotektiven Maßnahme messen lassen, liegen jedoch nicht vor. Bisherige klinische Untersuchungen können lediglich die Empfehlung stützen, ein während einer Tokolysetherapie bestehendes Magnesiumdefizit auszugleichen.

Kalziumantagonisten

Eine direkte Hemmung der elektromechanischen Kopplung in der Herzmuskelzelle ist durch Stoffe möglich, die spezifisch den transmembranären Kalziumeinstrom in die Myokardfaser bei Erregung reduzieren. Für diese Stoffgruppe war nach den experimentellen Untersuchungen von Fleckenstein [7] eine ausgeprägte kardioprotektive Wirkung bei der Tokolyse mit β_2-Rezeptorenstimulatoren zu erwarten. Innerhalb der Substanzgruppe der Kalziumantagonisten kann bei der Tokolyse derzeit nur Verapamil Anwendung finden, da nur für diese Substanz mögliche teratogene Wirkungen als ausgeschlossen gelten. Für die bei der Tokolyse im klinischen Bereich angewandte Dosierung von 40 mg Verapamil auf 1 mg des β_2-Stimulators Fenoterol konnte jedoch in klinischen und experimentellen Studien ein eindeutiger kardioprotektiver Effekt nicht nachgewiesen werden [19]. In Übereinstimmung mit experimentellen Befunden [46] konnte in eigenen Untersuchungen bei einer mittleren Tagesdosis von 132 mg Verapamil während intravenöser Tokolyse mit Fenoterol kein statistisch zu sichernder Einfluß des Verapamils auf fenoterolbedingte Veränderungen kardialer Funktionsparameter wie Herzfrequenz, inotropiebezogene Meßparameter (mVcf) und Herzminutenvolumen nachgewiesen werden. Auch subjektive Nebenwirkungen der Tokolyse mit dem β_2-Stimulator werden durch die Gabe des Kalziumantagonisten Verapamil nicht gemindert [19]. Auch die Auswirkungen der Tokolysetherapie mit Fenoterol auf kardiale Meßgrößen *nach* der Schwangerschaft werden durch Verapamil nicht wesentlich beeinflußt: Ebenso wie nach Fenoterolmonotherapie findet sich nach Tokolysebehandlung mit der Kombination Fenoterol/Verapamil 1 Woche post partum eine Erhöhung des echokardiographisch bestimmten enddiastolischen Volumens über den Wert der Kontrollgruppe; das röntgenologisch bestimmte Herzvolumen liegt statistisch gesichert über dem Wert der Kontrollgruppe (Abb. 5b). 6 Wochen post partum lassen sich bezüglich dieser Parameter keine Unterschiede zur Kontrollgruppe mehr nachweisen. Bei der Herzkatheteruntersuchung 6 Wochen post partum finden sich auch in der Gruppe Fenoterol/Verapamil im Einzelfall deutlich über die Norm erhöhte Werte für den mittleren pulmonalen Kapillardruck unter Belastung als Hinweis auf eine myokardiale Funktionsstörung (Abb. 6). Die gleichzeitige Applikation von Verapamil in der klinikküblichen Dosierung bei der

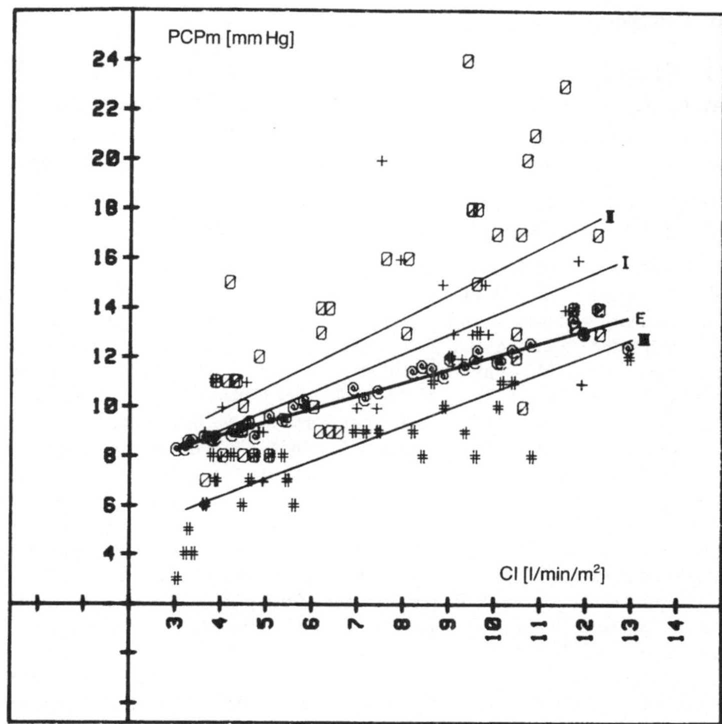

Abb. 6. Verhalten des Pumonalkapillardrucks (*PCPm*) in Abhängigkeit von der kardialen Förderleistung (*CI*) 6 Wochen post partum nach erfolgter Tokolysetherapie mit Fenoterol (+), Fenoterol/Verapamil (Ø) und Fenoterol/Metoprolol (#). Eingezeichnet sind die Regressionsgraden für die einzelnen Therapiegruppen Fenoterol (*I*), Fenoterol/Verapamil (*II*) und Fenoterol/Metoprolol (*III*). Zudem ist die nach Ekelund [6] errechnete Normwertregressionsgrade (*E*) dargestellt, die den Sollwert für den *PCPm* unter Bezug auf den Meßwert *CI* wiedergibt.

Tokolyse mit dem β_2-Stimulator vermag demnach die oben dargestellte fenoterolinduzierte Entwicklung einer Kardiomegalie und den Befund einer leichten myokardialen Funktionsstörung 6 Wochen post partum nicht zu verhindern. Ursächlich kann die Diskrepanz zwischen diesen klinischen Untersuchungsergebnissen im Sinne eines nicht nachweisbaren kardioprotektiven Effekts und den experimentellen Ergebnissen von Fleckenstein auf die bisher klinikübliche zu niedrige Dosierung des Verapamils mit im „subtherapeutischen Bereich“ gelegenen Serumkonzentrationen von Verapamil zurückgeführt werden [46]. Inwieweit eine Erhöhung der Dosis des Verapamils in Bereiche, wie sie heute bei Kardiomyopathien Anwendung finden, auch bei der Tokolyse mit β-Stimulatoren zu einem kardioprotektiven Effekt führt, muß weiteren Untersuchungen vorbehalten bleiben.

β_1-Blockade

Die Kombination eines β_2-Stimulators zur Tokolyse mit einem β_1-Blocker zur Abschirmung der kardiovaskulären Wirkungen des β_2-Stimulators folgt der Vorstellung, daß durch die Kombination beider Substanzen dem therapeutischen Ziel – eine *selektive* Beeinflussung des Uterus – nähergerückt werden könne. Wesentlich ist bei der Kombination eines β_2-Stimulators mit einem β_1-Blocker das Dosisverhältnis, von dem allein die Erreichung des therapeutischen Ziels abhängt.

Für die Dosierung des β-Blockers Metoprolol in Kombination mit dem β-Stimulator Fenoterol zur Tokolyse lagen bei Durchführung der eigenen Untersuchungen keine Erfahrungen vor. Die Wahl der Dosis basierte auf folgenden Überlegungen zu Literaturergebnissen: Eine bevorzugte Blockade von β_1-Rezeptoren gegenüber den β_2-Rezeptoren durch Metoprolol in einem ungefähren Verhältnis von 1 : 14 war von Åblad et al. [1] nachgewiesen worden. Untersuchungen an Asthmapatienten hatten gezeigt, daß der positiv chronotrope Effekt einer Infusion von 0,016 μg/kg KG/min Isoproterenol 2 h nach oraler Einnahme von 100 mg Metoprolol über etwa 90 min abgebremst werden konnte, ohne daß die isoproterenolinduzierte Zunahme des forcierten exspiratorischen Volumens signifikant reduziert wurde. Aufgrund der Untersuchungen von Gattiker et al. [8] war zu vermuten, daß der Effekt der genannten Dosis Isoproterenol größenordnungsmäßig den hämodynamischen Wirkungen entsprach, die in dem üblichen klinischen Dosierungsbereich von 0,03–0,04 μg/kg KG/min Fenoterol zur Tokolyse zu erwarten waren. Eine minimale Einzeldosis von 100 mg Metoprolol oral konnte somit abgeschätzt werden. Unter Berücksichtigung pharmakokinetischer Eigenschaften des Metoprolols (maximale Blockade der β_1-Rezeptoren zum Zeitpunkt der maximalen Plasmakonzentration, abnehmende Wirkung linear mit der Zeit im Sinne einer Kinetik 0. Ordnung, Plasmahalbwertszeit 3–4 h) und eines hohen Verteilungsvolumens in der Schwangerschaft wurde die Tagesdosis des Metoprolols abgeschätzt und an die Grenze der bis dahin nachgewiesenen Selektivität für eine β_1-Blockade herangeführt. Diese betrug 300 mg oral pro Tag bzw. unter Zugrundelegung einer intravenösen Äquivalenzdosis von etwa 50% der oralen Dosis 150 mg i.v./Tag. Es wurde eine einschleichende Applikation mittels Perfusor zu Beginn der Therapie gewählt, um bei eventueller Beeinträchtigung der tokolytischen Wirkung die Therapie sofort abbrechen zu können und um den Anflutungseffekt einer Bolusinjektion, der die Selektivität der β_1-Blockade beeinträchtigen kann, zu vermeiden. Entsprechend betrug die Dosis des β_1-Blockers Metoprolol initial für 2 Tage 150 mg/Tag i.v. Sie wurde dann im Mittel mit 178 mg/Tag peroral weitergeführt.

Die Begleittherapie mit dem β_1-Blocker Metoprolol mindert zunächst die subjektiven Mißempfindungen der Patientinnen während der Tokolyse; dies gilt in gleicher Weise für Klagen über Unruhegefühl, Tremor, Atemnot, Herzklopfen und Palpitationen, die unter der Kombinationstherapie seltener und weniger intensiv auftreten. Dies erklärt sich z.Z. zwanglos durch die Abschwächung der fenoterolinduzierten Veränderungen kardialer Funktionsparameter. Die durch Fenoterol über β-Rezeptorenstimulation am Herzen vermittelten positiv chronotropen und positiv inotropen Effekte werden durch gleichzeitige β_1-Blockade akut weitgehend und bei Langzeittherapie zunehmend vollständig gehemmt [23]. Der positiv inotrope Effekt des Fenoterols wird bereits am 1. Tag zu 92% antagonisiert, am 3. und 14. Tag ist er bei Weiterführung der Fenoteroldosis in gleicher mittlerer Dosierung von 0,03 μg/kg KG/min nahezu vollständig aufgehoben (Abb. 7a). Auch die positiv chronotrope Wirkung des Fenoterols wird durch die β_1-Blockade mit Metoprolol weitgehend gebremst (Abb. 7b). Auffällig ist, daß Metoprolol den positiv chronotropen Effekt des Fenoterols in geringerem Ausmaß reduziert als den positiv inotropen Effekt. Dies könnte durch eine unterschiedliche Verteilung der β_1- und β_2-Rezeptoren im Vorhof und in der linken Kammer erklärt werden [13]. Danach würde ein Teil des chronotropen Effekts des Fenoterols auf einer Aktivierung der β_2-Rezeptoren im Vorhof beruhen – ein Effekt, der durch den β_1-Blocker Metoprolol nicht blockiert werden dürfte.

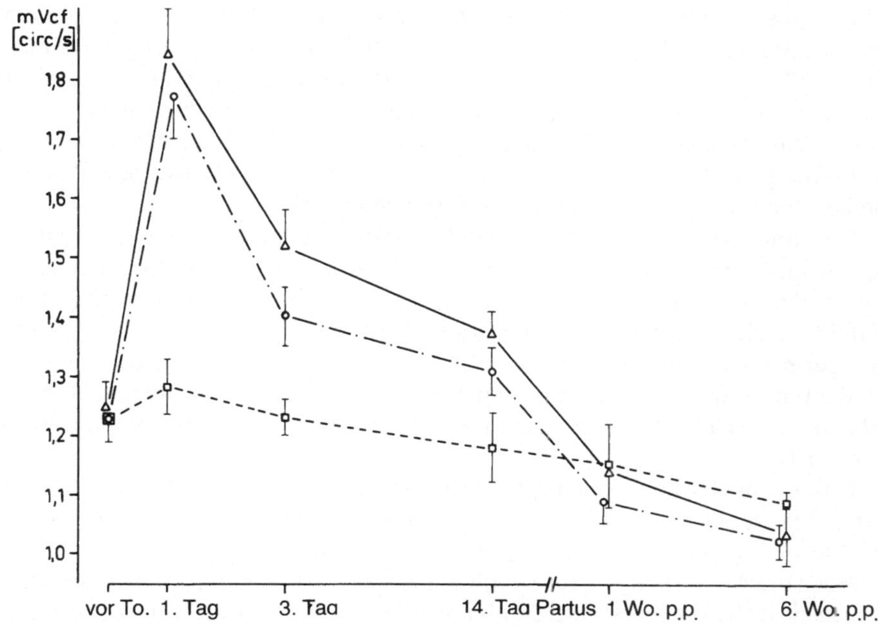

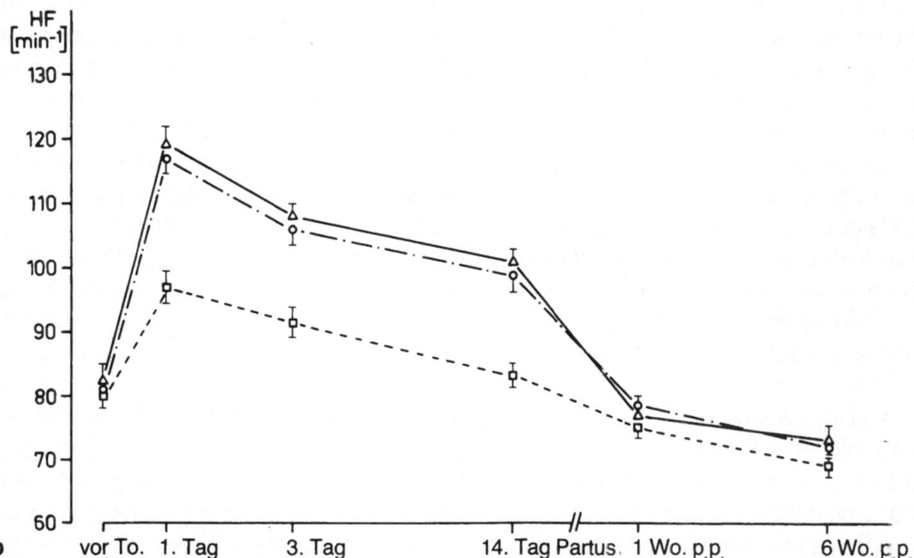

Abb. 7a, b. Verhalten der mittleren Verkürzungsgeschwindigkeit (*mVcf*) des linken Ventrikels (*a*) und der Herzfrequenz (*HF*) (*b*) unter Tokolysetherapie mit Fenoterol (△), Fenoterol/Verapamil (○) und Fenoterol Metoprolol (□). Darüber hinaus sind diese Meßgrößen post partum dargestellt (*rechts*) (X ± SEM)

Der positiv inotrope Effekt des Fenoterols ist dagegen allein auf β_1-Stimulation zurückzuführen und neben einer Mitbeeinflussung der β_1-Rezeptoren durch die Substanz selbst (unvollständige β_2-Selektivität) als reflexbedingte Reaktion auf die periphere Vasodilatation im Sinne einer β_1-Rezeptorenstimulation durch neuronal freigesetztes Noradrenalin aufzufassen. Ein solcher Effekt müßte durch Metoprolol nahezu vollständig abgefangen werden können; Überlegungen und erwartete Reaktionen stehen somit im Einklang mit den vorliegenden Ergebnissen.

Der unter Fenoterol zu beobachtende vorwiegend frequenzbedingte Anstieg der kardialen Auswurfleistung wird durch die β_1-Blockade am geringsten gemindert, da es unter der Kombinationstherapie durch Abbremsung des positiv chronotropen Effekts zunächst zu einer Zunahme des Schlagvolumens kommt. Die vergleichsweise nur geringe Beeinflussung der kardialen Auswurfleistung durch β_1-Blockade ist von Bedeutung aufgrund des gynäkologischerseits erwünschten gesteigerten Herzzeitvolumens bei der Tokolyse, von dem auf eine vermehrte uterine Durchblutung geschlossen wird.

Unter dem gleichen Gesichtspunkt ist hervorzuheben, daß die fenoterolinduzierte Abnahme des peripheren Gefäßwiderstands durch Kombination mit dem β_1-Blocker Metoprolol in der gewählten Dosierung nicht gemindert wird.

Auch die Auswirkungen der Tokolysetherapie mit Fenoterol auf kardiale Meßgrößen *nach* der Schwangerschaft, die als Folge der chronischen β-Rezeptorenstimulation aufgefaßt werden müssen, werden durch Metoprolol entscheidend beeinflußt.

In der Therapiegruppe Fenoterol/Metoprolol findet sich entgegengesetzt zu dem Verhalten der Gruppe mit Feneterolmonotherapie nach einer initialen gegensinnigen Phase eine kontinuierliche Abnahme des echokardiographisch bestimmten linksventrikulären enddiastolischen Volumens – wie sie bei den bettlägerigen Patientinnen erwartet werden darf (Abb. 5a). Demgemäß bestehen 1 und 6 Wochen post partum keine signifikanten Unterschiede des röntgenologisch bestimmten Herzvolumens im Vergleich zu einer Kontrollgruppe ohne Tokolysetherapie (Abb. 5b). Auch zeigt diese Therapiegruppe bei der Herzkatheteruntersuchung 6 Wochen *post partum* ein normales Verhalten des Pulmonalkapillardrucks in Ruhe und unter Belastung.

Die in den anderen Therapiegruppen gehäuften, zum Herzzeitvolumen überproportionalen und z.T. pathologischen Anstiege des Pulmonalkapillardrucks unter Belastung treten in der Therapiegruppe Fenoterol/Metoprolol nicht auf (Abb. 6). Die Befunde sprechen dafür, daß durch die gleichzeitige Applikation des β_1-Blockers Metoprolol die Entwicklung einer sympathikomimetika-(Fenoterol-)induzierten Herzgrößenzunahme verhindert werden kann, ebenso wie der Befund einer myokardialen Funktionsstörung, der sich nach chronischer β-Stimulation zur Tokolyse mit Fenoterol und Fenoterol/Verapamil fand.

Auf der Suche nach Faktoren, die das postpartale Auftreten tokolysebedingter kardialer Funktionsstörungen – wie überproportionaler und z.T. pathologischer Anstieg des Pulmonalkapillardrucks unter Belastung – begünstigen, zeigt sich, daß nur eine überaus lockere Beziehung zur Dosis des Fenoterols besteht. Dies gilt für die maximale Dosierung des Fenoterols pro Minute, die maximale Tagesdosis sowie die Fenoterolgesamtdosis. Für keine dieser Größen besteht eine statistisch zu sichernde Korrelation zum Anstieg des Pulmonalkapillardrucks unter Belastung postpartal. Eine engere Beziehung ergibt sich zwischen der aktuellen Herzfrequenz *während* der Tokolyse und dem z.T. überhöhten Anstieg des Pulmonalkapillardrucks *nach* Toko-

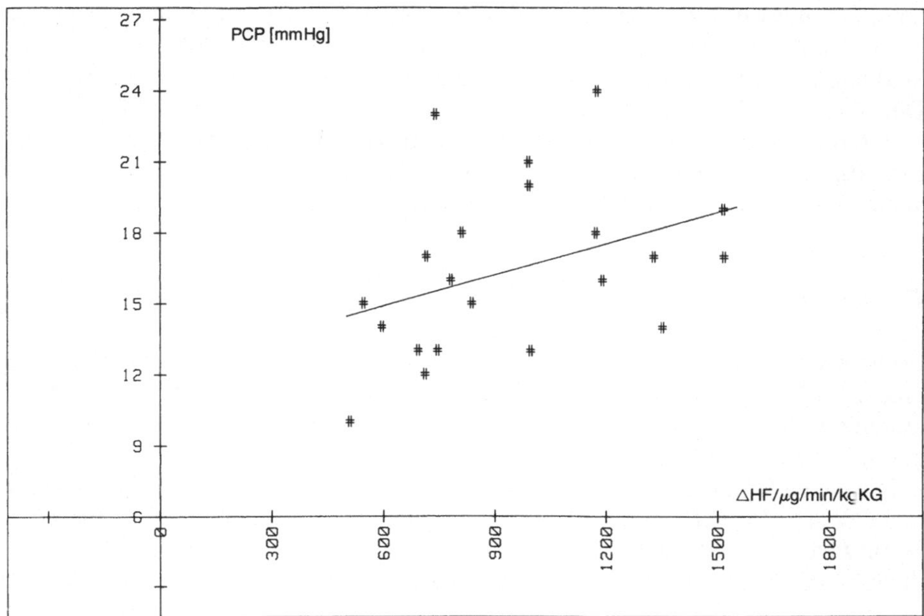

Abb. 8. *Ordinate:* Pulmonalkapillardruck (*PCP*) bei ergometrischer Belastung ($\overline{X}$ = 84 ± 13 W) 6 Wochen *post partum. Abszisse:* Maximaler HF-Anstieg *während* der Tokolyse unter Bezug auf die aktuelle Fenoteroldosis als Kenngröße der intraindividuellen Rezeptorsensibilität bzw. der intraindividuellen Ansprechbarkeit auf eine β-Stimulation (Einzelheiten s. Text)

lysetherapie [19]. Diesem auffälligen Befund ist weiter nachgegangen worden, indem der intraindividuelle maximale Herzfrequenzanstieg unter Tokolyse durch die aktuelle intraindividuelle Fenoteroldosis dividiert wurde; der sich daraus ergebende Wert kann als eine Kenngröße der individuellen β-Rezeptorensensibilität aufgefaßt werden. Diese Kenngröße der Rezeptorsensibilität (Δ HF/μg/min/kg KG) ist offenbar mit dem post partum gemessenen Pulmonalkapillardruck (PCP) in der Weise verknüpft, daß eine erhöhte Ansprechbarkeit unter der Therapie auf einen höheren Anstieg des Pulmonalkapillardrucks *nach der Therapie* hinweist (Abb. 8). Dieser Befund könnte ein Hinweis sein, daß Auswirkungen einer chronischen β-Rezeptorenstimulation auf das Herz in ihrem möglicherweise pathologischen Ausmaß von der intraindividuellen Sensibilität gegenüber dem Stimulator bestimmt werden, die ihrerseits durch Rezeptordichte, Rezeptorsensibilität und möglicherweise weitere Faktoren bestimmt werden kann.

Tokolyseerfolg

Fenoterol/Verapamil

In tierexperimentellen Untersuchungen zeigt Verapamil aufgrund seiner kalziumantagonistischen Wirkung einen uterusrelaxierenden Effekt [12]. Im klinischen Bereich hat dieser uterusrelaxierende Effekt des Verapamils eine synergistische Wirkung bei einer Tokolysetherapie mit β-Mimetika erhoffen lassen. Eine solche synergistische Wirkung besteht nach den Untersuchungen des eigenen Arbeitskreises [48] nicht: Der Tokolyseerfolg – gemessen an klinischen Erfolgsscores – war in der Gruppe Fenoterol/Verapamil im Vergleich zur Fenoterolmonotherapie nicht höher. In der Literatur findet sich darüber hinaus zu dieser Frage keine Stellungnahme, die sich auf systematische klinische Untersuchungen stützt.

Fenoterol/Metoprolol

Frühere Versuche einer Kombinationstherapie eines β_2-adrenergen Tokolytikums mit einem β_1-Blocker zur Abschirmung der kardialen Wirkung beeinträchtigen in der gewählten Dosierung und im Zusammenhang mit einer geringeren β_1-Selektivität des gewählten Blockers [29] den tokolytischen Effekt.

In eigenen Untersuchungen konnte gezeigt werden, daß die klinische Anwendung eines β_1-selektiven Blockers mit einem β_2-Stimulator zur Tokolysetherapie ohne Beeinträchtigung oder gar Gefährdung des Tokolyseerfolges möglich ist [18]. Abbildung 9 zeigt exemplarisch anhand eines Kardiotokogramms, daß die tokolytische

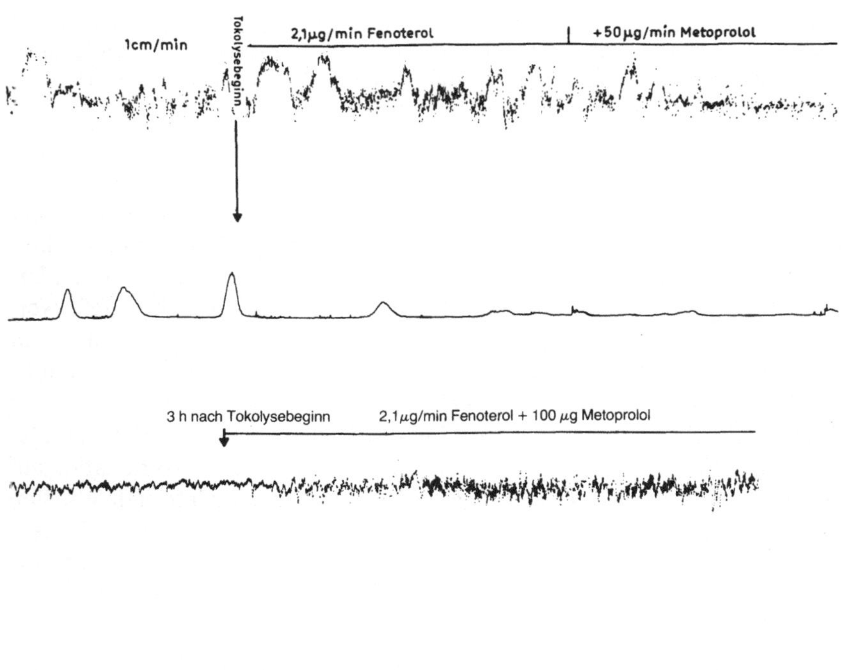

Abb. 9. Beispiel eines externen Kardiotokogramms (CTG) vor und unter einer Tokolysetherapie. Sie wird als Fenoterolmonotherapie eingeleitet, unter der die Uteruskontraktionen praktisch sistieren. Nach 15 min Kombination mit Metoprolol i. v. für 2 h in einer Dosis von 50 μg/min (*oberer Teil* der Abbildung). Der *untere Teil* zeigt das CTG der gleichen Patientin 3 h nach Tokolysebeginn unter einer Kombinationstherapie mit Fenoterol (2,1 μg/min) und Metoprolol (100 μg/min)

Wirkung des Fenoterols durch die anschließende Gabe von Metoprolol nicht gemindert wird. In dem gewählten Dosisverhältnis von Fenoterol zu Metoprolol kommt es auch nicht zu einem Anstieg des intrauterinen Drucks [52]; auch der uterine Gefäßwiderstand wird durch Metoprolol gegenüber der Kontrollbedingung unter Fenoterol nicht erhöht und der uterine Blutfluß nicht vermindert (keine Beeinträchtigung der uterinen Hämodynamik, Abb. 10). Die Befunde belegen, daß die Kombination des β_2-Stimulators Fenoterol mit dem β_1-Blocker Metoprolol in der entsprechenden Dosierung keine Gefährdung des Therapieerfolgs mit sich bringt. Da in den eigenen Untersuchungen in der Therapiegruppe Fenoterol/Metoprolol der geburtshilfliche Ausgangsbefund eher einen höheren Gefährdungsindex einer drohenden Frühgeburt hatte, darf im Gegenteil sogar vielmehr davon ausgegangen werden, daß der Tokolyseerfolg unter der Kombination Fenoterol/Metoprolol besser ist [18]. Eine mögliche Erklärung für diesen Befund liegt in der bekannten anxiolytischen Wirkung einer β-Blockade, die bei Frühgeburtsbestrebungen eine zusätzliche Rolle spielen mag.

Auswirkungen auf den Feten

Der diaplazentare Übertritt von β-Mimetika auf den Feten ist in klinischen und in tierexperimentellen Untersuchungen gefunden worden. Allerdings liegen die Wirkstoffkonzentrationen beim Fetus deutlich niedriger. Toxische Substratkonzentrationen werden bei kliniküblicher Dosierung der β_2-Stimulatoren nicht beobachtet (Übersicht bei [37]). Analog den mütterlichen Stoffwechselveränderungen kann die Gabe von β-Mimetika auch beim Fetus zu einer Verminderung der Glykogenreserven mit Erhöhung des Insulins führen. Unmittelbar postpartale Untersuchungen des Feten zeigen unterschiedliche Ergebnisse bezüglich des Glukosespiegels. Es werden sowohl Hypoglykämien wie auch passagere Hyperglykämien der Neugeborenen beschrieben. Eine wesentliche klinische Relevanz kommt diesen Veränderungen im Normalfall jedoch nicht zu. Gleiches gilt für die Beeinflussung des Säure-Basen-Haushalts durch gelegentliches Auftreten leichter metabolischer Azidosen infolge vermehrter Lipolyse. Auffällig ist, daß trotz des bekannten diaplazentaren Übergangs der β_2-Stimulatoren beim Feten nur ein geringer oder kein Anstieg der Herzfrequenz zu beobachten ist. Eine Erklärung könnte nach neueren Befunden darin zu sehen sein, daß beim Feten eine signifikant niedrigere Rezeptorendichte und Ansprechbarkeit vorliegt, wie Charakterisierungsuntersuchungen an neonaten β_2-Rezeptoren zeigen [42]. Dieser Befund mag auch die Meinung stützen, daß kardiale Schädigungen des Kindes nach tokolytischer Behandlung der Mutter [16] nicht in einem engen kausalen Zusammenhang mit der Gabe von β-Mimetika gesehen werden dürfen. Nichtinvasive kardiologische Untersuchungen reifer Neugeborener nach Langzeittokolyse der Mutter ergeben in weitgehender Übereinstimmung mit der Literatur (Zusammenstellung bei [37]) keine Hinweise auf eine kardiale Schädigung des Neugeborenen durch die chronische β-Stimulation.

Eine Begleitmedikation mit dem Kalziumantagonisten Verapamil bei der Tokolyse mit β_2-Stimulatoren hat sich auch auf die Vorstellung gegründet, daß hierdurch mögliche kardiale Schädigungen des Feten verringert werden können. Grundlage dieser Erörterung sind experimentelle Untersuchungen, die – durch β-Mimetika induzierte Myokardnekrosen zeigen – auch unter Anwendung von zur tokolytischen

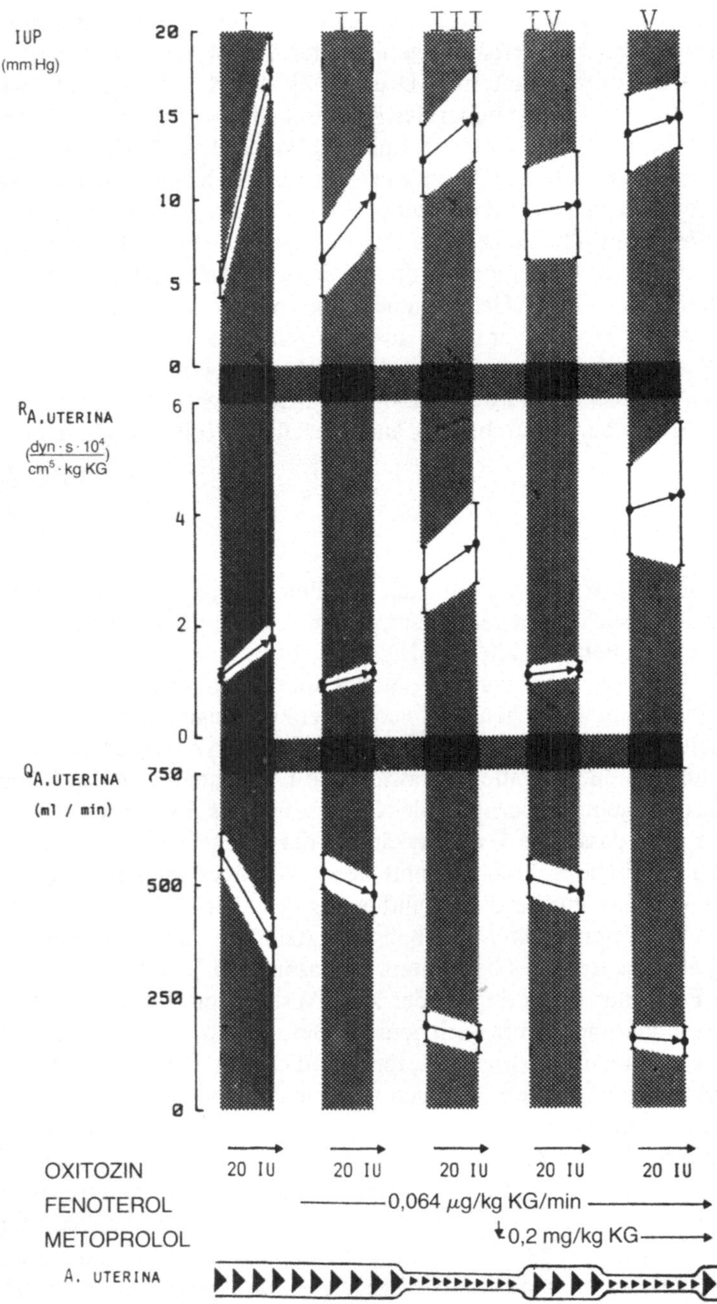

Abb. 10. Intrauteriner Druck (*IUP*), uteriner Gefäßwiderstand ($R_{A.\ uterina}$) und uteriner Blutfluß ($Q_{A.\ uterina}$) unter den Versuchsbedingungen *I–V*. *I* Kontrolle, *II* Infusion von Fenoterol, *III = mit gleichzeitiger Stenose der A. uterina, IV = II* nach Gabe von Metoprolol, *V IV* bei gleichzeitiger Stenose der A. uterina

Therapie gebräuchlichen Substanzen in entsprechender Dosis (s. oben). Durch Begleitmedikation mit dem Kalziumantagonisten Verapamil lassen sich diese Nekrosen nach Darstellung verschiedener Untersucher (Zusammenstellung bei [37]) verhindern. Die experimentellen Daten sind nur schwierig auf den klinischen Bereich übertragbar. Hier haben sich eindeutig kardiale Schädigungen des Feten infolge β-Stimulation durch Tokolysetherapie der Mutter letzendlich nicht sichern lassen (s. oben). Darüber hinaus fehlen systematische klinische Arbeiten, die zur Frage einer Kardioprotektion des Kindes durch Verapamil bei der Tokolysebehandlung der Mutter Stellung nehmen, etwa in Form direkter Gruppenvergleiche.

Für die meisten β-Blocker ist eine freie diaplazentare Passage nachgewiesen (Zusammenstellung bei [9]). Die Serumspiegel unterscheiden sich im mütterlichen und fetalen Blut nur geringfügig. Mögliche negative Auswirkungen einer β-Blockadetherapie der Mutter auf den Feten sind daher in Erwägung gezogen worden, zumal kasuistische Mitteilungen über verschiedene Nebenwirkungen vorliegen; als mögliche Nebenwirkungen werden pathologische Bradykardie, Hypoglykämie, Hyperbilirubinämie und Wachstumsretardierung des Feten sowie Erhöhung der Motilität des Uterus und Induktion von Wehen hervorgehoben. Die beiden letztgenannten Punkte sind oben erörtert; durch Anwendung von β_1-selektiven Blockern in entsprechender Dosierung sind Nebenwirkungen auf den Uterus ausgeschlossen. Eine sorgfältige Analyse [9] zeigt darüber hinaus, daß die überwiegende Zahl der oben genannten Nebenwirkungen nicht in kausalem Zusammenhang mit der β-Blockertherapie gestellt werden kann. Unter Anwendung von β_1-selektiven Blockern ist in größeren neueren Untersuchungen (bei [9]) lediglich eine passagere bradykarde Reaktion des Neugeborenen beschrieben, der keine klinische Bedeutung zukommt. Auch bestehen keine Hinweise, daß die β_1-Blockade zu einer Depression der Reagibilität des fetalen Herz-Kreislauf-Systems im Sinne einer Beeinträchtigung der Adaptationsreserve der fetalen Hämodynamik führt [41], so zeigen sich auch von dieser Seite her keine negativen Auswirkungen einer begleitenden β_1-Blockade bei der Tokolysetherapie.

Zusammenfassung

Die Anwendung β-adrenerger Sympathikomimetika zur Tokolyse kann als bedeutsamer Fortschritt auf dem Gebiet der Geburtshilfe gelten, da sie die Möglichkeit in die Hand gibt, den Uterus über einen unterschiedlich langen Zeitraum zu relaxieren. Dies schlägt sich als tokolytischer Therapieerfolg in einer zwar nur geringen Rückläufigkeit der Frühgeburten nieder, jedoch in einer deutlichen Rückläufigkeit der Totgeburten und der perinatalen Mortalität.

Unter der Tokolysetherapie mit sog. „selektiven" β_2-Stimulatoren (z. B. Fencterol) kommt es zu langanhaltenden kardiostimulatorischen Effekten im Sinne einer chronischen β-Rezeptorenstimulation des Herzens. Eine post partum nach einer Tokolysetherapie nachweisbare leichte Herzvergrößerung und in Einzelfällen nachweisbare linksventrikuläre Funktionsstörungen können als klinisches Äquivalent der tierexperimentell bekannten „isoproterenolinduzierbaren Kardiomegalie" in offenbarem zeitlichem und kausalem Zusammenhang mit der chronischen β-Stimulation des Herzens während einer Tokolysetherapie gelten.

Eine Beziehung zwischen dem Ausmaß postpartal nachweisbarer kardialer Veränderungen und der individuellen Sensibilität des β-Rezeptors wird angenommen.

Von den 3 Möglichkeiten einer Kardioprotektion bei der Tokolyse mit β_2-Rezeptorenstimulatoren – Magnesiumsubstitution, Kalziumantagonisierung und β_1-Blockade – ist bis heute nur für die β_1-Blockade ein protektiver Effekt bezüglich der Dämpfung subjektiver Nebenwirkungen, der Reduzierung kardialer Funktionsveränderungen während der Tokolyse und in Form einer Abschwächung pathologischer Veränderungen kardialer Meßgrößen nach der Tokolysetherapie nachgewiesen worden. Das therapeutische Ziel einer Uterusrelaxation durch Tokolyse mit β_2-Stimulatoren wird wie auch die Uterusdurchblutung durch die gleichzeitige β_1-Blockade nicht beeinträchtigt.

Eine β_1-Blockade bei gleichzeitiger β_2-Stimulation zur Tokolyse hat auf den Feten nach bisherigem Kenntnisstand keine nachteiligen Auswirkungen in Form verminderter kardiovaskulärer Reagibilität oder anderer systemischer Nebenwirkungen.

Ausblick

Die bisher vorliegenden Befunde lassen eine Reihe von Fragen offen. Insbesondere gilt es zunächst zu klären, inwieweit mit einer Abschwächung der Wirkung einer sympathikomimetischen Therapie – wie sie oben für die kardialen Meßparameter während einer Tokolyse nachgewiesen wurde – auch bezüglich des Uterus zu rechnen ist. Kommt es – wie vermutet werden darf – bei Langzeittokolyse infolge einer „Down-Regulation" der β_2-Rezeptoren am Uterus auch zu einer Wirkungsabnahme des Tokolytikums am eigentlichen Zielort? Erste Untersuchungen weisen bereits in diese Richtung [36]. Des weiteren müssen die Wechselwirkungen zwischen β-Mimetika und Prostaglandinen bezüglich ihrer Auswirkungen auf die Uteruskontraktilität näher untersucht werden; hierüber liegen bisher nur wenige Untersuchungsergebnisse vor [24]. Schließlich erweckt die bisher erfolgreiche Therapiekombination eines β_2-Stimulators mit einem β_1-Blocker den Wunsch nach einer allgemein gültigen Dosisempfehlung beider Substanzen in Kombination. Eine solche Empfehlung kann jedoch z. Z. nur unverbindlich gegeben werden, wobei sich als Bezugsgröße bevorzugt der maximale Herzfrequenzanstieg anbietet und Leitlinie für Änderungen der Dosis gegenüber dem oben genannten Verhältnis sein kann.

Weitere Untersuchungen zur Dosis-Wirkungs-Beziehung β_2-Stimulator/β_1-Blocker werden notwendig sein, um zu diesen Fragen verbindliche Antworten unter Berücksichtigung gleichermaßen der maternalen und fetalen Gegebenheiten geben zu können.

Literatur

1. Åblad B, Carlsson E, Ek L (1973) Pharmacological studies of two new cardioselective adrenergic beta-receptor antagonists. Life Sci 12:107
2. Bishop EH, Woutersz TB (1961) Isoxuprine, a myometrial relaxant. A preliminary report. Am J Obstet Gynecol 17:442
3. Ciplea AG, Bock PR (1976) Qualitative und quantitative Studie an den durch Isoproterenol-induzierten Myocardnektosen bei Ratten. Arzneimittelforsch 26:799

4. Curtius JM, Goeckenjan G, Steyer M, Hust H (1980) Lungenödem als Tokolysekomplikation. Dtsch Med Wochenschr 105:1320
5. Döring HJ, Irmer M, Keidel J, Frey M, Fleckenstein A (1981) Potenzierung und Neutralisierung cardiotoxischer Nebenwirkungen β-adrenerger Tokolytika. In: Åblad B, Jung H, Heidenreich J, Irmer H (Hrsg) Beta-Blockade und Tokolyse. Witzstrock, Baden Baden Köln New York, 47–54
6. Ekelund LG, Holmgren A (1967) Central hemodynamics during exercise. Circ Res [Suppl 1] 20/21:33
7. Fleckenstein A, Janke J, Fleckenstein-Grün G (1978) Kardiotoxische Wirkungen β-adrenerger Tokolytika – Kardioprotektion durch Ca-Antagonisten. In: Hillemanns HG, Trolp R (Hrsg) Kardiale Probleme bei der Tokolyse. Enke, Stuttgart, 54
8. Gattiker H, Rothlin M (1971) Vergleich der Wirkungen des neuen Sympathikomimetikums Th 1165a mit jenen von Isoprenalin auf den Kreislauf herzoperierter Patienten. Arzneimittelforsch 21:1191
9. Girndt J (im Druck) Beta-Rezeptorenblocker in der Schwangerschaft. In: Lohmann FW (Hrsg) Die klinische Bedeutung der β_1-Selektivität
10. Grospietsch G (1983) Klinische Aspekte/Zusatz- bzw. Begleittherapie. In: Grospietsch G, Kuhn W (Hrsg) Tokolyse mit Betastimulatoren. Thieme, Stuttgart New York, S 150–191
11. Grospietsch G, Kuhn W (1983) Tokolyse mit Betastimulatoren. Thieme, Stuttgart New York
12. Grün G, Fleckenstein A, Byon KY (1971) Hemmung der Motilität isolierter Uterusstreifen aus gravidem und nicht-gravidem menschlichem Myometricum durch Ca^{++}-Antagonisten und Sympathomimetica. Arzneimittelforsch 10:1585
13. Hedberg A, Minnemann KP, Molinoff PB (1979) Regional distribution of beta-1- and beta-2-adrenoceptors in the right atrium and left ventricle of the cat and guinea pig heart. Br J Pharmacol 66:505
14. Hein B (1975) Calcium-Stoffwechsel und ATP-Utilisation bei experimenteller Myocard-Hypertrophie. Habilitationsschrift, Universität Freiburg
15. Hertting G (1978) Zum Wirkungsmechanismus von Fenoterol und Isoproterenol. In: Hillemanns HG, Trolp R (Hrsg) Kardiale Probleme bei der Tokolyse. Enke, Stuttgart, 53
16. Hillemanns HG, Trolp R (Hrsg) (1978) Kardiale Probleme bei der Tokolyse. Enke, Stuttgart
17. Hiltmann WD, Weidinger H, Wiest W (1976) Änderungen der maternalen cardiovasculären Parameter während der Tokolyse und beim Rückenlageschocksyndrom. Z Geburtshilfe Perinatol 180:366
18. Irmer M (1980) Auswirkungen einer β_2-Stimulation auf das gesunde menschliche Herz. Klinische Untersuchungen am Modell der Tokolysetherapie. Habilitationsschrift, Universität Freiburg
19. Irmer M (1983) Möglichkeiten der Kardioprotektion bei Tokolyse mit Beta-Stimulatoren. In: Irmer M, Weidinger H (Hrsg) Neuere Aspekte zu Betablockade und Tokolyse. Beltz, Weinheim Basel, S 83–90
20. Irmer M (1983) Präexistente internistische Erkrankungen und Tokolyse. In: Grospietsch G, Kuhn W (Hrsg) Tokolyse mit Betastimulatoren. Thieme, Stuttgart New York, S 84–104
21. Irmer M, Trolp R, Pohl C, Steim H, Hillemanns HG (1980) Klinische Anwendung einer kombinierten β_2-Stimulation und β_1-Blockade bei der Tokolysetherapie. Arzneimittelforsch 30/I:105
22. Irmer M, Wollschläger H, Just H (1981) Behandlung der schweren Herzinsuffizienz mit dem Betastimulator Fenoterol. Klin Wochenschr 59:639
23. Irmer M, Trolp R, Steim H, Hillemanns HG (1982) Cardiovascular effects of adrenergic β_2-receptor stimulation and simultaneous β_1-blockade in pregnant women in premature labor. In: Jung H, Lamberti G (eds). Beta-mimetic drugs in obstetrics and perinatology. Thieme, Stuttgart New York, pp 217–222
24. Jung H (1983) Zielsetzung der Tokolyse, Nebenwirkungen und offene Fragen. In: Irmer M, Weidinger H (Hrsg) Neuere Aspekte zu Betablockade und Tokolyse. Beltz, Weinheim Basel, S 27–32
25. Künzel W, Reinecke J (1973) Der Einfluß von Th 1165a auf die Gaspartialdrucke und auf kardiovaskuläre Parameter von Mutter und Fetus, zugleich eine quantitative Analyse der Wehentätigkeit. Z Geburtshilfe Perinatol 177:81
26. Lundgren B, Hedberg A, Mattsson H (1983) Zum Einfluß selektiver und nichtselektiver Beta-Blockade auf die Wirkung selektiver $Beta_2$-Agonisten am Herzen und am Uterus in vitro. In: Irmer M, Weidinger H (Hrsg) Neuere Aspekte zu Betablockade und Tokolyse. Beltz, Weinheim Basel, S 47–53

27. Manalan AS, Besch H, Watanabe AM (1981) Characterisation of (3 H) carazol binding to β-adrenergic receptors. Circ Res 49:326
28. Minnemann KP, Hegstrand LR, Molinoff PB (1979) The pharmacological specifity of beta-1- and beta-2-adrenergic receptors in rat heart and lung in vitro. Mol Pharmacol 16:21
29. Müller-Tyl E, Reinold E, Hernuss P (1974) Gleichzeitige Anwendung einer betamimetischen und beta-rezeptorenblockierenden Substanz bei der Wehenhemmung. Z Geburtshilfe Perinatol 178:128
30. Nahorski SR (1981) Identification and significance of beta-adrenoceptor subtypes. Trends Pharmacol Sci 2:95
31. Nayler WG, McInnes I (1972) Salbutamol and orciprenalineinduced changes in myocardial function. Cardiovasc Res 6:725
32. Notmann J, Rominger KL, Niggeschulze A, Arndts D (1977) Experimental investigation of possible cardiotoxic effects on the offspring of rats treated with high doses of fenoterol. J Perinat Med 5:204
33. O'Donnell SR (1970) A selective β-adrenoreceptor stimulant (Th 1165 a) related to orciprenaline. Eur J Pharmacol 12:35
34. Offermeier J, Dreyer AC, Brandt HD, Steinberg S (1972) The β_2-selectivity of various β-adrenergic drugs. Med Proc 18:5–8
35. Pfitzer R, Knieriem HJ, Dietrich H, Herbertz G (1972) Hypertrophie des Rattenherzes nach Isoproterenol (Morphometrische, elektromikroskopische, autoradiographische, zytophotometrische und biochemische Befunde). Virchows Arch [Cell Pathol] 12:22
36. Quaas L, Zahradnik HP, Hillemanns HG (1982) In-vitro-Untersuchungen zur Wirkung von Hexoprenalin und Fenoterol auf spontane Kontraktionen an menschlichen Myometriumstreifen. In: Ludwig H, Heilmann L (Hrsg) Wehenhemmung. Springer, Berlin Heidelberg New York Tokyo, S 347–351
37. Rath W (1983) Nebenwirkungen der β_2-Sympathikomimetika beim Kind. In: Grospietsch G, Kuhn W (Hrsg) Tokolyse mit Betastimulatoren. Thieme, S 126–133
38. Richter R, Irmer M (1983) Nebenwirkungen der β_2-sympathikomimetischen Behandlung bei der Mutter. In: Grospietsch G, Kuhn W (Hrsg) Tokolyse mit Betastimulatoren. Thieme, Stuttgart New York, S 105–125
39. Rona G, Chapel CL, Kahn DS (1963) The significance of factors modifying the development of IP-induced myocardial necrosis. Am Heart J 66:389
40. Schuhmann R, Halberstadt E, Gerner R, Raab R (1978) Änderungen von Kreislaufparametern unter tokolytischer Behandlung. In: Jung H, Friedrich E (Hrsg) Fenoterol (Partusisten) bei der Behandlung in der Geburtshilfe und Perinatologie. Thieme, Stuttgart New York
41. Siekmann U, Heilmann L (1983) Maternale und fetale Hämodynamik unter simultaner Applikation von Hexoprenalin und dem $Beta_1$-Blocker Metoprolol. In: Irmer M, Weidinger H (Hrsg) Neuere Aspekte zu Betablockade und Tokolyse. Beltz, Weinheim Basel, S 112–121
42. Siekmann U, Heilmann L, Brodde QE (im Druck) Maternale und fetale Hämodynamik unter gleichzeitiger Betastimulation und $Beta\text{-}_1$-Blockade am Tokolysemodell: Berücksichtigung des neonatalen Beta-Rezeptorenstatus und der transplazentaren Metoprolol-Passage. Arzneimittelforsch
43. Späth F, Fleckenstein A (1979) Evidence of a new, preferentially Mg^{++}-carrying, transport system besides the fast Na^+ and the slow Ca^{++} channels in the excited myocardial sarcolemma membrane. J Mol Cell Cardiol 11:1109
44. Stanton HC, Brenner G, Mayfield ED (1969) Studies on isoproterenol – induced cardiomegaly in rats. Am Heart J 77:72
45. Strigl R, Pfeiffer U, Erhardt W, Aschenbrenner G, Blümel G (1980) Flüssigkeitsverschiebungen in der Lunge unter Fenoterol und Verapamil. Z Geburtshilfe Perinatol 184:101
46. Strigl R, Pfeiffer U, Erhardt W, Blümel G (1980) Bietet der Kalziumantagonist Verapamil bei der Tokolyse mit Beta-Sympathikomimetika den erwarteten Schutz vor Myokardschäden? Geburtshilfe Frauenheilkd 40:500
47. Strigl R, Pfeiffer U, Aschenbrenner G et al. (1983) Zum Einfluß des $Beta_1$-Blockers Metoprolol auf die intrapulmonale Flüssigkeitsverschiebung unter Gabe des Betasympathikomimetikums Fenoterol. In: Irmer M, Weidinger H (Hrsg) Neuere Aspekte zu Betablockade und Tokolyse. Beltz Weinheim Basel, S 74–82

48. Trolp R, Irmer M, Bernius U, Pohl C, Steim H, Hillemanns HG (1980) Tokolyseerfolge unter Fenoterol-Monotherapie und Fenoterol in Kombination mit einem kardioselektiven β-Blocker. Geburtshilfe Frauenheilkd 40:602
49. Wagner J, Reinhardt D, Schümann HJ (1973) Comparison of the bronchodilator and cardiovascular actions of isoprenaline, Th 1165a, terbutaline and salbutamol in cats and isolated organ preparations. Res Exp Med 162:49
50. Weidinger H (1982) Magnesium und Tokolyse. Fortschritte der Medizin, Gauting FdM Schriftenreihe
51. Weissler AM, Leonard JJ, Warren JV (1959) The hemodynamic effects of isoproterenol in man. J Lab Clin Med 53:921
52. Wiest W, Hiltmann WD, Hettenbach A, Schneider J (1982) Effect of combined tocolytic therapy with Fenoterol and Metoprolol on uterine contractions and maternal metabolism. In: Jung H, Lamberti G (eds) Beta-mimetic drugs in obstetrics and perinatology. Thieme, Stuttgart New York, 226
53. Williams LT, Lefkowitz RJ (1977) Slowly reversible binding of catecholamine to a nucleotide sensitive state of the β-adrenergic receptor. J Biol Chem 252:7207
54. Wolff F (1982) Die Veränderungen der Herzkreislaufparameter durch Betamimetika. In: Heilmann L, Ludwig H (Hrsg) Indikationen und Gefahren der Tokolyse. Boehringer, Ingelheim, S 78–83

Sachverzeichnis